DR. KENNETH H.
COOPER
GESUNDHEITS

Aktiv vorbeugen gegen Herzerkrankungen,

FAKTOR

Atherosklerose, Schlaganfall, Nierenleiden, Krebs

ERNÄHRUNG

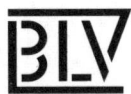

Die Deutsche Bibliothek –
CIP-Einheitsaufnahme

Cooper, Kenneth H.:
Gesundheitsfaktor Ernährung : aktiv
vorbeugen gegen Herzerkrankungen,
Atherosklerose, Schlaganfall, Nierenleiden,
Krebs / Kenneth H. Cooper. [Übers. aus dem
Engl.: Erica Mertens-Feldbausch]. –
München ; Wien ; Zürich : BLV, 1998
   Einheitssacht.: Advanced nutritional
   therapies ⟨dt.⟩
   ISBN 3-405-15336-0

Für die zahllosen Wissenschaftler
und Ärzte, die in ihren
Laboratorien, Kliniken und
Sprechzimmern die Grenzen
unseres Wissens über
Antioxidantien ständig erweitern
und im Kampf gegen freie
Radikale zunehmend erfolgreicher
werden.

BLV Verlagsgesellschaft mbH
München Wien Zürich
80797 München

Titel der amerikanischen Originalausgabe:
ADVANCED NUTRITIONAL THERAPIES

© 1996 Kenneth H. Cooper und Inkslingers,
Inc., erschienen bei Thomas Nelson, Inc.,
Publishers, Nashville/USA

Deutschsprachige Ausgabe:
© 1998 BLV Verlagsgesellschaft mbH,
München

Übersetzung aus dem Englischen:
Erica Mertens-Feldbausch, München
Lektorat: Inken Kloppenburg Verlags-Service,
München
Herstellung: Sylvia Hoffmann
Gesamtherstellung: F. Pustet, Regensburg
Einbandgestaltung: Sander & Krause, München

Printed in Germany · ISBN 3-405-15336-0

Inhalt

Geleitwort

Die Ernährungstherapie war schon immer ein wichtiger Bestandteil der modernen Medizin – und muß es auch wieder werden. Nachdem der unüberschaubare Wildwuchs von Diäten und organbezogenen Schonkostformen – Magen-, Galle-, Leberschonkost usw. – dieses so wichtige Gebiet der Medizin vorübergehend in die Unwissenschaftlichkeit abdriften und sehr unterschiedlichen, teils emotional und weltanschaulich unterlegten »Ernährungslehren« Tür und Tor geöffnet hatte, hat sich die Ernährungstherapie in den letzten beiden Jahrzehnten wieder wissenschaftlich emanzipiert, und zwar unter rationalen Gesichtspunkten und mit nachvollziehbaren Ergebnissen. Dazu liefert dieses Buch einen wesentlichen Beitrag.

Man rechnet, daß etwa 30–60 Prozent aller Krankheiten direkt oder indirekt durch Ernährungsfaktoren beeinflußt werden! Das bedeutet umgekehrt, daß man diese große Zahl von Krankheiten durch Ernährungstherapie beeinflussen und ihnen auch wirksam vorbeugen kann.

Zu diesen Krankheiten gehören vor allem Übergewicht, Fettstoffwechselstörungen, hoher Blutdruck und Diabetes mellitus (Zuckerkrankheit) Typ II. Diese vier werden auch als »metabolisches Syndrom« zusammengefaßt. Die gemeinsamen Ursachen dieses gefährlichen Quartetts sind Bewegungsmangel und falsche Ernährung. Oft sind diese Erkrankungen auch mit Störungen des Harnsäurestoffwechsels (Gicht) kombiniert.

Weiter sind in diesem Zusammenhang die Arteriosklerose und ihre Folgekrankheiten zu nennen wie Herzinfarkt, Schlaganfall und Durchblutungsstörungen der Beine.

Auch weiß man heute, daß mindestens 30–40 Prozent aller Krebserkrankungen durch Ernährungsfaktoren in ihrer Entstehung gefördert werden, ein Prozeß, der sich über Jahrzehnte erstreckt. Und man darf umgekehrt annehmen, daß bei ausgebrochener Krebserkrankung die Ernährungstherapie einen wichtigen Therapiepfeiler darstellt, der dazu dient, das Umfeld zu schaffen, in dem die Heilung besser stattfinden kann.

Schließlich ist noch das große Feld der »radikalabhängigen Krankheiten« (englisch: Free Radical Diseases) zu nennen, das heißt Krankheiten, die durch einen Überschuß an freien Radikalen entstehen und aufrechterhalten werden. Dazu gehören alle bereits genannten Krankheiten und auch ganz andere, wie zum Beispiel Rheuma, grauer Star, Morbus Alzheimer u. a. Vermutlich wird auch der Alterungsprozeß selbst durch freie Radikale gefördert. Vielleicht spielen freie Radikale sogar bei jeder Krankheit irgendwo eine ursächliche, vermittelnde oder chronifizierende Rolle.

Wenn das nur annähernd so ist, wie man es heute bereits wissenschaftlich vermuten kann, haben Ernährungsmedizin und Ernährungstherapie eine riesige, noch kaum abschätzbare Bedeutung für die persönliche Prävention des einzelnen wie für die Volksgesundheit und damit für das gesamte Gesundheitssystem.

Jeder einzelne ist daher zu Eigenverantwortlichkeit aufgerufen. Man kann und muß die eigene Prävention selbst in die Hand nehmen! Dabei kann man sich nicht darauf beschränken, nur einer einzelnen Krankheit – etwa Krebs – vorzubeugen und zu riskieren, an einer ander – etwa Herzinfarkt – zu sterben. Man sollte überhaupt gesund leben und allen Krankheiten gleichzeitig vorbeugen. Dazu braucht man Kenntnisse über eine gesunde, aktive Lebensweise mit geisti-

ger und körperlicher Vitalität, die mit einer dazu passenden gesunden Ernährung verbunden ist, am besten nach den Richtlinien, wie sie in diesem Buch dargelegt werden.

Die Ernährungstherapie muß auch ein fester Bestandteil der ärztlichen Therapie werden. Dazu reicht es nicht aus, die üblichen allgemeinen Hinweise auf eine gesunde Ernährung weiterzugeben, sondern der moderne, mündige Bürger möchte kompetent mit wissenschaftlichen Fakten beraten werden. Auch dazu braucht man Kenntnisse, wie sie in diesem Buch vermittelt werden.

Dr. Cooper hat in diesem Buch eine hochakzeptable Leistung vollbracht, indem er eine große Anzahl neuer Fakten (Forschungsergebnisse und wissenschaftliche Erkenntnisse) aus der Ernährungsmedizin mit den dazugehörigen Literaturangaben zusammengetragen hat.

Um es noch einmal auf den Punkt zu bringen: Nur mit aktiver Prävention können in der heutigen Zivilisation sowohl der einzelne Bürger wie auch das gesamte Gesundheitssystem überleben.

Und dazu kommt noch: Eine wissenschaftlich begründete und gezielte Ernährungstherapie macht Spaß, ist kausal (weil sie an der Ursache vieler Krankheiten angreift), nebenwirkungsfrei und preiswert. So besehen ist Vorbeugen tatsächlich besser als Heilen – und viel billiger.

Möge Ihnen dieses Buch viel Gesundheit und Lebensfreude vermitteln!

Dr. med. Peter Konopka
Internist-Sportmedizin

TEIL I

Die wirksamsten Ernährungstherapien – ihr Einfluß auf Gesundheit und Lebensqualität

Kapitel 1

Moderne Ernährungstherapien: Gesundheit, Krankheiten, Geist und Seele

Seit alters her sind bestimmte Kräuter, Mineralien und Nährstoffe aufgrund ihrer überaus heilkräftigen und gesundheitsfördernden Eigenschaften von einem Schleier des Geheimnisvollen, mitunter auch Übernatürlichen, umgeben oder genießen fromme Verehrung. Uralte praktische Erfahrungen der Volksmedizin zeigten, daß diese natürlichen Heilmittel bei allerlei Krankheiten und Gebrechen sowie seelischen und geistigen Störungen *nachweislich* wirksam waren.

Bis vor nicht allzu langer Zeit lag der Umgang mit heilsamen Nährstoffen vorwiegend in den Händen von fortschrittsungläubigen Heilpraktikern einschließlich Schamanen, Medizinmännern und Laienmedizinern. Doch all dies ändert sich nun. Wissenschaftlich ausgebildete Ernährungs- und Diätexperten haben uns auf den Weg zu medizinischem Neuland gebracht – zu dem bisher unbekannten Fachgebiet der Ernährungsmedizin.

Selbst Ärzte, die oftmals zögerten, auf den Kurs der Ernährungstherapie einzuschwenken, räumen zunehmend häufiger ein, daß an der »Sache mit der Ernährung« wohl doch etwas »dran« sein müsse. Mittlerweile halten auch sie es für möglich, daß sich mancherlei Krankheiten durch Ergänzungspräparate und spezifische Ernährungsstrategien vermeiden oder auskurieren lassen. Unter den Maßnahmen, die ein erfolgversprechendes medizinisches Vorsorgeprogramm ausmachen, dürfte eine vernünftige, wohldurchdachte Ernährung der »primus inter pares« und damit der wichtigste unter gleichrangigen Faktoren sein.

Kaum beachtet – die Kunst, »mit Köpfchen« zu essen

Ich möchte Sie nun einladen, mich bei der Erkundung des interessanten Neulandes der Ernährungstherapie zu begleiten. Vielleicht entschließen Sie sich nach der Lektüre des Buches dazu, sich die Kunst, »mit Köpfchen« zu essen, theoretisch zu eigen zu machen und sie im Rahmen Ihres individuellen medizinischen Vorsorgeprogrammes tagtäglich in die Praxis umzusetzen.

Am ratsamsten ist es, sich zunächst auf die bisherigen Eßgewohnheiten zu konzentrieren, ehe man Veränderungen anderer Art in Betracht zieht. Gewiß kann sich der Verzicht auf Zigaretten in vielerlei Hinsicht positiv auf Ihr Leben auswirken; und häufige sportliche Aktivität, regelmäßige ärztliche Untersuchungen, Streßbewältigung und andere, der Gesundheit zuträgliche Gewohnheiten sind ebenfalls dazu angetan, Lebensqualität und -erwartung günstig zu beeinflussen. Dennoch – das Fundament, auf dem alle anderen gesundheitsfördernden Aktivitäten aufbauen, ist eine vernünftige, wohldurchdachte Ernährung.

Bedauerlicherweise verstehen sich nur wenige Menschen auf diese Kunst. Viele Leute, die ich kenne, verspeisen einfach, was ihnen vorgesetzt wird, ohne viel darüber nachzudenken, und machen sich kaum jemals die Mühe, bestimmte Nahrungsmittel auszuwählen oder auf die Zubereitungsart zu achten. Selbst Ärzte beginnen gerade erst zu lernen, die Ernährung als therapeutische und prophylaktische Maßnahme bei ihren Patienten einzusetzen.

Kluger Umgang mit der Nahrung erfordert ein gewisses Maß an Kenntnissen und Übung. Nahrungsmittel sollte man wie eine verordnete Arznei zu sich nehmen – als eine Art Elixir, das Kraft spenden, Krankheiten vorbeugen und Körper, Geist und Seele heilen kann. Aus diesem Grunde wählte ich auch den Begriff *Ernährungsmedizin*. Er beschreibt nicht nur die spezifische Anwendung bestimmter Nahrungsmittel und Zusatzpräparate als Heilmittel, sondern auch jede Mahlzeit, die man einnimmt. Und deshalb bezeichne ich auch die individuellen Ernährungsrichtlinien für meine Patienten gerne als »Ernährungstherapie« und nicht einfach als »Speiseplan«.

Worin unterscheidet sich dieses Buch von anderen Ratgebern?

In seinem Aufbau folgt dieses Buch anderen Prinzipien als die meisten der heute auf dem Markt angebotenen Ernährungsratgeber. Soweit möglich, habe ich Verweise auf die einschlägige wissenschaftliche Literatur eingefügt, so daß Sie sich gegebenenfalls einzelne Forschungsberichte beschaffen können. Für mich steht Ihre Sicherheit an erster Stelle – eine Sicherheit, die sich auf die Erkenntnisse solider Forschungsarbeit gründet. Mich unbesehen für die Zufuhr bestimmter Nahrungsmittel, Zusatzpräparate oder anderer Nährstoffe stark zu machen, das liegt mir also ganz gewiß fern.

Bei der Lektüre eines Buches über Ernährung oder Präventivmedizin mit Empfehlungen ohne jeglichen Verweis auf einschlägige wissenschaftliche Literatur ist mir nicht ganz wohl in meiner Haut. Ich selbst verzichte im Rahmen meines Buches darauf, bestimmte Nahrungsmittel oder Nährstoffe zu empfehlen, solange es meiner Überzeugung nach an wissenschaftlichen Informationen fehlt und bestimmte Fakten, wie beispielsweise langfristig zu erwartende Vorzüge und/oder Nebenwirkungen, noch nicht abzusehen sind.

Andererseits bin ich aber auch bereit, die Rolle des Vorreiters zu übernehmen und bestimmte Ratschläge zu geben, wenn meinem Dafürhalten nach ausreichende wissenschaftliche Beweise einen solchen Schritt nach vorn rechtfertigen. So habe ich es während meiner beruflichen Laufbahn immer gehalten. Hier einige Beispiele:

■ Ich befürwortete Ausdauertraining und Laufbandbelastungstests, noch ehe beide populär wurden.
■ Ich blies zum Kampf gegen hohe Cholesterinspiegel, noch ehe viele Ärzte überhaupt umfassende Bluttests bei ihren Patienten vornahmen.
■ Seit einigen Jahren empfehle ich die Zufuhr von Antioxidantien, um dem zerstörerischen Tun freier Radikale entgegenzuwirken – jener instabilen Sauerstoffmoleküle, die Krebs, Herzerkrankungen und vielerlei andere gesundheitliche Probleme im Organismus hervorrufen können. Wegen dieses Vorstoßes geriet ich von verschiedenen Seiten des medizinischen Lagers unter Beschuß mit der Begründung, ich sei angeblich vorgeprescht, noch ehe alle Fakten auf dem Tisch lägen.

Meine Sicht- und Vorgehensweise in bezug auf Präventivmedizin läßt sich in einer Reihe von Fragen zusammenfassen, die ich mir immer selbst stelle, ehe ich Empfehlungen ausspreche – sei es nun in diesem Buch oder andernorts:

Frage 1: Ist eine bestimmte Empfehlung, die ich geben möchte, wissenschaftlich zuverlässig untermauert? Entscheidend ist in diesem Fall das Wort *zuverlässig*. In bezug auf den Einsatz von cholesterinsenkenden Medikamenten beispielsweise war das letzte Wort noch nicht gesprochen, als man bereits damit begann, sie zu verordnen. Aber viele Patienten mit Risiko für Atherosklerose und koronare Herzkrankheit sind noch heute dankbar, daß ihr Cholesterinspiegel zu einem frühzeitigen Zeitpunkt unter Kontrolle gebracht wurde. Meiner Überzeugung nach wird sich bei den Menschen, die auf die Zufuhr von Antioxidantien und andere Ernährungsstratgien vertrauen, eine ähnliche Reaktion einstellen – auch wenn derlei Therapien im Lager der Wissenschaftler nicht durchwegs Anerkennung finden.

Frage 2: Überwiegt die Wahrscheinlichkeit, daß die Zufuhr eines bestimmten Nährstoffes in bestimmter Dosierung sich spürbar positiv auf die Gesundheit auswirkt? Ich halte nicht Ausschau nach einem hieb- und stichfesten Beweis, daß die

Einnahme eines bestimmten Vitamins oder Mineralstoffes das Risiko für eine Krankheit *definitiv* herabsetzt. Aber ich brauche zuverlässige Hinweise auf die *hohe Wahrscheinlichkeit* eines gesundheitlichen Nutzens. Letztendlich genügt es mir in der Regel, wenn die wissenschaftlichen Beweise überwiegend auf ein bedeutsames und positives Ergebnis hindeuten.

Frage 3: Wie steht es um mögliche Nebenwirkungen?

Ist die Erforschung eines bestimmten Nährstoffes über das Anfangsstadium hinaus gediehen, ohne daß Nebenwirkungen zu beobachten waren, bedeutet dies für mich in der Regel grünes Licht für eine positive Empfehlung. Machen sich Nebenwirkungen nur bei sehr hohen, über meinen Ratschlag weit hinausgehenden Dosen bemerkbar, hege ich gleichfalls keine Bedenken, meinen Patienten freie Bahn zu geben. Stellen sich hingegen bei geringer Dosierung Probleme ein, und sei die Zahl der Betroffenen noch so gering, werde ich wahrscheinlich dazu raten, auf den fraglichen Nährstoff zu verzichten oder ihn nur unter strenger Aufsicht eines qualifizierten Arztes zuzuführen.

Frage 4: Wie können ein bestimmtes Nahrungsmittel oder Ergänzungspräparat und andere Nahrungsmittel, Zusatzpräparate oder Medikamente einander beeinflussen?

Im Rahmen dieses Buches weise ich immer wieder auf die positiven oder negativen Wechselwirkungen zwischen einzelnen Substanzen und Nährstoffen hin. So sollten beispielsweise manche Menschen bei regelmäßiger Einnahme eines Folsäurepräparates zusätzlich auch Vitamin B_{12} zur Vorbeugung gegen perniziöse Anämie nehmen. (Einzelheiten siehe Kapitel 3.) Bei einer Therapie mit blutgerinnungshemmenden Substanzen (Antikoagulantien), wie beispielsweise Marcumar, ist jedoch von der Einnahme eines Präparates mit blutverdünnender Wirkung, etwa Aspirin oder Vitamin E, abzuraten. Zumindest sollte der Betreffende derlei Mittel oder Zusatzpräparate nur unter strenger Kontrolle eines Arztes einnehmen.

Naturgemäß ist es mir nicht möglich, im Rahmen dieses Buches jede potentielle Wechselwirkung zwischen Präparaten, Nährstoffen usw. anzuführen, und vermutlich dürften dabei manche Zusammenhänge schwer verständlich sein. Aus diesem Grunde sollten Sie auf alle Fälle Ihren Arzt informieren, wenn Sie bestimmte Ergänzungspräparate einnehmen oder einer spezifischen Ernährungsstrategie folgen. Er kann Sie dann individuell beraten und über mögliche Wechselwirkungen aufklären.

Mein Streifzug durch die Welt der Ernährung

Der Gedanke, mich systematisch mit dem Thema Ernährungstherapie zu befassen, kam nicht über Nacht. Um klarzustellen, wie ich überhaupt dazu gelangte, bedarf es eines kurzen Ausfluges in meine Vergangenheit – zurück bis in meine Tage als Medizinstudent.

Wie die meisten Mediziner bin ich gewissermaßen ein »Spätzünder« auf dem Gebiet der Ernährungsmedizin. Während meines Medizinstudiums wurden niemals Vorlesungen über Ernährung angeboten. Nach bestandenem Examen an der Medical School der Universität von Oklahoma und der Harvard School of Public Health pflegte ich meine Patienten zu ermuntern, sich durch ein aktives Leben mit reichlich sportlicher Betätigung und regelmäßige ärztliche Untersuchungen vor Krankheiten zu schützen. An das Thema Ernährung dachte ich immer erst im nachhinein.

Im Laufe der letzten fünfzehn Jahre begriff ich dann allerdings, daß ich jedesmal, wenn ich mich zum Essen hinsetze, in der Caféteria unseres Instituts einen Imbiß zu mir nehme oder mir in der Küche einen Happen hole, im Begriff bin, meinem Körper etwas Gutes anzutun oder ihm zu schaden. Nachdem es aber auf dem Sektor Nahrung den Begriff »neutral« nicht gibt, muß sich jeder damit vertraut machen, welchen Einfluß bestimmte Nahrungsmittel, Ergänzungspräparate oder andere Nährstoffe voraussichtlich ausüben.

Meine tiefverwurzelten Ansichten über bewußte Ernährung waren keineswegs das Resultat einer einzigartigen, plötzlichen Offenbarung. Das Gespür für diese Thematik entwickelte sich vielmehr nach und nach über eine Reihe von Jahren. Sichtbarer Höhepunkt meiner »Bekehrung« war die Veröffentlichung meines Bestsellers *Controlling Cholesterol* (Bantam, 1988), der sich in erster Linie mit dem gefährlichen und zerstörerischen Einfluß befaßte, den gesättigte Fettsäuren und cholesterinreiche Nahrungsmittel auf das Herz ausüben.

Wenig später, während der Entstehung meines Buches *Preventing Osteoporosis* (Bantam, 1989), war ich wie viele andere Spezialisten der Präventivmedizin von der bedeutsamen Rolle beeindruckt, die Calcium und Calcium-Zusatzpräparate bei der Vorbeugung gegen Osteoporose spielen – eine Krankheit, die durch Knochensubstanzverlust gekennzeichnet ist und von der schätzungsweise 24 Millionen Amerikaner betroffen sind. Sehr schnell wurde mir allerdings klar, daß die Gesamtzufuhr an Calcium nur eine Facette darstellt. Was mich verblüffte, war vor allem die Tatsache, daß sich die Wirksamkeit von Calcium durch die Kombination mit körperlicher Aktivität oder Hormonersatztherapie potenzieren läßt. Dieses Zusammenwirken von Nahrungsstoffen und anderen Faktoren ist ein Thema, das sich im Verlaufe dieses Buches fortwährend wiederholt.

Mit dem Buch *Overcoming Hypertension* (Bantam, 1991) setzte ich meine Entdeckungsreise durch die Welt der Ernährung fort. Gemeinsam mit Dr. Norman Kaplan, dem weltbekannten Bluthochdruckspezialisten, untersuchte ich damals eine Reihe von Nahrungsmitteln und Nährstoffen, unter anderem Natrium, Kalium, Calcium, Fette und sogar Süßholzwurzel, die allesamt den Blutdruck beeinflussen können. Viele der damaligen Befunde sind – auf den neuesten Stand der Erkenntnisse gebracht – im vorliegenden Buch angeführt.

In meinem Buch *Antioxidant Revolution* (Nelson,1994; *Die neuen Gesund-*

macher: Antioxidantien, BLV, 1995) befaßte ich mich mit dem Thema freie Radikale und den Möglichkeiten ihrer Bekämpfung durch Einsatz der Vitamine E, C, Beta-Carotin und anderer Antioxidantien. Freie Radikale sind jene instabilen Sauerstoffmoleküle, die unablässig Gewebe, Blutgefäße, Zellen und sogar unseren genetischen Code bombardieren. Luftverschmutzung, Streß und ein Übermaß an sportlicher Aktivität sowie Verletzungen und Wunden begünstigen die Produktion von freien Radikalen, und durch deren schädigenden Einfluß wächst das Risiko für Krebserkrankungen, Herzkrankheiten, Störungen des Immunsystems und andere, unter Umständen lebensbedrohliche Erkrankungen. Mit Hilfe einer wohldurchdachten Ernährungstherapie läßt sich hier eine wirkungsvolle Abwehrfront aufbauen. Zunehmend überzeugt vom Einfluß der Ernährung, bin ich mir der Bedeutung jedes Bissens, den ich zu mir nehme, voll bewußt. So weiß ich beispielsweise, daß meine täglichen fünf bis sieben Portionen Obst und Gemüse vollgepackt sind mit den Vitaminen, Mineralstoffen und anderen Nährstoffen, die ich für meine sportlichen und sonstigen Aktivitäten benötige. Mir ist auch klar, daß ich mit einer Tasse Gemüsesuppe aus der Dose zum Mittagessen gewiß reichlich Antioxidantien und andere wichtige Nährstoffe aufnehme, gleichzeitig aber auch etwa ein Viertel der pro Tag zulässigen Menge an Natrium (Natriumchlorid = Kochsalz). Und ich bin mir auch bewußt, daß mit jedem Extrastückchen Steak oder einem fettreichen Dessert das Risiko für Dickdarmkrebs, eine Herz-

erkrankung oder andere Beschwerden wächst – und sei es auch nur in ganz geringem Ausmaß.

Neues aus dem Reich der Ernährung

Überwachung und Senkung des Cholesterinspiegels, eine verminderte Aufnahme von gesättigten Fettsäuren und die ständige Versorgung mit reichlich Calcium, dazu Einschränkung der Kochsalzzufuhr bei »salzempfindlichen« Personen sowie die nachdrückliche Befürwortung einer an Antioxidantien reichen Kost sind nach wie vor meine Hauptanliegen, für die ich mich voll einsetze. Über diese Zielsetzungen geht das vorliegende Buch aber noch ein ganzes Stück hinaus.

In der kurzen Zeit seit Erscheinen von *Die neuen Gesundmacher: Antioxidantien* hat sich in der Ernährungsforschung viel getan. So mehren sich etwa die Beweise dafür, daß Hochleistungssport ohne den Schutz von Antioxidantien die Gefahr lebensbedrohlicher Erkrankungen heraufbeschwören kann. Und dem Antioxidans Vitamin E mißt man mittlerweile noch größere Bedeutung bei der Vorbeugung gegen Herzerkrankungen zu. Was hingegen Beta-Carotin angeht und auch Vitamin C in hoher Dosierung, sind gewisse Zweifel aufgetaucht. (Weitere Erläuterungen und Empfehlungen siehe Kapitel 4.)

Angesichts der Fülle von neuen ernährungsmedizinischen Sachverhalten hielt ich es für unumgänglich, dieses Buch möglichst schnell zu veröffentlichen. Hier einige Stichwörter:

■ *Folsäure*, ein Mitglied des Vitamin-B-Komplexes, könnte möglicherweise eine zentrale Rolle im Kampf gegen Herzerkrankungen einnehmen. Unter anderem senkt Folsäure die Konzentration von Homocystein im Blut – einer Aminosäure, die mit dem Aufbau von Plaques in den Gefäßen in Verbindung gebracht wird. Überdies schreibt man der Folsäure einen Schutzeffekt im Zusammenhang mit angeborenen Defekten, Schlaganfall und Nierenerkrankung zu, mit Krebs, Degeneration des Rückenmarks sowie zahlreichen anderen ernsthaften gesundheitlichen Störungen. (Näheres siehe Kapitel 2 und 3.)

■ *Melatonin*, ein Hormon der an der Gehirnbasis gelegenen Zirbeldrüse (Epiphyse), wurde zu einem ebenso gefragten wie überaus umstrittenen Zusatzpräparat. Von einigen Forschern als überaus wirksames Antioxidans erkannt, wird Melatonin erfolgreich zur Behandlung von Schlaflosigkeit und Jet-lag eingesetzt. Besonders eifrige Befürworter propagieren den Einsatz von Melatonin aber auch für die Behandlung von Krebs und Störungen des Immunsystems und sogar für das Hinauszögern des Alterungsprozesses. (Weitere Informationen siehe »Melatonin« in Kapitel 6.)

■ *Phytöstrogene* – pflanzeneigene Hormone, die im Organismus in schwach wirkende Östrogene umgewandelt werden – können Hitzewallungen während der Wechseljahre und andere klimakterische Beschwerden merklich abmildern.

Aber sind sie auch wirklich risikofrei? (Siehe »Hormone« in Kapitel 6.)

Zum Teil werden diese Themen im weiteren Verlauf von Teil I noch eingehender erläutert. Teil II mit seinen in alphabetischer Reihenfolge angeordneten Stichwörtern weist Ihnen dann den Weg durch das Gebiet der Ernährungstherapie. Leicht in die Praxis umzusetzende Vorschläge für den Verzehr bestimmter Nahrungsmittel und Einzelheiten über die Zufuhr verschiedener Ergänzungspräparate und Nährstoffe bieten Ihnen die Chance, gesundheitliche Probleme anzugehen und sich vor allerlei Krankheiten zu schützen.

Ernährungsmedizin als völlig neuer medizinischer Wissenszweig ist so jung, daß sie noch nicht als eigenständiges Fachgebiet existiert. Ähnlich verhielt es sich aber auch mit der Präventivmedizin, als ich in Dallas das erste Laufband installierte oder mich für Aerobic-Sport als wesentlichen Bestandteil eines erfolgversprechenden individuellen medizinischen Vorsorgeprogrammes einsetzte. Mittlerweile ist die Präventivmedizin zu einem anerkannten medizinischen Fachgebiet geworden.

Meiner Ansicht nach ist es nur noch eine Frage der Zeit, bis die in diesem Buch vorgestellten Ernährungstherapien zum festen Bestandteil ärztlicher Praxis werden. In der Zwischenzeit sollten Sie zu Ihrem eigenen Wohl folgende Ratschläge beherzigen:

■ Vertrauen Sie nicht unbewiesenen Behauptungen, sondern erkundigen Sie sich bei Empfehlungen, von denen Sie hören oder lesen, nach wissenschaftlichen Belegen.

■ Vergewissern Sie sich, ob eine neue Ernährungstherapie auf soliden Forschungsergebnissen aufbaut.

■ Hüten Sie sich vor möglichen Nebenwirkungen; lassen Sie sich von Ihrem Arzt regelmäßig untersuchen und auch Bluttests vornehmen.

■ Informieren Sie sich über die Wechselwirkungen zwischen Nahrungsmitteln, Ergänzungspräparaten und gegebenenfalls Medikamenten.

■ Lernen Sie vor allem, auf das zu vertrauen, was in bezug auf Ernährung *bekannt* ist – also auf zum Teil erwiesene, von angesehenen Ärzten und anerkannten Ernährungsfachleuten bestätigte Fakten. Was bestimmte Vitamine, Mineralstoffe oder Nahrungsmittel angeht, muß das letzte Wort noch nicht unbedingt gesprochen sein, ehe man sich zum Verzehr entschließt. Aber wer aus der Grundlagenforschung Nutzen ziehen möchte, muß es sich auch zur Regel machen, »am Ball« zu bleiben, einen gewissen Scharfblick zu entwickeln und bei fragwürdigen Empfehlungen den Arzt zu konsultieren. Wer so vorgeht, ist in der Lage, auf dem laufenden zu bleiben und auf der Basis der neuesten Entwicklungen auf dem Ernährungssektor vernünftige, der Gesundheit förderliche Entscheidungen zu treffen.

Halten Sie sich immer vor Augen, daß mindestens die Hälfte aller Todesfälle einer ungesunden Lebensweise zuzuschreiben ist, die wir – jeder für sich und alle gemeinsam als Gesellschaft – ändern können. Im Klartext heißt dies, in bezug auf Gesundheit mehr Eigenverantwortung zu übernehmen und sich nicht nur auf den Arzt oder Staat zu verlassen. Voraussetzung für ein erfolgversprechendes, der Gesundheit förderliches Vorgehen sind allerdings präzise, den neuesten wissenschaftlichen Erkenntnissen entsprechende Informationen – und diese Informationen möchte ich Ihnen im Rahmen dieses Buches soweit wie möglich vermitteln.

Kapitel 2
Der Faktor Folsäure

Vielversprechendster neuer Akteur auf dem Schauplatz der Ernährungsmedizin ist derzeit die vorwiegend in Pflanzen und Hefe vorkommende Folsäure – ein Mitglied der Vitamin-B-Familie. Folsäuremangel wird nach den Ergebnissen neuerer wissenschaftlicher Studien mit einer Vielzahl von Erkrankungen und gesundheitlichen Störungen in Zusammenhang gebracht; dazu zählen unter anderem:

■ Durch einen Neuralrohrdefekt bedingte Geburtsfehler wie Spina bifida (Spaltbildung der Wirbelsäule) und Anenzephalie (vollständiges oder weitgehendes Fehlen des Gehirns).
■ Angeborene Defekte wie Gaumenspalte sowie Herz- und Gliedmaßenanomalien.
■ Atherosklerose (Verengung der Arterien).
■ Herzinfarkt.
■ Schlaganfall.
■ Nierenerkrankungen.

■ Zervikale Dysplasie (eine anomale Gewebebildung im Gebärmutterhals) und möglicherweise auch Gebärmutterhalskrebs.

Die Schutzwirkung von Folsäure besteht in erster Linie in einer Senkung der Homocysteinkonzentration im Blut – einer Aminosäure, die mit einer Schädigung der Zellen an den Gefäßinnenwänden in Verbindung gebracht wird.

Um das Risiko einer Schädigung durch Homocystein zu senken, sollte man nach dem derzeitigen Stand der Erkenntnisse täglich mindestens 400 µg Folsäure aufnehmen. (1 Milligramm sind 1000 Mikrogramm; das heißt, 400 µg entsprechen 0,4 mg.) Personen mit einem hohen Risiko für bestimmte Erkrankungen und gesundheitliche Probleme, Mütter eines Kindes mit Neuralrohrdefekt sowie Menschen mit einem außerordentlich hohen Homocysteinspiegel sollten wesentlich mehr Folsäure zuführen.

Der tägliche Mindestbedarf an Folsäure läßt sich durch bestimmte Ergänzungen einer normalen Kost ohne weiteres decken. So enthalten (im Meßbecher gemessen) beispielsweise 250 ml Weizenflocken über 400 µg Folsäure, 250 ml gekochte kleine Limabohnen 273 µg, 250 ml Cranberries 366 µg und 250 ml Augenbohnen 209 µg.

Wie Sie sehen, dürften Sie mit etwas mehr Aufmerksamkeit im Hinblick auf Ihre Kost über die täglich erforderliche Mindestzufuhr an Folsäure sogar hinauskommen. Wer Mühe hat, über die Nahrung 400 µg Folsäure aufzunehmen oder aus gesundheitlichen Gründen höhere Dosen benötigt, kann den Mehrbedarf durch ein preiswertes, in Apotheken, Drogeriemärkten und Reformhäusern erhältliches Ergänzungspräparat decken.

Wie steht es aber um die wissenschaftlichen Nachweise zum Thema Folsäure? Wie bereits in Kapitel 1 erwähnt, erwarte ich keineswegs, daß Sie meinen Ansichten zu Folsäure oder anderen Dingen blindlings vertrauen. Andererseits gebe ich nur dann eine Empfehlung, wenn ich sie angesichts einschlägiger Forschungsergebnisse für gerechtfertigt halte. Sehen wir uns also einmal an, wie solide das wissenschaftliche Fundament ist, auf das sich der Einsatz dieses gewichtigen Vertreters des Vitamin-B-Komplexes gründet.

Wissenschaftliche Belege zum Stichwort »Folsäure«

Eine ausreichende Folsäureversorgung ist für *jeden Menschen* – männlich und weiblich – unentbehrlich. Doch bei den ersten nennenswerten Forschungsvorhaben zu diesem Thema konzentrierte man sich auf die Bedeutung dieses Vitamins für den weiblichen Organismus, insbesondere für den Organismus von Frauen im gebärfähigen Alter.

Folsäure und werdende Mütter

In den USA wird alljährlich bei etwa 4000 geborenen und ungeborenen Kindern ein Neuralrohrdefekt diagnostiziert. Folgen dieser Schädigung sind unter anderem Spina bifida (Spaltbildung der Wirbelsäule) und Anenzephalie (vollständiges oder weitgehendes Fehlen des Gehirns). In Deutschland werden jährlich 350 Kinder mit schweren Fehlbildungen geboren.

Derlei Tragödien sind aber nicht unausweichlich. Einem Artikel im *Journal of the American Medical Association* (6. Dezember 1995, S. 1717) zufolge ließen sich durch die vermehrte Zufuhr von Folsäure während der Schwangerschaft die Hälfte bis Dreiviertel dieser traurigen Fälle vermeiden.

Bereits in den sechziger Jahren vermuteten Forscher, daß Folsäure eine ausschlaggebende Rolle bei der Vorbeugung gegen Neuralrohrdefekte und andere Geburtsfehler spielen könnte.

Doch erst 1992 empfahl der Öffentliche Gesundheitsdienst der Vereinigten Staaten allen Frauen, die schwanger werden könnten, eine Tagesdosis von 400 µg Folsäure. Bedauerlicherweise ist nach einer Studie von »March of Dimes« aus dem Jahre 1995 nur 15 Prozent der in Frage kommenden Frauen diese Empfehlung bekannt.

In diesem Zusammenhang zeigt sich ein weiteres Problem: Die RDA-Werte (RDA = Recommended Dietary Allowances; Empfehlungen zur Nährstoffzufuhr des Food and Nutrition Board der National Academy of Sciences, USA) für Folsäure bleiben derzeit hinter der Empfehlung des Öffentlichen Gesundheitsdienstes zurück. Im einzelnen liegen die RDA-Werte für die tägliche Zufuhr von Folsäure bei 400 µg für Schwangere, 180 µg für nichtschwangere, erwachsene Frauen und 260 bis 280 µg für stillende Mütter. Für erwachsene Männer beträgt die empfohlene Tagesdosis 200 µg.

Tatsache ist, daß viele Frauen den täglichen Mindestbedarf an Folsäure bei weitem nicht decken und schätzungsweise weniger als 300 µg pro Tag aufnehmen. Nach den Ergebnissen mehrerer Untersuchungen weisen demnach 15 bis 30 Prozent der jungen Frauen zu niedrige Folsäurespiegel auf.

Frauen, die bereits ein Kind mit Neuralrohrdefekt erwartet oder ausgetragen haben und erneut Nachwuchs planen, sollten ganz besonders auf eine ausreichende Versorgung mit Folsäure achten, damit sich ein so trauriges Geschehen nicht wiederholt. Staatliche ärztliche Kommissionen empfehlen heute diesen Frauen eine Tagesdosis von 4 bis 5 *mg* (= 4000 bis 5000 *µg*) für die Zeit vor der Empfängnis und während der ersten Monate der Schwangerschaft. (*Journal of the American Medical Association,* 6. Dezember 1995, S. 1698–1702.) Diese Empfehlung gilt auch in Deutschland.

Warnung: Obwohl unmittelbare Nebenwirkungen für Folsäure nicht bekannt sind, sollte sie in therapeutischen Dosen über 400 µg pro Tag erst nach Ausschluß einer perniziösen Anämie verabreicht werden. Ausgenommen von dieser Regel sind lediglich werdende und stillende Mütter, die unter ärztlicher Kontrolle gegebenenfalls höhere Dosen nehmen können.

Diese Vorsichtsmaßnahme gründet sich auf die Tatsache, daß sich bei perniziöser Anämie durch eine Tagesdosis von über 400 µg Folsäure unter Umständen massive und möglicherweise irreversible neurologische Störungen einstellen, wenn die Betroffenen gleichzeitig nicht ausreichend mit Vitamin B_{12} versorgt werden. Vitamin B_{12} – wegen der notwendigerweise hohen Dosierung in der Regel nicht oral, sondern via Injektion verabreicht – kann die durch perniziöse Anämie bedingten neurologischen Veränderungen verhindern, zum Stillstand bringen oder abschwächen. (Empfehlungen dazu siehe Kapitel 3.)

Folsäure und das Herz

Folsäure ist nicht nur wichtig für Frauen im gebärfähigen Alter und deren Nachwuchs. Indirekt wirkt sich diese Substanz auch auf das Herz aus, und davon profitieren beide Geschlechter aller Altersstufen gleichermaßen. Im Rahmen eines 1995 im *Journal of the American Medical Association* erschienenen Artikels analysierte eine Forschergruppe der Universität von Washington 38 Untersuchungen über Folsäure und stellte fest, daß dieses Vitamin die Konzentration der Aminosäure Homocystein im Blut verringern kann. Und diese Herabsetzung des Homocysteinspiegels wiederum mindert das Risiko für Herz- und Gefäßkrankheiten sowie Schlaganfall. (*JAMA,* 14. Oktober 1995, S. 1049–1057.)

Die Washingtoner Forscher gelangten zu dem Schluß, daß sich alljährlich bis zu 50 000 durch Gefäßerkrankungen bedingte Todesfälle vermeiden ließen, wenn der Homocysteinspiegel durch den vermehrten Verzehr von Folsäurelieferanten, wie beispielsweise Hefe, Rosenkohl, Spargel und Sojabohnensprossen, gesenkt würde. Überdies läßt sich der Tagesbedarf auch durch Folsäurepräparate und mit Folsäure angereicherte Nahrungsmittel decken. Im März 1996 kündigte die US Food and Drug Administration (FDA; amerikanische Gesundheitsbehörde) an, daß ab Januar 1998 allen angereicherten Nahrungsmitteln auch Folsäure zugesetzt werden müsse. Dazu zählen unter anderem Brot, Mehl und Maismehl, Teigwaren, Reis und viele andere Getreideprodukte.

Einige Schätzungen deuten darauf hin, daß die alljährlich in den Vereinigten Staaten von Männern erlittenen Herzinfarkte und Schlaganfälle möglicherweise zu 30 bis 40 Prozent einem Folsäuremangel zuzuschreiben sind. Ein überhöhter, durch Folsäure korrigierbarer Homocysteinspiegel stellt einen eigenständigen Risikofaktor für koronare Herzkrankheit dar – das heißt, allein schon dadurch kann die Gefahr einer Herzerkrankung merklich wachsen. Als eigenständiger Risikofaktor gilt der Homocysteinspiegel auch, wenn es darum geht festzustellen, ob eine genetische Veranlagung für das Auftreten von koronarer Herzkrankheit in sehr jungen Jahren vorliegt. (*Arteriosclerotic Thrombosis in Vascular Biology,* September 1995, S. 1314–1320.)

Viele Experten rechnen damit, daß die Homocysteinkonzentration im Blut als Warnsignal für eine drohende Verengung der Arterien und eine daraus erwachsende Herzerkrankung möglicherweise dieselbe Bedeutung erlangen wird wie Cholesterin! Nähere Einzelheiten zum Thema Homocystein können Sie im folgenden Kapitel nachlesen.

Was kann Folsäure noch bewirken?

Die Befunde neuerer wissenschaftlicher Untersuchungen deuten darauf hin, daß sich Folsäure noch in mancherlei Hinsicht positiv auf die Gesundheit auswirken kann. Hier einige Beispiele:

■ *Geriatrie:* Nach einem Bericht der Queens University in Kingston (Ontario, Kanada) aus dem Jahre 1995 gibt es Hinweise darauf, daß Vitamin B_{12}-Injektionen (Cobalamin) in niedriger Dosierung oder Folsäurepräparate älteren Menschen zuträglich sein könnten. (*Baillieres Clinical Haematology,* September

1995, S. 679–697.) Eine solche Therapie kann Sie in zweifacher Hinsicht schützen: zum einen vor Schädigungen der Blutgefäße durch überhöhte Homocysteinspiegel und zum anderen vor einer Beeinträchtigung des Nervensystems durch perniziöse Anämie.

■ *Tumoren:* Die Hinweise mehren sich, daß möglicherweise ein Zusammenhang zwischen Folsäuremangel einerseits und einem erhöhten Risiko für Tumorwachstum (Neoplasie), Gefäßerkrankungen und Geburtsfehler andererseits besteht. (*Baillieres Clinical Haematology,* September 1995, S. 533–566.)

■ *Krebs:* Durch Folsäuremangel kommt es wesentlich häufiger zu Chromosomenbrüchen in der menschlichen DNS (Desoxyribonukleinsäure), dem genetischen Code unserer Zellen. Diese Entdeckung von Wissenschaftlern der Universität von Neusüdwales in Kensington (Australien) deckt sich mit anderen klinischen und epidemiologischen Belegen für einen Zusammenhang zwischen Folsäuremangel und DNS-Schädigungen und Krebserkrankungen. (*Baillieres Clinical Haematology,* September 1995, S. 461–478.) Einem Bericht zum selben Thema (*Medical Hypotheses,* September 1995, S. 297-303) ist zu entnehmen, daß Krebs möglicherweise durch eine auf Folsäuremangel zurückzuführende DNS-Schädigung hervorgerufen werden kann. Nach Aussagen des Autors könnte der teilweise niedrige Folsäuregehalt der nordamerikanischen Ernährung ein mitverantwortlicher Faktor für das Entstehen zahlreicher Krebserkrankungen sein. Eine Fülle von Forschungsarbeiten weist auf eine Verbindung zwischen Fol-

säuremangel und zervikaler Dysplasie hin – einem Vorstadium von Gebärmutterhalskrebs. (*Journal of the American College of Nutrition,* August 1993, S. 438–441.)

■ *Rückenmarksdegeneration:* Ganz vereinzelt kann ein Folsäuredefizit zu einer Degeneration des Rückenmarks führen. Im Falle eines 39jährigen Mannes beobachteten Forscher am Meridia Huron Hospital in East Cleveland (Ohio) einen unsicheren Gang, allgemeine Schwäche, Verwirrungszustände und Depressionen. Zudem war der Patient ans Bett gefesselt, hatte teilweise das Gespür für seine Körperhaltung eingebüßt und litt an einem Zittern der unteren Extremitäten. Wie sich herausstellte, hatte er über zwei Jahre lang ein phenobarbitalhaltiges Schlafmittel genommen, das Folsäuremangel hervorrufen kann. Vier Monate lang verabreichte man diesem Patienten Folsäure und intravenöse Erythrozyten-Injektionen – mit Erfolg. Sein Allgemeinzustand besserte sich zusehends; der Mann konnte wieder normal gehen, das Gefühl für seine Körperhaltung stellte sich wieder ein, und seine Beine hörten auf zu zittern. (*American Journal of Medical Science,* November 1995, S. 214–216.)

■ *Rekonvaleszenzstörungen nach Operationen:* Nach 52tägigem Klinikaufenthalt im Anschluß an eine Operation litt eine 51jährige fettleibige Frau nach wie vor unter einer Vielfalt von Beschwerden. Dazu zählten unter anderem: Infektionen, Entzündungen im Zungenbereich und eine veränderte Geschmacksempfindung, massiver Gewichtsverlust, Durchfall und Appetitmangel sowie depressive Verstimmung und ein Leberabszeß. Ihre Ärzte stellten ein Folsäuredefizit fest – wahrscheinlich bedingt durch eine chronisch folsäurearme Ernährung. Zudem nahm die Patientin seit fünfzehn Jahren Östrogen – eine Therapie, die dem Körper Folsäure entziehen kann. Sie erhielt Vitamin- und Mineralstoffpräparate einschließlich Folsäure, und schon innerhalb eines Monats stellte sich eine ganz wesentliche Besserung in ihrem Ernährungs- und Allgemeinzustand ein. Nach Ansicht der Ärzte hatten wahrscheinlich mangelhafte Ernährung, Östrogen-Langzeittherapie, Operationsstreß und schleichende Infektionen zum Folsäuremangel und dem langen Klinikaufenthalt der Patientin beigetragen. (*Nutrition in Clinical Practice,* Dezember 1994, S. 247–250.)

■ *Nierenerkrankungen:* 1995 berichteten Wissenschaftler der Abteilung für Innere Medizin am Krankenhhaus der Barmherzigen Brüder in Eisenstadt (Österreich), daß bei Patienten mit chronischen Nierenleiden die Verabreichung von Folsäure die Wirksamkeit der einschlägigen Therapie unterstütze. In diesem besonderen Fall ließ sich durch Gaben von Folsäure die Dosis anderer Medikamente herabsetzen. (*Nephron,* 1995, S. 395–400.)

■ *Angeborene Herzfehler und Gliedmaßendefekte:* Eine Studie von »March of Dimes« aus dem Jahre 1995 ergab, daß bei Frauen, die Folsäure enthaltende Multivitaminpräparate nehmen und zur Zeit der Empfängnis angereicherte Getreideprodukte essen, das Risiko, ein Kind mit angeborener Herz- oder Glied-

maßenanomalie zur Welt zu bringen, um 30 bis 35 Prozent geringer ist. (*American Journal of Medicine and Genetics,* 4. Dezember 1995, S. 536–545.)

Ergiebige Folsäurequellen

Für Folsäure, andere Vitamine und Mineralstoffe stehen zweierlei Quellen zur Verfügung – die tägliche Kost und Ergänzungspräparate.

Wann immer möglich, sollte man den Weg über die Nahrung nehmen. Trotz bemerkenswerter Fortschritte in der Ernährungsforschung ist noch nicht ganz eindeutig geklärt, inwieweit ein bestimmter Nährstoff durch die Abspaltung aus einem Nahrungsmittel beeinflußt wird. Meiner Ansicht nach verstärken andere, in dem jeweiligen Nahrungsmittel enthaltene Substanzen die Wirkung von Folsäure.

Mittlerweile ist erwiesen, daß sich Folsäuretabletten wohltuend auf die Gesundheit auswirken können. Wie aus dem nächsten Kapitel ersichtlich ist, empfehle ich für jedermann eine tägliche Mindestaufnahme von 400 µg Folsäure in Form eines Ergänzungspräparates. Es macht keinen Sinn, ein Risiko einzugehen und dem Organismus diese Mindestdosis vorzuenthalten.

Dennoch – trotz Einnahme eines Zusatzpräparates sollte man auf alle Fälle für eine an Folsäure reiche Ernährung sorgen. Neben den bereits erwähnten Nahrungsmitteln mit einem hohen Gehalt dieses Vitamins gibt es noch eine Reihe

23

weiterer, nachfolgend angeführter Folsäurelieferanten. Die Mikrogrammwerte entsprechen dem ungefähren Gehalt pro angegebener Menge:

Bohnenkerne	Menge	Folsäure
Augenbohnen, gekocht	250 ml	209 µg
Garbanzo-Bohnen, gekocht	250 ml	282 µg
Kidneybohnen, gekocht	250 ml	229 µg
Limabohnen, Große, gekocht	250 ml	156 µg
Limabohnen, Kleine, gekocht	250 ml	273 µg
Perlbohnen, gekocht	250 ml	255 µg
Pintobohnen	250 ml	292 µg
Schwarze Bohnen, gekocht	250 ml	256 µg
Weiße Bohnen, Große, gekocht	250 ml	180 µg
Weiße Bohnen, Kleine, gekocht	250 ml	246 µg
Getreideprodukte		
Cornflakes	250 ml	100 µg
Haferflocken, angereichert	250 ml	133 µg
Kleieflocken, angereichtert	250 ml	133 µg
Weizenflocken	250 ml	400 µg
Weizenkeime, geröstet	250 ml	300 µg
Andere Nahrungsmittel		
Ananassaft	250 ml	60 µg
Avocado	1 Stück	113 µg
Bierhefe	1 EL	313 µg
Blumenkohl, gekocht	250 ml	65 µg
Brokkoli, gekocht	250 ml	98 µg
Hühnerleber, gekocht	1 Stück	220 µg
Linsensuppe mit Schinken	60 ml	50 µg
Mais, gekocht	250 ml	70 µg
Netzmelone	1 halbe	45 µg
Okra, gekocht	250 ml	74 µg
Orange	1 Stück	40 µg
Rinderleber, gekocht	120 g	248 µg
Rosenkohl, gekocht	250 ml	94 µg
Rote Bete, gekocht	250 ml	90 µg
Rübenblätter	250 ml	110 µg
Sojabohnenmehl (entfettet)	250 ml	305 µg
Sojabohnensprossen, gekocht	250 ml	193 µg
Spargel, gekocht	250 ml	90 µg

An dieser Stelle angelangt, haben Sie nun eine ganz gute Vorstellung von dem, was Folsäure bewirken kann, und kennen auch einige der besten Lieferanten dieses Vitamins, die in Ihrer Ernährung nicht fehlen sollten. In puncto Homocystein hingegen bedarf es noch näherer Erläuterungen – beispielsweise wie sich diese Aminosäure nachweisen läßt, in welchem Bereich sich die Homocysteinspiegel im Blut bewegen sollten und wieviel Folsäure und Vitamin B_{12} Ihr Organismus täglich benötigt.

Kapitel 3

Homocystein-Check-up und ein Wegweiser zur Folsäuretherapie

»Niemand spricht darüber, Ihr Arzt hat noch nie etwas davon gehört, aber trotzdem findet sich in Ihrem Blut irgend etwas, das noch gefährlicher sein könnte als Cholesterin. In diesem Fall läßt sich allerdings leicht Abhilfe schaffen.« Diese provozierenden Worte aus *Health* (September 1995, S. 69) klingen derartig nach Effekthascherei und unrealistisch, daß man sich unwillkürlich fragt, ob so etwas überhaupt in eine seriöse Publikation zum Thema Gesundheit gehört. Zufälligerweise aber entsprechen sie den Tatsachen.

Bei dem »Irgend etwas« handelt es sich um *Homocystein*, ein Begriff, der in das Vokabular der meisten Menschen, einschließlich zahlreicher Mediziner, bislang noch nicht Eingang gefunden hat. Mit Sicherheit aber werden in naher Zukunft die meisten Ärzte bei Patienten mit hohem Risiko für Atherosklerose oder koronare Herzkrankheit auch die Homocysteinspiegel routinemäßig überprüfen.

Wie erwähnt, handelt es sich bei Homocystein um eine schwefelhaltige Aminosäure, die mit allerlei gesundheitlichen Problemen in Verbindung gebracht wird, unter anderem mit einer massiven Schädigung der Gefäßwände und Erkrankungen wie Atherosklerose (einer üblicherweise als »Arteriosklerose« bezeichneten Verengung der Arterien). Die wissenschaftlichen Erkenntnisse über den schädigenden Einfluß von Homocystein werden seit Anfang 1995 immer häufiger in umfangreichen Fachartikeln der medizinischen Literatur dargelegt.

Ins Gerede gekommen – Homocystein

Zunächst ein kurzer Überblick über das, was die Forschung über diese gefahrenträchtige Aminosäure zu sagen hat: Eine 1995 durchgeführte Studie erbrachte eindeutig eine Verbindung zwischen hohen Homocysteinspiegeln im Blut und Blockaden im Bereich der Halsschlagader und ihrer Äste, die das Gehirn mit Blut versorgen. (*New England Journal of Medicine*, 2. Februar 1995, S. 286–289).

In einem anderem Bericht wurde der Zusammenhang zwischen der Homocysteinkonzentration im Blut und generalisierter Arteriosklerose (Verhärtung der Arterien) anschaulich demonstriert. Überdies stellten die Forscher fest, daß schon bei mäßigen Folsäurekonzentrationen die Homocysteinspiegel rapide sanken. Ihrer Aussage nach ist die Herabsetzung der Homocysteinkonzentration durch vermehrte Zufuhr von Folsäure »eine vielversprechende Maßnahme zur Vorbeugung gegen eine arteriosklerotische Gefäßkrankheit.« (*Journal of the American Medical Association*, 4. Oktober 1995, S. 1049–1057.)

Ende 1995 wurde noch eine weitere Studie veröffentlicht, die einen Zusammenhang zwischen Zigarettenrauchen, erhöhten Cholesterinwerten, Bluthochdruck, Inaktivität und hohen Homocysteinkonzentrationen aufzeigte. (*JAMA*, 15. November 1995, S. 15.) Aber selbst wenn es ein gemeinsames Bindeglied für diese Faktoren gibt, übt nach Meinung der Wissenschaftler Homocystein einen derart nachhaltigen Einfluß aus, daß es sich auch unabhängig von Risikofaktoren wie einem überhöhten Cholesterinspiegel oder Bluthochdruck bemerkbar machen dürfte.

Im einzelnen kann ein hoher Homocysteinspiegel kennzeichnend für die un-

zureichende Versorgung des Organismus mit den wichtigen Vitaminen Folsäure, Vitamin B_6 oder Vitamin B_{12} sein. Vermehrte Zufuhr dieser Vitamine, insbesondere von Folsäure, kann die Homocysteinkonzentration auf einen Normalwert herabsetzen. Ob sich mit dem Absinken eines überhöhten Homocysteinspiegels das Risiko für eine Herz-Kreislauf-Erkrankung definitiv verringert, muß allerdings durch weitergehende Untersuchungen noch geklärt und gesichert werden.

Nach den Ergebnissen wissenschaftlicher Studien besteht auch ein Zusammenhang zwischen dem Folsäurespiegel im Blut und tödlich verlaufender koronarer Herzkrankheit. Ein am 26. Juni 1996 im *Journal of the American Medical Association* (S. 1893–1896) erschienener Bericht befaßte sich mit 5056 kanadischen Männern und Frauen im Alter zwischen 35 und 79 Jahren. Die Forscher stellten eine deutliche Beziehung zwischen niedrigen Folsäureserumkonzentrationen und einem erhöhten Risiko für tödlich verlaufende koronare Herzkrankheit fest.

Diese und andere Untersuchungen lassen erkennen, daß wir im unaufhörlichen Kampf gegen Herzerkrankungen auf wichtiges Neuland vorgestoßen sind. Doch aus eigener Erfahrung weiß ich, daß es seine Zeit dauert, bis man das Gewicht neuer Erkenntnisse im medizinischen Lager richtig einschätzt und sie in die Alltagspraxis miteinbezieht.

Von der Cholesterinbestimmung zur Homocysteinkontrolle

Mitte bis Ende der siebziger Jahre wurden Gesamtcholesterinbestimmungen nur in wenigen medizinischen Zentren, darunter auch in der Cooper-Klinik in Dallas vorgenommen. Damals war sich allerdings niemand so recht über das Ausmaß der mit den jeweiligen Cholesterinwerten verknüpften Risiken im klaren. Und auch über die Bedeutung der Unterteilung des Gesamtcholesterins in »gutes« HDL (High Density Lipoprotein = Lipoproteine hoher Dichte) und »schlechtes« LDL (Low Density Lipoprotein = Lipoproteine geringer Dichte) war kaum etwas bekannt.

Über geraume Zeit hinweg gingen die meisten Ärzte einfach davon aus, daß man sich mit einem Cholesterinwert von maximal 250 bis 300 mg/dl wahrscheinlich im sicheren Bereich bewege. Erst in den achtziger Jahren legte man die Latte tiefer auf eine Sicherheitsschwelle von 200 mg/dl. Etwa um dieselbe Zeit wurde nach und nach die Bedeutung des Verhältnisses von Gesamtcholesterin zu HDL-Cholesterin als Indikator für eine drohende Gefäßerkrankung erkennbar.

In vielerlei Hinsicht weiß die Öffentlichkeit heute über die Gefahren von Homocystein und die Möglichkeiten, es unter Kontrolle zu bringen, ebenso viel oder wenig wie Ende der siebziger und Anfang der achtziger Jahre über Cholesterin und dessen Bedeutung. Immerhin aber ist man – auch wenn noch allerlei Forschungsarbeit und klinische Beobachtungen vonnöten sind – mittlerweile dem »Geheimnis« des Homocysteins auf die Spur gekommen und kann die eine oder andere Empfehlung geben, um dem potentiell zerstörerischen Tun dieser Aminosäure entgegenzuwirken.

Dem Homocystein auf der Spur

Im menschlichen Organismus spielt sich gewissermaßen in drei Manegen ein schier unglaublicher, turbulenter Zirkus ab. Chemische Substanzen, Enzyme und Aminosäuren (die Bausteine der Proteine), als »freie Radikale« bezeichnete instabile Sauerstoffmoleküle und (freie) Elektronen jagen unablässig hin und her. In rasendem Tempo prallen sie aufeinander, verbinden sich zu neuen Strukturen und sorgen so dafür, daß das Leben nicht zum Stillstand kommt. Das ganze Geschehen spielt sich derart explosionsartig und vielschichtig ab, daß es unmöglich ist, alle Aktionen im einzelnen zu verfolgen – selbst nicht mit Hilfe der raffiniertesten Technologie, die dem Wissenschaftler heute zur Verfügung steht.

Trotz dieser vermeintlich chaotischen und verwirrenden Aktivität herrscht im Organismus ein fein abgestimmtes Gleichgewicht – vorausgesetzt, auf molekularer Ebene »läuft« alles nach Plan. In diesem Fall bedeutet dies genau die richtige Anzahl von Aminosäuren, genau die richtige Menge von chemischen Substanzen und Enzymen zum Ingangsetzen von Prozessen und genau das richtige Maß an Stoffwechselabfallprodukten, die gefahrlos aus dem Organismus abtransportiert werden können.

Bedauerlicherweise herrscht aber nicht immer das ideale Gleichgewicht. Die Ursache des Problems liegt unter Umständen in dem von den Eltern oder anderen Vorfahren ererbten genetischen Code – vielleicht in der Veranlagung des Organismus, eine bestimmte chemische Substanz im Übermaß zu produzieren oder eine bestimmte Aminosäure oder ein Enzym nur unzulänglich zu verarbeiten, zu verwerten oder zu metabolisieren (verstoffwechseln).

Fehlfunktionen und Unausgewogenheiten können sich aber auch mit zunehmendem Alter einstellen – beispielsweise durch mangelhafte Ernährung, Luftverschmutzung, übermäßige Sonneneinwirkung, Streß oder ein Zuviel an Sport. Derlei Faktoren können die molekularen Akteure im Organismus dazu verleiten, sich »ungebührlich« zu verhalten. Und um den Vergleich mit dem Zirkus weiterzuführen – die »Stars« unter den Akteuren fangen an, außerhalb der ihnen zugewiesenen »Manege« ihr Unwesen zu treiben, und setzen damit ein Geschehen in Gang, das zu ernsthaften Erkrankungen und zum Tode führen kann.

Wie das Cholesterin zählt auch Homocystein zu den wichtigen molekularen Mitspielern im Organismus. Von Natur aus keineswegs schädlich, zählt Homocystein im Gegenteil zu den überaus wichtigen Aminosäuren oder Bausteinen der Proteine, es entsteht im Körper als Zwischenprodukt bei der Aufspaltung der essentiellen Aminosäure Methionin. (Als »essentiell« bezeichnet man eine Aminosäure, die der Organismus nicht selbst bilden kann, sondern ihm via Nahrung oder Zusatzpräparat zugeführt werden muß.)

Überdies ist Homocystein auch an Stoffwechselvorgängen zwischen Methionin und der Aminosäure Cystein beteiligt und bildet ein Zwischenprodukt bei der Schritt-für-Schritt-Biosynthese (Auf- oder Umbau chemischer Verbindungen durch Einwirkung von Enzymen) von Cystein aus Methionin.

Aber ähnlich dem Cholesterin kann auch die Homocysteinproduktion aus dem Gleichgewicht geraten – entweder veranlagungsbedingt, aufgrund ungesunder Ernährung oder aus einem der zuvor erwähnten Gründe. Neuesten wissenschaftlichen Erkenntnissen zufolge besteht die größte Gefahr in einem *Zuviel* an Homocystein.

Was geschieht bei überhöhten Homocysteinspiegeln?

Angesichts des heutigen Wissensstandes läßt sich mit an Sicherheit grenzender Wahrscheinlichkeit sagen, daß durch eine erhöhte Homocysteinkonzentration im Blut das Risiko für eine Atherosklerose zunimmt – der Hauptursache für die meisten Herzinfarkte und Schlaganfälle. 25 Prozent der Patienten, die einen Herzinfarkt erlitten haben, und 40 Prozent der Opfer eines Schlaganfalles weisen einen erhöhten Homocysteinspiegel auf.

Erstmals veröffentlicht wurde die Hypothese vom Zusammenhang zwischen überhöhten Homocysteinspiegeln und Atherosklerose von K.S. McCully im *American Journal of Pathology* im Jahre

1969, nachdem er an einer Gruppe von Verstorbenen, die hohe Homocysteinspiegel aufgewiesen und gleichzeitig an Atherosklerose gelitten hatten, eine Autopsie vorgenommen hatte. Mittlerweile wird dieser Sachverhalt in Medizinerkreisen anerkannt. In einem Artikel des angesehenen *New England Journal of Medicine* (2. Februar 1995, S. 328–329), in dem zahlreiche seit McCullys Bericht veröffentlichte Studien angeführt sind, wird die Ursachen-Wirkung-Beziehung zwischen Homocystein und Atherosklerose allgemein akzeptiert.

Für die Art und Weise, in der ein Homocysteinüberschuß eine Gefäßerkrankung hervorrufen kann, werden mehrere mögliche Mechanismen diskutiert:

■ Homocystein wirkt möglicherweise toxisch auf die Gefäßinnenwände und ruft damit eine unmittelbare Schädigung hervor. Anders gesagt – es verursacht Risse und Läsionen, in denen sich Plaques (Ablagerungen) ansammeln und die Gefäße verstopfen können.

■ Homocystein könnte die Entwicklung von glatten Muskelzellen stimulieren, die für das Entstehen einer Atherosklerose eine ausschlaggebende Rolle spielen.

■ Homocystein könnte als thrombogene Substanz wirken, das heißt, die Bildung von Blutgerinnseln in Gang setzen, die dann die Arterien blockieren.

■ Überschüssiges Homocystein könnte freie Radikale freisetzen, die ihrerseits die Gefäßwände schädigen und damit den Weg für eine Atherosklerose ebnen. (Näheres dazu in einer schwedischen Studie in *Biochim-Biophys Acta*, 19. Oktober 1995, S. 6–12.)

■ Homocystein könnte die Oxidation von »schlechtem« LDL-Cholesterin durch das im Blut enthaltene Eisen begünstigen und damit zur frühzeitigen Entwicklung einer Atherosklerose beitragen. (*Free Radical Research,* Oktober 1994, S. 267–276.)

■ Hohe Homocysteinkonzentrationen könnten das Vorhandensein von allzuviel »schlechtem« LDL im Blut begünstigen. Das LDL wird von weißen Blutzellen (Makrophagen oder Freßzellen) »vertilgt«, und diese mit LDL gefüllten Zellen setzen sich dann als Plaque in den Gefäßwänden fest. (*Annals of Clinical Laboratories of Science,* November/Dezember 1993, S. 477–493.)

Einerlei, nach welchem Mechanismus das Geschehen abläuft – eine außer Kontrolle geratene Homocysteinproduktion stellt eine ernsthafte Bedrohung Ihres Kreislaufsystems dar.

Überdies kann ein Homocysteinüberschuß das Hauptproblem bei Neuralrohrdefekten sein. Seit Anfang der achtziger Jahre mehren sich die Hinweise darauf, daß Folsäuremangel die Entstehung von angeborenen Fehlbildungen wie Spina bifida begünstigen kann. (*Journal of the American Medical Association,* 6. Dezember 1995, S. 1698–1702; siehe auch Erläuterungen im vorangegangenen Kapitel.)

Nach wie vor bemühen sich die Wissenschaftler, den für das Entstehen dieser Defekte verantwortlichen Mechanismus aufzuspüren. Allmählich verstärkt sich die Vermutung, daß es sich dabei um

Wechselwirkungen zwischen den Aminosäuren Methionin und Homocystein handelt. Manche halten das Enzym Methionin-Synthase (Homocystein-Tetrahydrofolatmethyltransferase) für den Übeltäter, aber auch Homocystein selbst steht unter Verdacht. Denkbar wären folgende Möglichkeiten:

■ Die Fähigkeit von Homocystein zur Wechselwirkung mit Methionin könnte in einem kritischen Entwicklungsstadium des Fötus beeinträchtigt werden. (*Nutritional Review*, Juni 1995, S. 173–175.)

■ In einer niederländischen Studie aus dem Jahre 1995 gelangte man zu dem Schluß, daß Neuralrohrdefekte bei Neugeborenen auf einen Fehler im mütterlichen oder kindlichen Homocysteinstoffwechsel zurückzuführen sein könnten. (*American Journal of Obstetrics and Gynecology*, Mai 1995, S. 1436–1441.)

Neben koronarer Herzkrankheit und Geburtsfehlern wird eine Störung im Wirkmechanismus von Homocystein auch mit anderen Problemen in Verbindung gebracht. So berichteten beispielsweise 1996 norwegische Forscher der Universität Oslo im Rahmen einer Untersuchung von HIV-infizierten Patienten, daß erhöhte Homocysteinkonzentrationen möglicherweise zur Bildung von »reaktivem Sauerstoff« (freien Radikalen) beitragen. Die freien Radikale wiederum könnten den Verfall des körpereigenen Immunsystems beschleunigen. (*American Journal of Clinical Nutrition*, Februar 1996, S. 242–248.)

Ein übermäßig hoher Homocysteinspiegel wurde sogar mit mangelhaften kognitiven Fähigkeiten in Verbindung gebracht. Nach einem Bericht des Research Center on Aging der Tufts University aus dem Jahre 1996 beobachteten Forscher bei einer Gruppe älterer Menschen eine ausgeprägte Beziehung zwischen der verminderten Fähigkeit, nach Vorlage räumlich zu zeichnen, und hohen Homocysteinspiegeln. (*American Journal of Clinical Nutrition*, März 1996, S. 306–314).
Weitere, möglicherweise mit einer überhöhten Homocysteinproduktion verknüpfte Erkrankungen oder Störungen sind unter anderem:

■ Fortgeschrittene Nierenerkrankung. (*Atherosclerosis*, 7. April 1995, S. 93–103.)
■ Schizophrenie. (*Journal of Neural Transmissions and Genetics Section*, 1994, S. 143–152.)
■ Krebs. (*Annals of Clinical Laboratories of Science*, März/April 1994, S. 134–152.)
■ Vorzeitiges Altern. (*Journal of the American Medical Association*, 8. Dezember 1993, S. 2693–2698.)
■ Spontanabgänge und Fehlgeburten. (*Fertilization and Sterilization*, November 1993, S. 820–825.)

Ein überhöhter Homocysteinspiegel kann also im Organismus verheerende Zerstörungen anrichten. Damit stellt sich natürlich auch die Frage, was unter »hoch« und »niedrig« zu verstehen ist. Zwar befassen sich die Wissenschaftler nach wie vor mit der exakten Bedeutung der einzelnen Werte dieser Aminosäure im menschlichen Plasma, aber immerhin weiß man mittlerweile genug, um einen Status erstellen zu lassen.

Bestimmung der Homocysteinwerte

Homocysteinbestimmungen werden von den meisten Ärzten noch nicht routinemäßig vorgenommen. Die gesamte Thematik ist zu neu, sehr viele Labors sind für die Durchführung solcher Tests gar nicht ausgestattet. Ihr Arzt sollte jedoch wissen, wo man einen solchen Test vornehmen lassen kann. Zu diesem Zweck müssen die Blutproben oft an weit entfernte Orte verschickt werden, und dies ist teuer. Derzeit kostet ein Homocysteintest etwa DM 50,–.

Wie dem auch sei – über Bestimmungsmethode und Werte ist bislang folgendes bekannt: Homocystein wird in Mikromol pro Liter (μmol/l) gemessen. Der von vielen Laboratorien als »akzeptabel« oder »normal« bezeichnete Wert liegt allgemein im Bereich von 5 bis etwa 20 μmol/l.

Bedauerlicherweise ist dieser »Normalwert« neuesten Forschungsergebnissen zufolge keineswegs so normal. Nach der 1992 im *Journal of the American Medical Association* veröffentlichten Physicians' Health Study war bei Personen mit Plasmakonzentrationen über 15,8 μmol/l im Vergleich zu jenen mit niedrigeren Werten das Risiko eines Herzinfarktes dreimal höher. In der Mehrzahl der Untersuchungen setzen die Experten die Grenze für die »rote« oder Gefahrenzone bei 14 μmol/l an.

In einer anderen Studie beobachtete Dr. Paul Hopkins von der Cardiovascular Genetics Research Clinic der Universität von Utah (USA) bei Männern mit Homocysteinkonzentrationen von 19 μmol/l oder darüber eine um das Vierzehnfache höhere Wahrscheinlichkeit, an koronarer Herzkrankheit zu erkranken als Vergleichspersonen mit Homocysteinspiegeln von 9 μmol/l oder darunter. (*Internal Medicine News,* 1. November 1995, S. 7.)

Eine Fülle weiterer Untersuchungen deutet auf ein Faktum hin: Je niedriger der Homocysteinspiegel, desto besser. Mit jedem Anstieg scheint auch das Risiko einer Herz-Kreislauf-Erkrankung und vermutlich zahlreicher anderer, mit Homocystein in Zusammenhang stehender Krankheiten zu wachsen.

Angesichts dieser und anderer Studien würde ich – was die mögliche Gefährdung der Gesundheit durch Homocystein angeht – die Festsetzung folgender Risikobereiche vorschlagen:

- 5 μmol/l oder darunter
  – sehr geringes Risiko
- 6– 9 μmol/l – geringes Risiko
- 10–12 μmol/l – mäßiges Risiko
- 13–18 μmol/l – hohes Risiko
- 19 μmol/l und darüber
  – sehr hohes Risiko

Nehmen Sie nun einmal an, Ihr Homocysteinspiegel liege im höheren Bereich, und Sie fragen sich, was dagegen zu tun sei. Die Antwort darauf lautet kurz und bündig: Folsäuretherapie.

Einführung in die Folsäuretherapie

Nun ist der Augenblick gekommen, alle Teilchen zusammenzufügen – all die Informationen über Folsäure und Homocystein, sie mit praktischen Empfehlungen zu ergänzen und dann in Ihr individuelles medizinisches Vorsorgeprogramm einzufügen.

Zunächst aber einige grundlegende Regeln und wichtige Punkte, die Sie sich einprägen sollten:

■ Ich empfehle für *jedermann* eine tägliche Mindestzufuhr von 400 µg Folsäure. Jeder Mensch sollte wenigstens diesen Mindestbedarf durch Einnahme eines Folsäurepräparates decken und sich darüber hinaus gleichzeitig so folsäurereich wie möglich ernähren. (Siehe Nahrungsmittelliste in Kapitel 2.) Auf diese Weise ist die tägliche Mindestzufuhr gesichert, und Sie profitieren zusätzlich von der via Nahrungsmittel aufgenommenen Folsäure.

Warnung: Diese Mindestzufuhr ist für Frauen im gebärfähigen Alter ein absolutes Muß. Neuralrohrdefekte entwickeln sich kurz nach der Empfängnis, aber die meisten Schwangeren werden sich ihres Zustandes erst einige Wochen später bewußt. Und deshalb ist es für eine Frau im gebärfähigen Alter wichtig, ständig Folsäure zu nehmen und nicht das Risiko einer verspäteten Zufuhr einzugehen.

■ Für Mütter, die bereits ein Kind mit Neuralrohrdefekt erwartet oder ausgetragen haben, ist es ratsam, täglich 4 bis 5 *Milligramm* (= 4000 bis 5000 µg) Folsäure in Form eines Präparates zuzuführen.

Warnung: Derartig hohe Mengen Folsäure sollten aber ausnahmslos unter ärztlicher Kontrolle eingenommen werden. Üblicherweise beginnt die Zufuhr so hoher Dosen etwa vier Wochen vor der Empfängnis und wird über die ersten drei Schwangerschaftsmonate fortgeführt.

Soweit bekannt, zeitigt Folsäure in hoher Dosierung im allgemeinen keine toxischen Effekte. In ganz vereinzelten Fällen kann es jedoch zu allergischen Reaktionen kommen, wie beispielsweise Hautrötung (Erythem), Hautausschlag und Juckreiz, allgemeine Unpäßlichkeit und vielleicht sogar Atembeschwerden aufgrund einer Verkrampfung der Luftwege. Im Zweifelsfall sollten Sie unverzüglich einen Arzt aufsuchen.

Eine tägliche Folsäurezufuhr von über 1000 µg kann eine durch Fehlen des Intrinsic-Faktors bedingte perniziöse Anämie verschleiern. Fehlt dieser Faktor, kann Vitamin B_{12} nicht resorbiert werden, und deshalb sind bei manifester perniziöser Anämie unter Umständen regelmäßige B_{12}-Injektionen erforderlich. Wichtig zur Vorbeugung gegen diese Krankheit und zur Behandlung von Patienten mit latentem Vitaminmangel ist auch die orale Verabreichung von Vitamin B_{12}. In jedem Fall sollte Ihre tägliche Kost dieses Vitamin reichlich enthalten. (Eine Nennung von B_{12}-Lieferanten findet sich unter dem Stichwort »Vitamin B_{12}« in Teil II.)

Zu den Symptomen einer perniziösen Anämie zählen unter anderem Entzündungen der Zungenspitze, nervöse Beschwerden wie Stimmungsschwankungen und Reflexstörungen, Gedächtnis- und allgemeine körperliche Schwäche sowie Hautkribbeln. Bleibt die Krankheit unbehandelt, kann sich auf Dauer eine Nervenschädigung einstellen.

Mitbestimmend für meine Empfehlungen zur Folsäuretherapie waren noch weitere Aspekte:

■ Häufiger zu beobachten ist perniziöse Anämie im allgemeinen bei Männern und Frauen ab dem 50. Lebensjahr. Aus diesem Grunde empfiehlt es sich für Angehörige dieser Altersgruppe, neben der regelmäßigen Folsäurezufuhr täglich 500 µg Vitamin B_{12} einzunehmen.

■ Je 1000 µg Folsäure sollte man pro Tag etwa 200 µg Vitamin B_{12} zuführen. Probleme im Zusammenhang mit der zusätzlichen Aufnahme von Vitamin B_{12} wurden bislang nicht beobachtet, aber dennoch sollten Sie wegen der exakten Dosierung Ihren Arzt aufsuchen.

■ Was die Senkung des Homocystein-spiegels angeht, spielt auch der Mangel an Vitamin B_6 (Pyridoxin) eine Rolle. Aus diesem Grunde rate ich, täglich zumindest die RDA-Dosis von 2 mg dieses Vitamins aufzunehmen. Solange jemand nicht einer bestimmten Risikogruppe angehört, läßt sich dieser Tagesbedarf durch ein entsprechendes Präparat oder die Nahrung decken; allerdings kann Vitamin B_6 durch Kochen zerstört werden. Natürliche Lieferanten finden Sie unter dem Stichwort »Vitamin B_6« in Teil II.

Warnung: Bei überhöhten Gaben von Vitamin B_6 (um 100 mg) wurden Nervenschädigungen beobachtet.

Empfehlungen zur Folsäuretherapie

Die folgenden Empfehlungen zur täglichen Zufuhr von Folsäure, Vitamin B_6 und Vitamin B_{12} wurden unter Berücksichtigung der zuvor angeführten Aspekte zusammengestellt. Soweit nicht anders angegeben, sollten die Nährstoffe in Form von Präparaten eingenommen werden. Gleichzeitig sollte man aber auch für eine an diesen Vitaminen reiche Ernährung sorgen.

■ Männer und Frauen unter 50 Jahren mit Homocysteinspiegeln im unteren bis mittleren Risikobereich: 400 µg Folsäure pro Tag.
Anmerkung: Für Frauen im gebärfähigen Alter ist diese Dosis ein absolutes Muß.
Überdies empfiehlt sich für den genannten Personenkreis die tägliche Zufuhr von mindestens 200 µg Vitamin B_{12} und 2 mg Vitamin B_6. Bei Homocysteinkonzentrationen in den beiden untersten Risikobereichen kann der Tagesbedarf über die Nahrung gedeckt werden.
■ Männer und Frauen jeden Alters mit Homocysteinspiegeln im mittleren bis hohen Risikobereich: Pro Tag 800 bis 1000 µg Folsäure plus 500 bis 1000 µg Vitamin B_{12} plus 50 mg Vitamin B_6 in Form von Präparaten.
■ Männer und Frauen jeden Alters mit Homocysteinwerten im höchsten Risikobereich sollten den Arzt aufsuchen.

Aller Wahrscheinlichkeit nach sind für diesen Personenkreis höher dosierte Gaben von Folsäure, Vitamin B_6 und Vitamin B_{12} erforderlich.

■ Bei Frauen, die bereits ein Kind mit Neuralrohrdefekt erwartet beziehungsweise ausgetragen haben, sollte die tägliche, ärztlich überwachte Zufuhr von Folsäure im Bereich von 4000 bis 5000 µg liegen – ergänzt durch entsprechend höhere Gaben von Vitamin B_6 und Vitamin B_{12}. Wegen Ihres individuellen Bedarfes sollten Sie den Arzt befragen. Denken Sie auch daran, daß sich bei bestehendem Vitamin-B_{12}-Mangel durch die reichliche Zufuhr von Folsäure eine perniziöse Anämie entwickeln kann, wenn nicht gleichzeitig Vitamin B_{12} verabreicht wird.

■ Männer und Frauen im Alter von 50 Jahren und darüber, die sich mit ihrem Homocysteinspiegel in keinem der höheren Risikobereiche bewegen, sollten pro Tag 800 µg Folsäure, 500 µg Vitamin B_{12} und 50 mg Vitamin B_6 einnehmen.

Was die Entwicklung von koronarer Herzkrankheit angeht, ist ein hoher Homocysteinspiegel in etwa genauso gefährlich wie Rauchen. Bei Frauen erhöht sich die Homocysteinkonzentration während des Klimakteriums, aber in diesem Fall läßt sich durch östrogenähnliche Hormone und Medikamente Abhilfe schaffen, die den weiblichen Organismus gegen ein Zuviel an Homocystein abschirmen. Im übrigen steigen die Homocysteinspiegel mit zunehmendem Alter bei beiden Geschlechtern gleichermaßen an.

Wie bereits erwähnt, entsteht Homocystein bei der Aufspaltung der Aminosäure Methionin, die dem Körper via Fleisch und Milchprodukte zugeführt wird. Und deshalb leuchtet es durchaus ein, daß ein geringerer Verzehr von Fleisch und fettreichen Milchprodukten dazu beitragen kann, die körpereigene Homocysteinproduktion zu drosseln. Durch vernünftige Ernährung und Hormonpräparate kann man dem Anstieg des Homocysteinspiegels zwar entgegentreten, aber als wirkungsvollste Vorbeugungsmaßnahme gilt heute die Zufuhr von Folsäure. Es ist einer jener seltenen Fälle, in denen man das Heilmittel schon kennt, noch ehe die Krankheit in all ihren Einzelheiten geklärt ist. Alljährlich könnten in USA mindestens 13 500 Fälle von tödlich verlaufender koronarer Herzkrankheit durch die vermehrte Zufuhr von Folsäure und die damit verknüpfte Senkung des Homocysteinspiegels vermieden werden.

Ernährungstherapie in Kombination mit der Aufnahme von Folsäure und den verwandten B-Vitaminen kann Sie à la longue gegen koronare Herzkrankheit, Krebs und vielerlei andere Bedrohungen Ihrer Gesundheit abschirmen und Kinder davor bewahren, mit einem Defekt zur Welt zu kommen. Überdies steht Ihnen damit in Ihrem lebenslangen Kampf gegen freie Radikale ein weiterer antioxidativer Schutzmechanismus zur Verfügung. Zweifellos ist Folsäure aber nur ein Mitstreiter in der »Truppe« von Antioxidantien. Was sich auf dem Gebiet der Antioxidantientherapie in letzter Zeit getan hat, können Sie auf den folgenden Seiten nachlesen.

Kapitel 4

Die Antioxidantien-therapie

Seit der Veröffentlichung von *Die neuen Gesundmacher: Antioxidantien* im Jahre 1994 (BLV, München 1995) hat sich viel getan. Mittlerweile scheinen die meisten Menschen tatsächlich etwas von Antioxidantien gehört zu haben. Sie verbinden mit diesem Begriff die Vitamine E, C und Beta-Carotin und wissen, daß diese Nährstoffe ihren Organismus auf irgendeine Weise gegen den Ansturm von freien Radikalen abschirmen können. Seit jenen Tagen, als die Leute allein schon bei der Erwähnung des Wortes *Antioxidans* zumeist nur verständnislos schauten, sind wir einen Riesenschritt vorangekommen.

Dennoch – wann immer dieses Thema zur Sprache kommt, fühle ich mich verpflichtet, meine Patienten und Leser zunächst an einige grundlegende Fakten zu erinnern. Antioxidantien sind Nährstoffe, die freie Radikale abwehren – jene instabilen Sauerstoffmoleküle, die als Folge von Luftverschmutzung, psychischem Streß und einem Zuviel an sportlicher Aktivität, von Verletzungen und einer Fülle anderer Negativfaktoren unablässig unseren Organismus bombardieren. Werden diese freien Radikale nicht unschädlich gemacht, wächst das Risiko für über 50 Erkrankungen – unter anderem für Atherosklerose, Herzinfarkt, verschiedene Krebsformen und Katarakt (grauer Star) – erheblich.

Zur Abwehr freier Radikale bildet unser Körper eine Vielfalt von Antioxidantien, bedarf aber der Hilfe von außen in Form einer ausgewogenen Ernährung und der regelmäßigen Zufuhr von Ergänzungspräparaten. Die wichtigsten Antioxidantien, die via Nahrung und Präparate zugeführt werden können, sind Vitamin E und Vitamin C sowie Beta-Carotin, die Vorstufe zu Vitamin A.

Mittlerweile weiß man allerlei Neues über diese elementaren Antioxidantien zu berichten, aber meine bisherigen Empfehlungen in puncto Ernährungstherapie und Dosierung bleiben im wesentlichen unverändert.

Als Antioxidantien gewinnen derzeit andere Nährstoffe zunehmend an Bedeutung; darunter auch die in Kapitel 2 und 3 eingehend beschriebene Folsäure. Die Zufuhr dieses Vitamins in Form von Präparaten und eine folsäurereiche Ernährung halte ich für erforderlich. Andere Antioxidantien wie Selen und Coenzym Q10 üben möglicherweise einen positiven Einfluß aus, aber die Einnahme dieser beiden Substanzen liegt – was meine Empfehlungen angeht – nach wie vor in Ihrem Ermessen.

Weitere Erkenntnisse zu den Antioxidantien

In seinem Rechenschaftsbericht an die Nation sagte Präsident Richard Nixon am 22. Januar 1971 »dem Krebs den Kampf an«. Doch was dabei herauskam, ist alles andere als verheißungsvoll. In den 25 Jahren seit Nixons Kampfansage investierte das National Cancer Institute (Nationales Krebsinstitut) 29 Milliarden Dollar in das, was einige Kritiker als »medizinisches Vietnam« bezeichnen. Der Grund für derlei Kritik ist offenkundig: 1996 gab es etwa 550 000 Krebstote in Amerika – 215 000 mehr als 1971! Bis zum Jahr 2000 könnte die Krebshäufigkeit noch weiter steigen und koronare Herzkrankheit als Todesursache Nummer eins in den Vereinigten Staaten ablösen.

Die Hinweise für eine Zunahme der Krebshäufigkeit und das Fehlschlagen staatlicher Bemühungen, die Forschung und Vorsorge voranzutreiben, stammen aus unterschiedlichen Quellen. In einer vom Büro des stellvertretenden Gesundheitsministers durchgeführten Studie berichtete Dr. Devra Davis, daß unter der weißen Bevölkerung der Vereinigten Staaten im Zeitraum von 1973 bis 1987 die Anzahl der Todesfälle durch koronare Herzkrankheit gesunken, die der Krebstoten hingegen gestiegen sei. Nach entsprechenden Abgleichungen in bezug auf Alter und Geschlecht konnte sie nachweisen, daß es im Vergleich zu den Amerikanern, die zwischen 1888 und 1897 geboren wurden, heute wesentlich mehr Krebstote gibt. Überdies haben die Krebserkrankungen, die ursächlich nicht mit dem Rauchen in Zusammenhang stehen, gegenüber der Vergangenheit um mehr als das Zweifache zugenommen. (*JAMA*, 9. Februar 1994, S. 431–437.)

Eine andere Studie befaßte sich mit der im Laufe der letzten 20 Jahre rückläufigen Spermienzahl in der Samenflüssigkeit zeugungsfähiger Männer in Paris. Im Jahre 1973 betrug die Spermienzahl bei gesunden, zeugungsfähigen Männern 89 Millionen pro Milliliter. 1992 war diese Zahl auf 60 Millionen pro Milliliter abgesunken – ein Ergebnis, daß sich Richtung Zeugungsunfähigkeit bewegt. (Im allgemeinen gilt: 60 Millionen = normal; unter 20 Millionen = zeugungsunfähig.) Setzt sich dieser Trend fort, dürfte in etwa 40 Jahren Zeugungsunfähigkeit in Paris und vielleicht andernorts zum echten Problem werden. (*New England Journal of Medicine,* 2. Februar 1995, S. 281–285.)

In beiden Untersuchungen deutet zweifellos manches darauf hin, daß diese

Probleme in Veränderungen unserer Umwelt wurzeln. Als Ursache durchaus denkbar wäre beispielsweise eine durch Umweltverschmutzung hervorgerufene Schädigung des von uns eingeatmeten Sauerstoffs. Eine solche Schädigung würde zu einer starken Vermehrung von freien Radikalen – instabilen, zerstörerischen Sauerstoffmolekülen – in unserem Organismus führen.

Doch wie läßt sich feststellen, ob die freien Radikale in unserem Körper überhandnehmen? Seit der Veröffentlichung von *Die neuen Gesundmacher: Antioxidantien* ist die Technologie eine gutes Stück vorangekommen und erlaubt heute einen exakteren Nachweis der Aktivität von freien Radikalen im Organismus. Früher galten die sogenannten »TBARS« (im Blut nachweisbare, durch oxidative Prozesse entstehende und auf Thiobarbitursäure reagierende Rückstände) als Indikator für das im Vorfeld einer Atherosklerose von freien Radikalen in den Blutgefäßen angerichtete Zerstörungswerk. Doch die Ergebnisse waren weder zuverlässig noch eindeutig. Mit der Bestimmung der F2-Isoprostane steht heute eine zuverlässigere Methode zum Nachweis oxidativer Schädigungen zur Verfügung.

Zur Ermittlung der Aktivität von freien Radikalen untersuchte Dr. Jason Morrow von der Vanderbilt University in Nashville (Tennessee) die F2-Isoprostan-Konzentrationen bei Rauchern und Nichtrauchern. Die Raucher wiesen merklich höhere Spiegel auf – eine Tatsache, durch die Morrow zu dem Schluß gelangte, daß einige mit Zigarettenrauchen in Zusammenhang stehende Er-krankungen, wie beispielsweise koronare Herzkrankheit und Lungenkrebs, unter Umständen unmittelbar mit der Aktivität von freien Radikalen verknüpft seien. (*New England Journal of Medicine*, 4. Mai 1995, S. 1198–1203.)

Eine Bemerkung am Rande: Sollten sich Morrows Schlußfolgerungen als richtig erweisen, ließen sich die schädlichen Auswirkungen des Rauchens möglicherweise bis zu einem gewissen Grad durch vermehrte Zufuhr von Antioxidantien via Nahrung und Zusatzpräparate in Grenzen halten.

Zur näheren Erforschung der Auswirkungen des Rauchens und des Schutzeffektes von Antioxidantien überprüften Wissenschaftler der Universität Freiburg die Durchblutung der Unterarme von Rauchern und Nichtrauchern. Sie führten bei den Rauchern und der Nichtraucher-Kontrollgruppe in die den Unterarm versorgende Arterie via Infusion zunächst ein gefäßerweiterndes Mittel, dann hochdosiertes Vitamin C ein. Was die Ergebnisse angeht, so zeigte sich bei den Probanden der Kontrollgruppe keinerlei Veränderung. Bei den Rauchern hingegen war eine deutliche Verbesserung der Unterarmdurchblutung zu beobachten. (*Circulation*, 1. Juli 1996, S. 6–9.) Dieser Befund stützt die Annahme, daß bei Gewohnheitsrauchern freie Radikale teilweise verantwortlich für bestimmte Gefäßveränderungen sind, die vermehrt zu Herz-Kreislauf-Problemen wie Herzinfarkt und Schlaganfall führen. Die Möglichkeit, durch Einsatz von Antioxidantien derlei Krankheiten in Schach zu halten, liegt also durchaus nahe.

Optimal – Obst und Gemüse

Im Rahmen der Antioxidantienforschung wird zunehmend deutlicher, daß die tägliche Kost der optimale Lieferant für diese »Radikalenfänger« ist. Begründen läßt sich dies in erster Linie durch das vielfältige, für die Wissenschaftler derzeit oftmals noch nicht durchschaubare Zusammenspiel verschiedener Vitamine, Mineral- und anderer Nährstoffe. Anstatt vorwiegend auf Pillen und Kapseln zu vertrauen, die zum Teil nur ein Vitamin oder einen Mineralstoff enthalten, tut man besser daran, sich an das reiche Angebot der Natur zu halten.

Natürlich sind der Aufnahme von Antioxidantien über die tägliche Kost gewisse Grenzen gesetzt. Ergänzungspräparate dürften in einem abgerundeten Ernährungsprogramm höchstwahrscheinlich immer ihren Platz haben, insbesondere soweit es um die ausreichende Zufuhr von Vitamin E und sogar von Vitamin C geht. Doch je mehr Sie von diesen Nährstoffen über Ihre Nahrung aufnehmen, desto besser.

So wurde beispielsweise nachgewiesen, daß bei der Vorbeugung gegen Schlaganfall Obst und Gemüse bei Männern einen Schutzeffekt ausüben. Im Rahmen der berühmten Framingham-Studie begleitete Dr. Matthew Gillman über 20 Jahre 832 Männer im Alter von 45 bis 65 Jahren, die alle zu Beginn des Projektes keinerlei Herz-Kreislauf-Erkrankungen aufwiesen. Zweck dieser Studie war die kritische Beurteilung der bekannten Beobachtung, daß Länder mit hohem Obst- und Gemüsekonsum eine niedrige Schlaganfallhäufigkeit aufweisen.

Nach Abschluß seiner Untersuchung stellte Gillman fest, daß mit jeweils drei zusätzlichen Portionen Obst oder Gemüse pro Tag das Schlaganfallrisiko um 22 Prozent zurückging. Anders gesagt – »drei zusätzliche Obst- oder Gemüseportionen können sich zum Schutz vor Schlaganfall lohnen!« (*JAMA*, 12. April 1995, S. 1113-1117.)

In einem Interview im *Journal of the American Medical Association* faßte Dr. Bruce Ames, Professor für Biochemie und Molekularbiologie und Direktor des National Institute of Environmental Health Sciences Center an der Universität von Kalifornien in Berkeley, die Situation so zusammen:

> Der Verzehr von Obst und Gemüse ist der Gesundheit überaus zuträglich. Leute, die kaum Obst und Gemüse essen, erkranken zweimal häufiger an Krebs unterschiedlichster Formen als jene, die sich mit ihrem Verzehr im oberen Bereich des täglich notwendigen Quantums bewegen und jeden Tag zwei Portionen Obst- und drei Portionen Gemüse essen. ... Herzerkrankungen und grauer Star treten bei Personen, die nicht genügend Obst und Gemüse essen, weit häufiger auf. Meiner Meinung nach lassen sich alle mit dem Alterungsprozeß verknüpften degenerativen Erkrankungen durch eine vernünftige Ernährung auf ein Mindestmaß begrenzen. ...
> Derzeit wissen wir noch nicht genau, wie viele der in Nahrungsmitteln enthaltenen Verbindungen antioxidativ wirken oder welche Nahrungsmittel den höchsten Anteil solcher Verbindungen besitzen. Mit der Zeit werden wir dahinterkom-

men. Und deshalb vertritt so mancher die Ansicht, man solle nicht einfach nur Vitaminpräparate nehmen ohne gleichzeitig auch Obst und Gemüse zu essen. (*JAMA*, 12. April 1995, S. 1077– 1078.)

Diese Expertenmeinung unterstreicht erneut, wie wichtig es ist, Antioxidantien soweit wie irgend möglich aus Nahrungsquellen zu beziehen. Wie Dr. Ames anmerkt, befinden wir uns – was den Einfluß spezifischer Nährstoffe auf die menschliche Gesundheit angeht – noch in einem relativ frühen Stadium der Forschung. Zunehmend häufiger deuten die Ergebnisse wissenschaftlicher Untersuchungen darauf hin, daß es wesentlich günstiger ist, Obst und Gemüse, wie etwa Zitrusfrüchte, Kohlgemüse und Rüben, »in natura« zu verzehren, als sie in nur winzigen »Stückchen« zu schlucken, die in einem bestimmten Vitamin- oder Mineralstoffpräparat enthalten sind. Am wertvollsten für die Gesundheit scheint das gebündelte »Nährstoffpaket« eines Nahrungsmittels zu sein.

Diese Ratschläge beziehen sich mehr auf Vitamin C und Beta-Carotin als auf Vitamin E. Viele Menschen essen täglich mindestens fünf bis sieben Portionen Obst und Gemüse und können so ihren Bedarf an Vitamin C und Beta-Carotin durchaus decken. Schaffen Sie dies nicht, sollten Sie sich aber keine Gedanken machen; das Defizit in der Mindestzufuhr läßt sich durch Ergänzungspräparate ausgleichen. Damit stellen Sie auch die Versorgung Ihres Organismus mit den von mir empfohlenen Mindestmengen dieser beiden Vitamine sicher.

Was aber Vitamin E angeht, ist es schlichtweg unmöglich, den täglichen Mindestbedarf von 400 I.E. (Internationale Einheiten) über die Nahrung zu decken. Anders gesagt – diese 400 I.E. Vitamin E sollten Sie in Form eines Präparates einnehmen.

Vitamin E – das Bollwerk gegen freie Radikale

Zunehmend mehr spricht dafür, Vitamin E zum Eckpfeiler eines Antioxidantien-Therapieplanes zu machen.

In einem Interview in *Runner's World* (März 1996, S.22) bewertete Dr. Barry Halliwell, der weltweit bekannte Experte auf dem Gebiet der Antioxidantienforschung, Vitamin E als das Antioxidans mit den »vielversprechendsten Aussichten«.

Zahlreiche Befunde stützen Halliwells Feststellung. So berichteten beispielsweise Wissenschaftler des Northwick Park Hospitals in London im britischen medizinischen Journal *Lancet* (30. März 1996), daß die tägliche Verabreichung von Vitamin E an Patienten mit angegriffenem Herzen die Häufigkeit von Herzinfarkten um 75 Prozent senken kann. Die positive Wirkung dieser Vitamin-E-Therapie zur Herabsetzung des Risikos für einen nicht tödlich verlaufenden Herzinfarkt zeigte sich nach 200 Tagen Behandlungsdauer und ließ deutlich erkennen, wie wichtig der kumulative Effekt von Vitamin E ist.

Selbst Dr. Nigel Brown, den Leiter der Untersuchung, überraschten diese Befunde. »Über die Tragweite dieses Ergebnisses waren wir erstaunt«, meinte er, »aber offensichtlich gibt es daran nichts zu rütteln.« (*Palm Beach Post*, 26. März 1996, S. 6A.)

Die Resultate weiterer Untersuchungen aus jüngster Zeit untermauerten die bedeutsame Rolle von Vitamin E für den Schutz des Herz-Kreislauf-Systems:

■ Nach Aussagen von Wissenschaftlern der Universität von Südkalifornien hemmt die tägliche Gabe von 100 I.E. Vitamin E oder mehr das Fortschreiten von Schädigungen der Herzkranzgefäße. In anderen Worten – Vitamin E kann tatsächlich die für Atherosklerose typische Verengung der Arterien verlangsamen. (*Journal of the American Medical Association*, 21. Juni 1995, S. 1849–1854.)

■ Durch die tägliche Einnahme von 900 I.E. Vitamin E über einen Zeitraum von vier Monaten sank der Spiegel des »schlechten« LDL-Cholesterins bei 30 älteren, korpulenten Männern und Frauen mit stabiler Angina pectoris (von Herzbeschwerden herrührende Brustschmerzen). Überdies lieferte diese Studie auch den indirekten Nachweis einer mit der Vitamin-E-Therapie einhergehenden Abschwächung der LDL-Oxidation (Schädigung des LDL-Cholesterins durch freie Radikale). (Bericht im *American Journal of Clinical Nutrition*; wiedergegeben in *Nutrition & the M.D.*, Juli 1995, S. 8.)

■ Im Rahmen zweier einschlägiger Langzeitstudien der Harvard School of Public Health, in die Tausende von Frauen und Männern einbezogen waren, stellten Forscher fest, daß sich durch die tägliche Mindestzufuhr von 100 I.E. Vitamin E über einen Zeitraum von wenigstens zwei Jahren das Risiko einer koronaren Herzkrankheit bei beiden Geschlechtern gleichermaßen verringerte. (*New England Journal of Medicine*, 20. Mai 1993, S. 1444–1456.)

Nach den Ergebnissen weiterer neuerer Untersuchungen bilden die günstigen Auswirkungen von Vitamin E auf das Herz-Kreislauf-System gewissermaßen erst den Anfang der Geschichte.

Einem Bericht in *Mutation Research* aus dem Jahre 1995 zufolge beobachteten Forscher bei Personen, die kein Ergänzungspräparat einnahmen, 24 Stunden nach Beendigung sportlicher Aktivität eine beachtliche Ausweitung intrazellulärer DNS-Schädigungen. Probanden hingegen, die dreimal 800 I.E. Vitamin E einnahmen – 12 beziehungsweise 2 Stunden vor Trainingsbeginn und erneut 22 Stunden nach Trainingsende –, wiesen ein geringeres Ausmaß an Brüchen von DNS-Strängen auf.

Verabreichte man diesen Personen vierzehn Tage lang 1200 I.E. Vitamin E vor dem Training, fiel die DNS-Schädigung noch geringer aus. Tatsächlich zeigte sich bei vier von fünf Probanden aufgrund der Einnahme von Vitamin-E-Präparaten gar kein DNS-Schaden im Anschluß an das Leistungstraining. *Anmerkung:* DNS- und andere Zellschädigungen werden mit verschiedenen Krebsformen in Verbindung gebracht.

Wie steht es nun aber um die für einen optimalen Effekt erforderliche Dosierung von Vitamin E? Wie aus den zuvor angeführten Studien hervorgeht, zeigt schon eine geringe Tagesdosis von

100 I.E. bemerkenswerte Resultate. Dennoch neige ich dazu, Dr. Ishwarlal Jialal zuzustimmen, der 1995 eine Untersuchung am Southwestern Medical Center der Universität von Texas in Dallas leitete. Er beobachtete einen Rückgang der Konzentrationen von oxidiertem LDL ab einer Tagesdosis von 400 I.E. Aus diesem Grunde halte ich 400 I.E. Vitamin E für das tägliche Minimum. Noch höhere Dosen empfehlen sich für Leistungs- und Hochleistungssportler, für Personen mit über 95 kg Körpergewicht sowie für Angehörige von Hochrisikogruppen.

Trotz des Bekanntheitsgrades, den Vitamin E mittlerweile erlangt hat, sollte man keinesfalls übersehen, daß zu einem Antioxidantienprogramm noch andere Mitwirkende gehören – nämlich Vitamin C und Beta-Carotin. Ich betone dies trotz der Skepsis, die man diesen beiden Nährstoffen seit geraumer Zeit entgegenbringt, und der Kontroversen, die sich am Thema Vitamin-C- und Beta-Carotin-Zufuhr entzündet haben.

Die Rehabilitierung von Beta-Carotin

Die Befunde mehrerer Untersuchungen über die Aufnahme von Beta-Carotin aus der Nahrung offenbarten eine *umgekehrte* Beziehung zwischen Zufuhr dieses Vitamins und Herz-Kreislauf-Erkrankungen. Das heißt – je höher die Beta-Carotin-Aufnahme, desto geringer die Gefahren für Herz und Kreislauf. (Einigen Studien zufolge kann aber Rauchen diesen Vorzug zunichte machen.)

Bestätigt wurden die positiven Auswirkungen von Beta-Carotin auf das Herz-Kreislauf-System auch durch den unter der Bezeichnung »Coronary Primary Prevention Trial (LUC-CPPT)« bekannten Versuch. Dexter Morris und Kollegen befaßten sich mit 1899 Männern im Alter zwischen 40 und 59 Jahren, die in den vorangegangen 13 Jahren weder an koronarer Herzkrankheit noch an Krebs oder einer anderen schweren Erkrankung gelitten hatten. Die Probanden mit höheren Gesamtserumkonzentrationen von Beta-Carotin wiesen ein *vermindertes* Risiko für koronare Herzkrankheit auf. Ausgeprägter war dieses positive Bild wiederum bei jenen, die niemals geraucht hatten.

Die Abschwächung der Gefahr für Herz-Kreislauf-Erkrankungen ist nicht der einzige nachgewiesene Vorzug von Beta-Carotin. Hauptursache für die Erblindung von über 65jährigen ist eine Makuladegeneration. Dr. Johanna Seddon und Kollegen verglichen 356 Betroffene mit fortgeschrittener Makuladegeneration mit 520 Kontrollpersonen und stellten fest, daß eine vermehrte Zufuhr von Carotinoiden aus der Nahrung eindeutig mit einem geringeren Risiko für diese Erkrankung verknüpft war. Zu den spezifischen Carotinoiden zählten unter anderem Lutein und Zeaxanthin, die vorwiegend in dunkelgrünem Blatt- und Kohlgemüse vorkommen. (*JAMA*, 9. November 1994, S. 1413–1420.)

Nach der Veröffentlichung mehrerer Studien, darunter auch eines Berichtes über finnische Raucher aus dem Jahre 1994 und einer unter der Bezeichnung »Beta-Carotene and Retinol Efficacy Trial

41

(CARET)« bekannt gewordenen Untersuchung, geriet Beta-Carotin in der allgemeinen Presse unter Beschuß. Diesen Berichten zufolge trat Lungenkrebs bei Rauchern, die Beta-Carotin einnahmen, sogar noch häufiger auf. Nähere Einzelheiten zu diesen und anderen einschlägigen Berichten finden Sie unter »Vitamin A« in Teil II dieses Buches.

Aus mehreren Gründen stehen die negativen Schlußfolgerungen in bezug auf Beta-Carotin auf wackeligen Beinen. Erstens befassen sich die zu den stärksten Vorbehalten gegen Beta-Carotin führenden Studien ausschließlich mit Hochrisikopatienten – nämlich mit Zigarettenrauchern.

Zum zweiten war der Zuwachs an den mit Beta-Carotin in Verbindung gebrachten Todesfällen »statistisch nicht signifikant«. Im Klartext heißt dies, daß es umfangreicherer Studien mit einem breiter gestreuten Bevölkerungs-Sample bedarf, um zu endgültigen Schlußfolgerungen zu gelangen.

Und drittens ist ausreichend dokumentiert, daß Personen mit hohen Beta-Carotin-Spiegeln im Hinblick auf Todesursachen gleich welcher Art am wenigsten gefährdet sind. Das Problem besteht darin, daß bei Einnahme von Beta-Carotin in Form eines Präparates der Nährstoffspiegel im Blut nicht immer steigt – möglicherweise aufgrund von Resorptionsstörungen. Dies würde auch erklären, weshalb sich der günstige Effekt von Beta-Carotin bei Zigarettenrauchern unter Umständen nicht einstellt. Genauer gesagt – möglicherweise haben Raucher besondere Probleme mit der Resorption.

Im Rahmen eines einschlägigen Projektes beobachteten Dr. Charles Hennekens und Kollegen von der Harvard Medical School 12 Jahre lang 22 071 Ärzte; Zweck der Langzeitstudie war es, den günstigen oder schädlichen Auswirkungen von Beta-Carotin auf die Spur zu kommen. Zu Beginn der Untersuchung befanden sich unter den freiwilligen, zwischen 40 und 84 Jahre alten Probanden 11 Prozent aktive und 39 Prozent ehemalige Raucher. Die Teilnehmer erhielten täglich entweder ein Placebo oder 50 mg (80 000 I.E.) Beta-Carotin.

Das Resultat ergab folgendes: Die Einnahme eines Beta-Carotin-Präparates wirkte sich – was die Häufigkeit von Krebs und Herzerkrankungen oder die Zahl der Todesfälle gleich welcher Ursache angeht – bei Rauchern und Nichtrauchern gleichermaßen weder günstig noch nachteilig aus. (*New England Journal of Medicine*, 2. Mai 1996, S. 1145–1149.)

In dieser überaus bedeutsamen, gewissenhaft überwachten Studie erwiesen sich Beta-Carotin-Präparate offenkundig als wenig hilfreich; aber gewiß richteten sie auch keinen Schaden an. Möglicherweise ist die für derlei Versuche veranschlagte Zeit oftmals zu knapp bemessen, und es dauert etwas länger, bis sich die Auswirkungen von Beta-Carotin auf den Organismus zeigen.

In einer am 6. März 1996 im *Journal of the American Medical Association* (S. 669–703) veröffentlichten Untersuchung beispielsweise stellten Forscher fest, daß sich durch die tägliche Gabe von 80 000 I.E. Beta-Carotin in Form eines Präparates über einen Zeitraum von durchschnittlich 4,3 Jahren die Zahl der Todesfälle durch Herz-Kreislauf-Erkrankungen, Krebs oder andere Krankheiten nicht verringerte. Aber bei den Personen unter den insgesamt in die Studie einbezogenen 1188 Männern und 532 Frauen, die zu Beginn des Versuches überdurchschnittlich hohe Beta-Carotin-Plasmakonzentrationen aufgewiesen hatten, lag die allgemeine Sterblichkeitsrate im Vergleich zu den übrigen Probanden um 40 Prozent niedriger. Anders gesagt: Diese Probanden mit der höheren Lebenserwartung hatten schon über einen längeren Zeitraum höhere Beta-Carotin-Spiegel – ein Zeitraum also, der über die 4,3jährige Dauer der Studie wohl weit hinausging.

Meine derzeitige Position zum Thema Beta-Carotin sieht so aus:

■ Wenig gefährdeten Patienten (beispielsweise Nichtrauchern) von einer Beta-Carotin-Einnahme abzuraten, ist derzeit nicht gerechtfertigt, nachdem zahlreiche Untersuchungen nach wie vor positive Auswirkungen aufzeigen.

■ Alkoholiker beziehungsweise starke Trinker sollten niemals Beta-Carotin einnehmen. Wenn Sie nur wenig oder maßvoll trinken, sollten zwischen Beta-Carotin-Einnahme und Alkoholgenuß mindestens vier Stunden vergehen.

■ Im allgemeinen bezieht man Beta-Carotin und andere Carotinoide am besten in ihrer natürlichen Form über die Nahrung. Fünf bis sieben Portionen Obst und Gemüse pro Tag haben sich als wirksame Abschirmung gegen Schlaganfall, Krebs und Herz-Kreislauf-Erkrankungen erwiesen.

Die Diskussion um Vitamin C – ein Sturm im Wasserglas?

Im Rahmen einer am 16. April 1996 in *The Proceedings of the National Academy of Sciences* veröffentlichten Studie gelangten Wissenschaftler der National Institutes of Health (NIH) zu dem Ergebnis, daß die tägliche Zufuhr von mehr als 400 mg Vitamin C offenkundig nichts bringt. Des weiteren meinten sie, Tagesdosen von 1000 mg und darüber könnten der Gesundheit möglicherweise sogar schaden.

Nach Ansicht dieser Forscher dürfte sich die optimale Tagesdosis von Vitamin C um 200 mg bewegen – eine Empfehlung, die nicht nur im Gegensatz zu dem weit geringeren RDA-Wert von 60 mg steht, sondern auch zu den wesentlich höheren Dosen von 500 mg und mehr, die viele Ärzte, Wissenschaftler und auch ich befürworten.

Mit Blick auf diese Studie weisen manche Wissenschaftler darauf hin, daß Gaben von über 400 mg pro Tag nicht ohne weiteres resorbiert werden. In den meisten Fällen – so argumentieren sie – sind Körperzellen und Blut durch höhere Dosen rasch gesättigt, der Überschuß an diesem wasserlöslichen Vitamin wird mit dem Harn ausgeschieden.

Manche befürchten auch eine durch ein Zuviel an Vitamin C begünstigte Bildung von Nierensteinen oder eine Überlastung des Organismus mit Eisen. Aber in all den Jahrzehnten meines Umganges mit Tausenden von Patienten, die Vitamin C in hohen Dosen einnehmen, wurde ich mit keinem einzigen Fall von Nierensteinen konfrontiert und stieß auch in der Fachliteratur auf keine einschlägigen Studien.

Im Zusammenhang mit der NIH-Studie beschäftigen mich einige Fragen. Die Untersuchungen konzentrierten sich zunächst einmal auf Vitamin C in Form von Präparaten und nicht auf den natürlichen, in der Nahrung enthaltenen Nährstoff. Meiner Ansicht nach sollte man aber Vitamin C vorwiegend oder ausschließlich über die tägliche Kost beziehen.

Zum zweiten wurden in dieser Studie die Auswirkungen einer oftmals mit intensiver körperlicher Aktivität oder Streß einhergehenden starken Schweißabsonderung nicht berücksichtigt. Je mehr Körperflüssigkeit und chemische Substanzen durch die Tätigkeit der Schweißdrüsen verlorengehen, desto größer ist der Nachschubbedarf an Antioxidantien einschließlich Vitamin C.

Und drittens fand auch das bekannte, bei Zigarettenrauchern üblicherweise zu beobachtende Vitamin-C-Defizit keine Berücksichtigung. Vitamine und andere Substanzen wirken aber oftmals synergistisch oder beeinflussen einander wechselseitig, und deshalb sollte man im Rahmen jeder Studie, die sich mit den positiven oder negativen Effekten von Vitamin-Zusatzpräparaten befaßt, zunächst derlei Defizite ausgleichen.

Im übrigen dürfte auch ein höheres Körpergewicht den Vitaminbedarf beeinflussen. Personen mit über 95 kg Körpergewicht habe ich bisher wegen ihres zumeist höheren Nährstoffbedarfs zur vermehrten Zufuhr aller Antioxidantien geraten – eine Empfehlung, bei der ich nach wie vor bleibe.

Coenzym Q10 und Selen

Die Forschung liefert zunehmend überzeugendere Argumente für den Einsatz von Coenzym Q10, das mit der Vorbeugung gegen mehrere, mit oxidativem Streß verknüpfte Erkrankungen in Zusammenhang gebracht wird. Günstig bemerkbar macht sich Q10 unter anderem beim Schutz des Herzmuskelgewebes nach einem Herzinfarkt, bei der Vorbeugung und/oder Behandlung von Bluthochdruck, Stauungsinsuffizienz und Herzarrhythmien sowie bei der Rückbildung von Brustkrebs und dem Heilungsprozeß bei Zahnfleisch- und Zahnbettentzündungen (Parodontitis).

Nähere Einzelheiten zum Thema Coenzym Q10 (Ubichinon) finden Sie unter dem gleichnamigen Stichwort in Teil II. An dieser Stelle nur soviel: Bei der Aufnahme von Q10 bis zu 300 mg täglich waren keine negativen Auswirkungen zu beobachten. Die Einnahme von Q10 im Rahmen Ihres individuellen Antioxidantienprogramms liegt in Ihrem eigenen Ermessen; ich selbst sehe von einer Empfehlung ab.

Selen, ein Mineralstoff, scheint eine antioxidative Wirkung zu besitzen, insbesondere beim Schutz von LDL gegen Oxidation und bei der Vorbeugung gegen einige Krebsformen. Angesichts der recht unterschiedlichen Forschungsberichte stelle ich die Einnahme von Selen nach wie vor in Ihr Ermessen. Auf alle Fälle aber sollten Sie die Tagesdosis auf maximal dreimal 50 *Mikrogramm* begrenzen und auch wissen, daß sich bei einer täglichen Einnahme von etwa 400 µg und darüber toxische Erscheinungen einstellen können. (Die RDA-Tagesdosis beträgt 70 µg für Männer und 55 µg für Frauen.) Nähere Einzelheiten finden Sie unter dem Stichwort »Selen« in Teil II dieses Buches.

Ein warnendes Wort an die Leistungssportler

Nach übereinstimmender Meinung spielen freie Radikale bei Schädigungen der Skelettmuskulatur, zu denen es nach oder in Verbindung mit kraftraubender sportlicher Aktivität kommt, eine gewichtige Rolle. Einschlägigen Hinweisen in der wissenschaftlichen Literatur zufolge können via Nahrung oder Ergänzungspräparate zugeführte Antioxidantien so manche dieser negativen Auswirkungen aufheben oder abschwächen.

Körpereigene, also im Organismus gebildete (endogene) Antioxidantien üben gleichfalls eine Schutzfunktion aus. Bei durchtrainierten Athleten nimmt die Aktivität endogener Antioxidantien merklich zu und trägt dazu bei, den durch freie Radikale angerichteten, als »oxidativen Streß« bezeichneten Schaden in Grenzen zu halten. Zumindest was den Ansturm freier Radikale angeht, befinden sich durchtrainierte Personen oder solche, die gut in Form sind, untrainierten Mitmenschen gegenüber im Vorteil. Nach einer Studie der Mahidol-Universität in Thailand kann regelmäßige körperliche Betätigung den natürlichen Abwehrmechanismus gegen den oxidativen Streß eines Zuviels an sportlicher Aktivität sogar stärken. Die Probanden radelten bei 70 Prozent ihrer Maximallei-stung eine Stunde auf dem Heimtrainer. Eine Gruppe war an eine relativ bewegungsarme Lebensweise gewöhnt, die zweite bestand aus trainierten Läufern.

Die Forscher registrierten einen Anstieg von sauerstoffhaltigen freien Radikalen im Blut der untrainierten Probanden, aber unveränderte Konzentrationen bei den Läufern. Sie gelangten zu dem Schluß, daß die Gewöhnung des Organismus an ein regelmäßiges Training die Läufer gegen mögliche muskelschädigende Reaktionen abschirmt. (*Japanese Journal of Physical Fitness and Sports Medicine*, 1996, Vol 45, S. 63–70.)

Gibt es einen Punkt, an dem sportliche Aktivität den Nutzen wieder schmälert? Mehrere Jahre lang befaßten sich meine Kollegen am Cooper-Aerobics-Center und ich selbst mit den Auswirkungen von Hochleistungssport. Um eventuellen Schädigungen auf die Spur zu kommen, untersuchten wir Blut- und Harnproben auf Hinweise für oxidativen Streß. Zuverlässigster Indikator für die Aktivität von freien Radikalen ist die Quantifizierung des Abbaus beziehungsweise der Auflösung von Erythrozyten (Hämolyse). Und optimal für den Nachweis der Lipidperoxidation – des Oxidationsprozesses von LDL und ersten Schrittes auf dem Weg zu einer Atherosklerose – ist die Bestimmung der F2-Isoprostane. Überdies testeten wir den Harn auf eine DNS-Schädigung, die am Anfang einer Krebserkrankung stehen kann.

Unsere Untersuchungen zeigen eindeutig, daß fast jede Person, die sechs Wochen oder länger keinerlei Vitaminpräparate einnimmt, gegen oxidativen

Streß nicht mehr geschützt ist. Aber eine maßvolle Zufuhr von Vitamin C, E oder Beta-Carotin in Form von Präparaten genügt, um diesen Schutzmechanismus innerhalb von nur sechs Wochen wieder aufzubauen. Angesichts dieser Befunde rate ich von einem Leistungstraining nicht grundsätzlich ab. Aber eigens dazu ermuntern kann ich nur, wenn der Betreffende pro Tag mindestens folgenden *Antioxidantien-Cocktail* einnimmt:

1 000 mg Vitamin C (zweimal 500 mg)
400 I.E. Vitamin E
50 000 I.E. Beta-Carotin (zweimal
25 000 I.E.)

Einzeln oder gemeinsam scheinen diese Vitamine bei der Eindämmung oxidativer Schädigungen sehr hilfreich zu sein. Zunehmend gestützt wird die Zufuhr von antioxidativen Präparaten auch durch wissenschaftliche Erkenntnisse. Nach den Ergebnissen einer Studie wiesen Läufer, die täglich Vitamin C (250 mg), Vitamin E (1148 mg α-Tocopherol-Äquivalente [D-α-Tocopherol]) und Beta-Carotin (7,5 mg/12 500 I.E.) in Form von Präparaten einnahmen, wesentlich weniger Anzeichen einer Schädigung durch freie Radikale auf als vor Beginn der regelmäßigen Vitaminzufuhr. (*Journal of Applied Physiology,* 1993, Vol 74, S. 905–909.)

Was das Zusammentragen wissenschaftlicher Daten über die Gefahren von Hochleistungs- und Leistungssport und den Nutzen antioxidativer Präparate angeht, befinden wir uns noch am Anfang des Weges. Doch nach und nach fügen sich Fakten und Beweise zu einem überzeugenden Bild zusammen.

1994 veröffentlichte das *American Journal of Epidemiology* einen Bericht über den Zusammenhang zwischen Sport und Brustkrebs; Grundlage war die berühmte Framingham Heart Study, in die über 2000 Frauen einbezogen waren. Nach Aussagen der Forscher finden sich keinerlei Hinweise darauf, daß sportliche Aktivität im Erwachsenenalter der Entwicklung von Brustkrebs vorbeugen kann. Im Gegenteil – ihre Daten deuten auf ein vermehrtes Risiko bei besonders aktiven Sportlerinnen hin.

Eine wissenschaftliche Abhandlung, die Forscher der Universität Washington an der American Academy of Neurology vortrugen und die im Sommer 1995 im *AMAA Quarterly* veröffentlicht wurde, befaßte sich mit der möglichen Verbindung zwischen Amyotrophischer Lateralsklerose (ALS) und Hochleistungssport. Kennzeichnend für ALS ist eine fortschreitende, langsam zum Tode führende Degeneration von Muskelgewebe und Rückenmark.

In dieser Untersuchung ergab sich bei Arbeitern, die an ALS erkrankt waren, ein Zusammenhang zwischen Krankheit und körperlicher Schwerarbeit. Eine mögliche Erklärung für die Verbindung von physischer Beanspruchung und Krankheit bestand darin, daß der durch ein Übermaß an körperlicher Arbeit erzeugte Streß die Entstehung von freien Sauerstoffradikalen begünstigt, die ihrerseits die Zellen schädigen und damit das Krankheitsgeschehen in Gang setzen. Möglicherweise besteht auch ein Zusammenhang zwischen freien Radikalen und Parkinson-Syndrom. Denkbar als Auslösemechanismus wäre die Bildung von freien Radikalen im Gehirn. Vorläufigen Berichten ist zu entnehmen, daß sich durch die Verabreichung von Vitamin C und Vitamin E die Symptome möglicherweise abschwächen oder sich das allmähliche Fortschreiten der Krankheit verlangsamen läßt. (A. N. Lieberman and F. L. Williams: *Parkinsons's Disease*, Simon & Schuster, 1993, S. 83.)

Ein weiteres Indiz für ein wachsendes Maß an oxidativen Schädigungen ist die Zunahme von Gehirntumoren. Staatlichen medizinischen Statistiken zufolge litten Mitte der achtziger Jahre etwa 55 000 Amerikaner daran. Für 1996 sagten die Experten eine Zunahme auf über 100 000 Fälle voraus.

Auf klinischer Ebene habe ich mittlerweile über 150 Fälle von Top-Athleten zusammengetragen, bei denen sich eine klassische, mit oxodativem Streß verknüpfte Krankheit einstellte. Dazu zählten unter anderem Gehirntumoren, verschiedene Krebsformen, Parkinson-Syndrom, Alzheimer-Krankheit und frühzeitige koronare Herzerkrankungen. Hier ein kurzer Auszug aus meinen Unterlagen:

■ James Livermore, ein hartgesottener Marathonläufer, der die Strecke in weniger als drei Stunden bewältigte, bekam Herzbeschwerden und erlitt im Alter von 47 Jahren einen nicht tödlich verlaufenen Herzinfarkt.

■ Preston Moore, gleichfalls erfahren im Marathonlauf, wurde während des Trainings beim schweißtreibenden Tempo von 6:30 Minuten pro Meile ohnmächtig. Bei ihm stellte sich massives Herzstolpern ein, das nun medika-mentös unter Kontrolle gehalten wird. Im Rahmen einer ärztlichen Vorsorgeuntersuchung wurde bei ihm zudem ein Nebenschilddrüsentumor entdeckt.

■ Bei dem passionierten Marathonläufer Marshall Sessions stellten sich nach zahlreichen anspruchsvollen Laufwettbewerben Anzeichen des Parkinson-Syndroms ein. Sein wöchentliches Training bewegte sich bei 40 bis 50 Meilen.

■ Orville Rogers, Pilot bei einer Fluggesellschaft, absolvierte zahlreiche Marathonläufe und stellte beim Laufbandtraining in unserer Klinik in seiner Altersgruppe einen Rekord auf. Dennoch entwickelte sich eine koronare Herzkrankheit und zwang ihn, sich einer Mehrfach-Bypass-Operation zu unterziehen. Ursache des Problems war eine wahrscheinlich durch LDL-Oxidation hervorgerufene Verengung der Arterien. Heute hält Orville seinen Cholesterinspiegel durch Medikamente unter Kontrolle und führt ein ganz normales Leben.

■ Der kanadische Geschäftsmann Graham Farquharson, sportlich überaus aktiv und Anfang fünfzig, trainierte an mindestens fünf Tagen der Woche; zu seinen Disziplinen zählten 10 000-Meter-Lauf, Laufbandtraining, Hockey und Krafttraining. Einmal organisierte er sogar einen Marathonlauf nördlich des Polarkreises. Bei ihm entdeckte man einen bösartigen Schilddrüsenknoten, der erfolgreich entfernt werden konnte.

Diese Sportler sind keineswegs Einzelfälle, sondern reihen sich nahtlos in die Liste weltbekannter Top-Athleten ein:

■ Steve Scott, Rekordhalter über 1 Meile und erster Amerikaner, der die Meile 100mal unter vier Minuten lief, erkrankte an Hodenkrebs.

■ Tim Gullikson, Tennisprofi und Trainer von Tennis-As Pete Sampras, starb 1996 im Alter von 44 Jahren an einem bösartigen Gehirntumor.

■ 1995 starb der russische Eiskunstlaufstar und zweimalige Olympiasieger Sergeij Grinkow 28jährig an einem Koronararterienverschluß.

■ 1995 eröffnete man Kim Gallagher, der zweimaligen Olympiasiegerin über 800 m, daß sie an Magenkrebs erkrankt sei und voraussichtlich nur noch zwei bis drei Jahre zu leben habe.

■ Greg LeMond, amerikanischer Radprofi der Spitzenklasse und dreimaliger Gewinner der Tour de France, zog sich 1994 aus dem Sport zurück. Grund war eine durch Mitochondrienschädigung hervorgerufene Myopathie – eine seltene Muskelerkrankung. (Die Mitochondrien sind die energieerzeugenden Organellen in den Körperzellen.)

Natürlich existiert kein Beweis dafür, daß irgendeiner dieser tragischen Fälle die unmittelbare Folge extrem anspruchsvoller körperlicher Aktivität war, die die Überproduktion von freien Radikalen begünstigt. Ebensowenig belegt ist es, daß derlei Krankheitsgeschehen durch eine Antioxidantientherapie hätte verhindert werden können. Aber zahlreiche Hinweise sprechen dafür – Grund genug für mich, bei meiner Empfehlung für Top-Athleten und Leistungssportler

zu bleiben, sich durch zusätzliche Zufuhr von Antioxidantien zu schützen. Es gibt vielerlei Gründe, vermehrt Antioxidantien aufzunehmen. Lassen Sie mich zur Erinnerung zusammenfassen:

■ Zur optimalen Gesunderhaltung Ihres Körpers *sollten* Sie ihm pro Tag mindestens 400 I.E. Vitamin E zuführen – vorzugsweise in Form eines Präparates, das natürliches Vitamin E (D-α-Tocopherol) enthält. Wer kein Vitamin E einnimmt, hat vom erwiesenen Nutzen dieses Nährstoffes für die Gesundheit offenbar noch nichts gehört.

■ Sie *sollten* täglich mindestens 500 bis 1000 mg Vitamin C aufnehmen – am besten durch eine Ernährung, die dieses Vitamin reichlich enthält. Ein allfälliges Defizit läßt sich notfalls durch die Einnahme eines Vitamin-C-Ergänzungspräparates ausgleichen.

■ Pro Tag *sollten* Sie mindestens 25 000 I.E. Beta-Carotin mit Ihrer Kost aufnehmen. Mit eineinhalb mittelgroßen Möhren wird dieser Bedarf zu gedeckt.

Die angeführten Dosen entsprechen natürlich nur dem Mindestbedarf eines Erwachsenen. Wie bereits an anderer Stelle erwähnt, hängen die individuellen Empfehlungen von allerlei Faktoren ab, wie beispielsweise Alter und Geschlecht sowie Art und Umfang sportlicher Aktivität. Aber schon mit der Zufuhr dieser Mindestmengen an Antioxidantien befinden Sie sich auf dem richtigen Weg, sich gegen eine Vielfalt schwerer Erkrankungen abzuschirmen.

TEIL II

Ernährungsmedizin
von A bis Z

Kapitel 5
Das ABC der Ernährungstherapie lernen

Vielerlei Nahrungsmittel und Nährstoffe wirken sich förderlich auf den allgemeinen Gesundheitszustand und das Körperwachstum aus, sorgen zudem für einen Zuwachs an Energie und sind deshalb »ernährungstherapeutisch« von großem Nutzen. Aber so manches Nahrungsmittel, Ergänzungspräparat und eine Reihe von Nährstoffen haben sich – was *spezifische* gesundheitliche Aspekte angeht – einen *besonderen* Ruf erworben.

So werden beispielsweise bestimmte Vitamine oder Vitamingruppen wie Folsäure, der Vitamin-B-Komplex oder die antioxidativen Vitamine C, E und Beta-Carotin mit einem verminderten Auftreten von ernsthaften Erkrankungen wie Krebs und koronare Herzkrankheit in Verbindung gebracht. Andere Nährstoffe wiederum wirken sich günstig auf die Linderung oder Beseitigung gesundheitlicher Probleme aus – angefangen bei Verstopfung und Hauterkrankungen über grauen Star oder ein niedriges Energieniveau bis hin zu depressiven Verstimmungen, Angstzuständen und Mangel an geistiger Wachheit.

Im Klartext heißt dies, daß Sie ein Nahrungsmittel oder einen Nährstoff ähnlich einer Arznei oder einem verschreibungspflichtigen Medikament gezielt »einnehmen« und damit rechnen können, Ihrer Gesundheit etwas Gutes zu tun. Die wichtigste Aufgabe für Sie besteht darin, herauszufinden, welcher Nährstoff bei einem bestimmten gesundheitlichen Problem beziehungsweise bei einer Erkrankung als hilfreich gilt und wieviel Ihr Organismus davon benötigt. Für eine optimale Unterstützung Ihrer Gesundheit müssen Sie die richtige »Arznei« und deren »vorschriftsmäßige« Dosierung kennen.

Nahrungsmittel und Nährstoffe als »Arznei«

Dieser zweite Teil des Buches ist alphabetisch geordnet. Damit können Sie die für die Abwehr spezifischer physischer und psychischer Gesundheitsprobleme hilfreichen Nährstoffe wie in einer Arzneimittelliste nachschlagen. Bei der Auswahl der Stichwörter wurden die Nahrungsmittel und Nährstoffe bevorzugt, die über das größte Potential an Heilwirkung oder Zuträglichkeit für die Gesundheit verfügen.

Auf den folgenden Seiten stoßen Sie auch auf Nährstoffe, deren Nutzen im Rahmen der Ernährungstherapie nur gering oder bislang noch gar nicht erwiesen ist, die aber in den Medien lautstark angepriesen wurden oder auf andere Weise Popularität erlangt haben. Einzig aus diesem Grunde sollten sie auch erwähnt werden, selbst wenn ich in diesem Falle unparteiisch bin oder von deren Verwendung abrate.

Die Stichwörter in diesem Teil – über das Inhaltsverzeichnis mühelos aufzufinden – umfassen ein ganzes Spektrum von Themen, angefangen bei Erkrankungen und Beschwerden über besonders wichtige Nahrungsmittel und Ergänzungspräparate bis hin zu spezifischen Nährstoffen.

Trotz dieser breitgefächerten Vielfalt fügen sich die meisten Einträge in ein schlichtes Schema:

■ Zunächst finden Sie eine kurze einführende Erläuterung zum jeweiligen Stichwort.

■ Unter der Überschrift »Das sollten Sie wissen« folgt eine Beschreibung des wissenschaftlichen Fundamentes, auf das sich die Zufuhr bestimmter Nahrungsmittel oder Nährstoffe zur Vorbeugung oder Heilung von Krankheiten gründet. Hinzu kommen noch grundlegende Hinweise zur Therapie.

■ Die neuesten Forschungsergebnisse sowie weitere einschlägige wissenschaftliche Untersuchungen sind unter der Überschrift »Wissenschaftliche Erkenntnisse« angeführt.

■ Der mit »Nahrungsmittelquellen, Strategien und Fakten« betitelte Abschnitt befaßt sich mit unterschiedlichen Aspekten – je nachdem, ob es sich bei dem Stichwort um eine Krankheit, ein Nahrungsmittel oder Ergänzungspräparat oder um einen Nährstoff handelt. Unter dem Stichwort »Fleisch« beispielsweise finden sich Hinweise über den »strategischen« Verzehr von magerem Steak zur Anhebung der HDL-Spiegel (des »guten« Cholesterins). Bei einem Nährstoff oder Zusatzpräparat hingegen, wie zum Beispiel Beta-Carotin (unter dem Stichwort »Vitamin A und seine Verwandten«), sind die jeweiligen Lieferanten – in diesem Fall Aprikosen, Möhren und Süßkartoffeln – angeführt. Und was beispielsweise das Thema Alkohol angeht, liegt der Schwerpunkt auf der Erläuterung spezieller Fakten wie gewissen Vorzügen oder den Risiken bestimmter Alkoholmengen für die Gesundheit.

■ Meine eigenen Ratschläge zur täglichen Zufuhr empfehlenswerter Präparate beziehungsweise bestimmter Nahrungsmittel finden Sie unter der Überschrift »Therapie-Empfehlungen«.

■ Abschließend gibt es für jeden Eintrag noch »Zusätzliche Informationen« in Form von Querverweisen zu anderen Stichwörtern mit weiteren Einzelheiten zum jeweiligen Thema.

Und so finden Sie Ihren Weg durch das »A bis Z«:
Nehmen Sie einmal an, Sie seien mittleren oder höheren Alters und machen sich Gedanken, Ihre Sehkraft könne sich verschlechtern oder gar verlorengehen. Unter dem Stichwort »Augenbeschwerden« finden Sie einen Hinweis auf altersbedingte Makuladegeneration, die Hauptursache für die Erblindung von Menschen über 65 Jahre. Von dort führt Sie ein Querverweis zu »Vitamin A und seine Verwandten«, wo das Thema Makuladegeneration behandelt wird.

Dort erfahren Sie, daß nach den Ergebnissen einer im November 1994 im *Journal of the American Medical Association* veröffentlichten Studie der reichliche Verzehr von dunklem Blatt- und (glattblättrigem) Kohlgemüse dieser degenerativen Augenerkrankung möglicherweise vorbeugen kann. Querverweise auf diese Studie finden sich auch im Register unter den Begriffen »Lutein« und »Zeaxanthin«, den Nährstoffen, die vermutlich an der Vorbeugung gegen Makuladegeneration beteiligt sind.

Oder nehmen Sie ein anderes Beispiel: Vielleicht glauben Sie felsenfest an die Wirkung des antioxidativen Mineralstoffes Selen. Beim Nachlesen unter dem einschlägigen Stichwort erfahren Sie, daß nach den wissenschaftlichen Erkenntnissen derzeit nur wenig für die Einnahme dieses Nährstoffes spricht. Aus einigen tierexperimentellen Untersuchungen geht zwar hervor, daß hochdosiertes Selen vor Krebs schützen kann, aber die Ergebnisse beim Menschen sind nicht überzeugend. Einer im April 1995 im *Journal of the National Cancer Institute* veröffentlichten Studie zufolge konnten hohe Selenkonzentrationen Frauen nicht vor Brustkrebs schützen.

Und deshalb steht dann auch unter der Überschrift »Therapie-Empfehlungen« zu lesen, daß ich bei der Empfehlung von Selenpräparaten als Bestandteil einer Ernährungstherapie weiterhin sehr vorsichtig bin und die Einnahme einer Tagesdosis bis zu 150 µg in Ihrem eigenen Ermessen liegt.

Hinweise zum Gebrauch dieses Buches

Viele meiner Leser und Patienten sind schier unersättlich, wenn es darum geht, ihr Wissen über Gesundheitsfragen zu erweitern, und verschlingen förmlich jedes populärmedizinische Buch, das ihnen in die Finger gelangt, von der ersten bis zur letzten Seite. Um von Teil II dieses Buches wirklich zu profitieren, brauchen Sie aber keineswegs sämtliche Stichwörter »durchzuackern«. Werfen Sie einfach einen Blick in das Inhaltsverzeichnis, und lesen Sie dann unter den Einträgen nach, die sich auf bestimmte gesundheitliche Aspekte beziehen oder sich mit Nahrungsmitteln oder Ergänzungspräparaten befassen, die vielleicht ohnehin schon Bestandteil Ihrer gewohnten Ernährung sind.

Dieses Handbuch gibt Auskunft auf vielerlei Fragen im Zusammenhang mit Ihrem Ernährungsfahrplan. Und daß solche Fragen mit schöner Regelmäßigkeit immer wieder auftauchen, wenn Sie sich ernsthaft mit Ihrer Ernährung, mit neuen Nahrungsmitteln und wissenschaftlichen Erkenntnissen befassen, ist so gut wie sicher.

Sie werden schnell feststellen, daß ein professionell konzipiertes, aus wissenschaftlich erwiesenen Fakten zusammengestelltes Handbuch wie dieser A-bis-Z-Leitfaden unentbehrlich ist, wenn es darum geht, sich über den Einfluß bestimmter Nahrungsmittel, Nährstoffe und Zusatzpräparate auf die Gesundheit im allgemeinen und vielerlei Krankheiten und Beschwerden im besonderen zuverlässig zu informieren.

Kapitel 6
Ernährungsmedizin von A bis Z

Alkohol

Seit eh und je halte ich es für das Beste, alkoholische Getränke ganz und gar zu meiden. Allerdings tauchten im Laufe der letzten Jahre in der medizinischen Literatur allerlei Berichte auf, denen zufolge geringe Alkoholmengen sich möglicherweise günstig auf die Gesundheit auswirken – Grund genug, etwas näher darauf einzugehen.

Das sollten Sie wissen

Seit Jahren ist den Forschern bekannt, daß durch Alkoholkonsum der HDL-Spiegel (also die Konzentration des »guten« Cholesterins) steigen kann. Relativ hohe HDL-Spiegel – 50 bis 60 mg/dl bei Männern und 63 bis 74 mg/dl bei Frauen – können nachhaltig gegen eine

Atherosklerose abschirmen, das heißt gegen eine Verengung der Arterien, die so häufig zum Herzinfarkt führt.

Ein Problem im Zusammenhang mit diesem Thema besteht allerdings darin, daß verschiedenen Studien zufolge durch Alkoholkonsum nur eine Komponente des HDL vermehrt gebildet wird und diese Komponente zur Vorbeugung koronarer Herzkrankheit möglicherweise gar keine Rolle spielt.

Trotz dieser Einschränkung geht aus einer ganzen Reihe von Untersuchungen hervor, daß *geringfügiger* Alkoholgenuß das Herzinfarktrisiko tatsächlich mindern kann. Die Befunde der im Mai 1995 im *New England Journal of Medicine* veröffentlichten Nurses' Health Study lassen darauf schließen, daß bescheidene Mengen Alkohol – etwa zwei bis drei Mixed Drinks mittleren Alkoholgehaltes pro Woche – die Gefahr für koronare Herzkrankheit verringern und damit manches Leben retten können. Genauer gesagt – bei Frauen, die *wöchentlich* einen bis drei Drinks zu sich nahmen, lag die Sterblichkeitsrate im Vergleich zu Abstinenzlerinnen um 17 Prozent niedriger. Eine ähnliche Studie aus dem Jahre 1993 bestätigte im wesentlichen diese Ergebnisse auch für Männer.

Warnung: Bei den in dem zuvor erwähnten Projekt erfaßten Krankenschwestern, die sich *täglich* zwei oder mehr Drinks genehmigten, war das Sterblichkeitsrisiko um 19 Prozent höher als bei den Abstinenzlerinnen.

Diese und andere wissenschaftliche Berichte bewogen die Bundesregierung dazu, im Januar 1996 erstmals einzuräumen, daß alkoholische Getränke gesundheitsfördernd sein können. In den neu herausgegebenen *Dietary Guidelines for Americans* (Ernährungsrichtlinien für Amerikaner), die vom U.S. Landwirtschaftsministerium und dem Department of Health and Human Services alle fünf Jahre veröffentlicht werden, steht zu lesen, daß sich mäßiger Alkoholkonsum in Verbindung mit einer Mahlzeit bekömmlich auswirken könne. »Mäßig« in diesem Kontext bedeutet maximal drei Mixgetränke pro Woche für Frauen und höchstens ein Drink pro Tag für Männer. (Siehe »Nahrungsmittelquellen, Strategien und Fakten«.)

Gleichzeitig mahnten diese Institutionen zur Vorsicht und wiesen warnend darauf hin, daß mit einem höheren Alkoholkonsum auch das Risiko für Bluthochdruck, Schlaganfall und koronare Herzkrankheit steigen kann, desgleichen für bestimmte Krebserkrankungen, Leberzirrhose und angeborene Defekte sowie für Selbstmord, Gewalttätigkeit und Unfälle.

Wissenschaftliche Erkenntnisse

■ Einer am dänischen Wissenschaftszentrum für Epidemiologie durchgeführten Untersuchung zufolge verminderte sich durch niedrigen bis mäßigen Weinkonsum die Gefahr einer tödlich verlaufenden Herz-Kreislauf- oder Hirngefäßerkrankung. Im Gegensatz dazu stieg durch einen ähnlich hohen Konsum von harten Getränken das Risiko für diese Erkrankungen an. Der Genuß von Bier hatte in dieser Studie auf die Sterblichkeitsrate keinen Einfluß. (Gronbaek, M. et al.: »Mortality associated with moderate intakes of wine, beer or spirits«, *British Medical Journal,* 6. Mai 1995, S. 1165–1169.)

■ Heranwachsende, die Bier und harte Getränke bevorzugen, sind zumeist stärkere Trinker und aufsässiger als Altersgenossen, die sich ausschließlich auf den Genuß von Wein beschränken. Zu diesem Ergebnis gelangte man in einer Untersuchung der Addiction Research Foundation in Toronto. (Smart, R. G., und Walsh, G. W.: »Do some types of alcoholic beverages lead to more problems for adolescents?«, *Journal of Studies of Alcohol,* Januar 1995, S. 35–38.)

■ Die Reaktionen auf Alkohol sind bei Mensch und Tier gleichermaßen zumeist genetisch bedingt. Aus diesem Grunde dürfte in Zukunft die Gen-Therapie eine

55

bedeutsame Rolle bei der Behandlung beziehungsweise Vorbeugung von Alkoholismus und Alkoholmißbrauch spielen. Diese Aussage ergibt sich aus einer Studie des Department of Medical Psychology der Oregon Health Sciences University. (Buck, K. J.: »Strategies for mapping and identifying quantitative trait loci specifying behavioral responses to alcohol«, *Alcohol Clinical Experimental Research*, August 1995, S. 795–801.)

■ Dr. Walter Willett von der Harvard School of Public Health meint, »Frauen können unter anderem durch Vermeiden eines allzu hohen Alkoholkonsums zur Verminderung ihres Brustkrebsrisikos beitragen.« Seiner Überzeugung nach wächst die Gefahr schon mit einem einzigen Drink pro Tag. »Zwei bis drei Drinks pro Woche«, so meint er, »wirken sich, wenn überhaupt, nur geringfügig aus.«

Andere Forschungsberichte sprechen von einem im Vergleich zu Abstinenzlerinnen 10 Prozent höheren Risiko bei Frauen, die täglich ein Mixgetränk zu sich nehmen; und bei zwei Drinks pro Tag wächst die Gefahr um 20 Prozent.

Nach Aussagen von Matthew Longnecker, Epidemiologe am National Institute of Environmental Health Sciences in Research in Triangle Park (North Carolina), sind aber nur 4 Prozent aller Brustkrebserkrankungen auf Alkoholgenuß zurückzuführen. »Möglicherweise sind«, so merkt er an, »an der Zunahme des Risikos bei Trinkerinnen andere Faktoren als der Alkoholkonsum be-

teiligt.« (*Nutritional Action Health Letter*, Januar/Februar 1996, S. 6.)

Nahrungsmittelquellen, Strategien und Fakten

Beachten Sie folgende Hinweise: Ein Glas Wein entspricht in der Regel knapp 125 ml (⅛ l), und Tafelweine besitzen zumeist denselben Alkoholgehalt. Dasselbe gilt im großen und ganzen auch für den Alkoholgehalt von Bier. Was hingegen harte oder Mixgetränke angeht, müssen Sie den Alkoholgehalt in Gramm im einzelnen so genau wie möglich abschätzen.

Männer sollten tunlichst weniger als 28 g reinen Alkohol pro Tag trinken, das heißt maximal 15 bis 30 ml einer hochprozentigen Spirituose in einem Mixgetränk. Und für Frauen ist es ratsam, *pro Woche* höchstens drei Getränke dieser Art zu sich zu nehmen.

Ziehen Sie als Mann Wein oder Bier vor, empfiehlt es sich, über zehn Glas Wein beziehungsweise Bier *pro Woche* nicht hinauszugehen. Und für Frauen liegt das wöchentliche Limit bei sechs Glas Wein beziehungsweise Bier.

Therapie-Empfehlungen

Soweit möglich, sollte man alkoholische Getränke überhaupt meiden. Aus eigener Anschauung bin ich davon überzeugt, daß bei Alkoholgenuß die Bedrohungen für Leib und Leben einen potentiellen Nutzen bei weitem überwiegen. Es gibt vielerlei andere Möglichkeiten, das Risiko für koronare Herzkrankheit und andere Erkrankungen zu mindern. Was beispielsweise die Anhebung des HDL-Spiegels angeht, bringen Aerobic-Übungen zumeist wesentlich mehr als der Genuß von Alkohol. Läßt sich der Konsum von Alkohol nicht umgehen, dann begrenzen Sie ihn zumindest auf ein vertretbares Maß: maximal zehn Drinks pro Woche für Männer (wobei ein Glas Wein, ein Bier oder Cocktail als ein Getränk zählt) beziehungsweise sechs Mixgetränke für Frauen.

Wer viel trinkt, sollte unter keinen Umständen ein Beta-Carotin-Präparat einnehmen; andernfalls könnte die Gefahr einer Lebererkrankung und anderer ernstzunehmender Gesundheitsstörungen wachsen. Und selbst bei geringem Alkoholkonsum sollten zwischen Alkoholgenuß und Beta-Carotin-Einnahme mindestens vier Stunden vergehen.

Kinder und Jugendliche strikt vom Alkohol fernzuhalten versteht sich von selbst.

Zusätzliche Informationen

Siehe »Cholesterin-Regulierung«, »Koronare Herzkrankheit«, »Vitamin A« und »Wein«.

Allergien und Nahrungsmittel-unverträglichkeiten

Nahrungsmittel und Nährstoffe sind oftmals ganz wesentlich an der Beseitigung oder Vorbeugung gesundheitlicher Probleme beteiligt. Mitunter aber geschieht genau das Gegenteil: Sie können eine allergische Reaktion hervorrufen. Unter einer echten Nahrungsmittelallergie leiden schätzungsweise weniger als 2 Prozent der Bevölkerung. Etwa 5 Prozent aller Kinder haben eine Nahrungsmittelallergie, die sich erstmals im frühen Kindesalter bemerkbar macht, doch dann im Laufe der Jahre sich verliert. Aber bis zu 40 Prozent der Bevölkerung glauben, sie selbst oder ein Familienangehöriger sei von einer derartigen Gesundheitsstörung betroffen. (*Journal of Allergies and Clinical Immunology*, 1986, Vol. 78, S. 127.)

Unter Nahrungsmittelallergie versteht man eine Abwehrreaktion des Immunsystems gegen ein im allgemeinen harmloses Nahrungsmittel oder einen darin enthaltenen Bestandteil. Im Prinzip kann nahezu jedes Nahrungsmittel ein allergisches Geschehen auslösen, aber am häufigsten reagieren Menschen auf Eier, Fisch und Schalentiere, Sojaprodukte, Rotwein, chinesische Kost, Weizen, Erd- und andere Nüsse.

Reaktionen auf Nahrungsmittel, an denen das Immunsystem nicht beteiligt ist, bezeichnet man als Nahrungsmittelunverträglichkeit; ein Beispiel hierfür ist die Laktose- oder Milchzuckerintoleranz. Viele Menschen bekommen, insbesondere mit zunehmendem Alter, mehr und mehr Probleme mit Milchprodukten und leiden unter Magenkrämpfen, starken Blähungen oder Durchfall. Diese als Laktose-Intoleranz bekannte Störung ist einem Mangel an Laktase zuzuschreiben, des für die Aufspaltung von Laktose zuständigen Enzyms. Aber ganz einerlei, ob Sie es mit einer Allergie oder Unverträglichkeit (Intoleranz) zu tun haben – das Hauptproblem besteht darin, den für die Störung verantwortlichen »Sündenbock« herauszufinden und ihn daran zu hindern, Ihr körpereigenes Abwehrsystem zu durchbrechen.

Das sollten Sie wissen

Stellen sich nach dem Genuß bestimmter Nahrungsmittel Beschwerden, Schmerzen oder andere negative Reaktionen ein, könnte es sich sehr wohl um eine Nahrungsmittelallergie oder -unverträglichkeit handeln. Meiden Sie erst einmal das verdächtige Erzeugnis, und konsultieren Sie den Arzt. Aber versuchen Sie es bis dahin nicht mit einer Kur vom Typ »Do-it-yourself«, wie beispielsweise einer Eliminationsdiät. Im Rahmen einer solchen Ausschlußdiät lassen Sie nacheinander bestimmte Nahrungsmittel weg und probieren sie wieder aus, bis Sie auf das Produkt stoßen, das die unangenehme Reaktion hervorruft. Grund für diese Vorsichtsmaßnahme ist die Gefahr, daß sich beim erneuten Verzehr des zuvor eliminierten, suspekten Nahrungsmittels, ungeachtet der zugeführten Menge, eine ganz massive Reaktion bis hin zum anaphylaktischen Schock einstellen könnte. Zu den Anzeichen eines solchen Schocks, der sogar tödlich enden kann, zählen unter anderem Urtikaria (Nesselausschlag, -sucht oder -fieber), Zuschwellen der Luftwege sowie Atembeschwerden oder Atemnot.

Symptome, die auf eine Nahrungsmittelallergie oder -intoleranz hindeuten können, sind unter anderem: Juckreiz im Mund, Magenkrämpfe, starke Blähungen und Durchfall, Nesselausschlag, Niesen, tränende Augen und Anschwellen der Lippen oder anderer Körperteile, Hautrötung und -ausschlag, massive oder migräneartige Kopfschmerzen sowie Schluck- oder Atembeschwerden.

Wissenschaftliche Erkenntnisse

■ Der in einer Dip-Sauce «versteckte» Senf rief bei einer 38jährigen Frau 20 Minuten nach dem Verzehr eines Imbisses in einem Fast-Food-Restaurant eine massive anaphylaktische Reaktion hervor. (*Annals of Allergy, Asthma and Immunology,* Oktober 1995, S. 340–342.)

■ Erbrechen bei Kleinkindern ist häufig Anzeichen einer Unverträglichkeitsreaktion auf Nahrungsmittel wie Kuh- und Sojamilch. (*Seminars of Pediatric Surgery,* August 1995, S. 147–151.)

■ Häufigster Auslöser eines durch Nahrungsmittel induzierten tödlichen oder beinahe tödlichen anaphylaktischen Schocks sind Erdnüsse. (*Pediatric Allergy Immunology,* Mai 1995, S. 95–97.)

■ An einem durch Nahrungsmittel ausgelösten anaphylaktischen Schock sterben alljährlich mehr Kinder und Jugendliche als an einer Insektengiftallergie. (*Journal of the School of Nursing, ,* Oktober 1995, S. 30–32.)

■ Der Verzehr einer frischen Feige löste bei einem Patienten eine anaphylaktische Reaktion aus. (*Allergy,* Juni 1995, S. 514–516.)

■ Nach dem Verzehr einer frischen Kiwi kam es bei einem 57jährigen Mann zu einer anaphylaktischen Reaktion; dasselbe allergische Geschehen stellte sich bei einem 29jährigen Mann nach dem Verzehr von Fisch ein. (*Allergy,* Juni 1995, S. 511–513.)

■ Bei einer Frau mit Hausstaubmilbenallergie rief der Verzehr von Weinbergschnecken eine massive allergische Reaktion hervor. Als Ursache für die Nahrungsmittelallergie vermuteten Wissenschaftler des Universitätshospitals in Utrecht (Niederlande) die Erstsensibilisierung der Patientin durch Hausstaubmilben. (*Allergy,* Mai 1995, S. 438–440.)

■ Personen mit einer Gewürzallergie, beispielsweise gegen Koriander, Kümmel, Paprika, Senf, Cayenne- und weißen Pfeffer, neigen auch dazu, auf Birkenpollen und mindestens eine Gemüsesorte allergisch zu reagieren. (*Annals of Allergy, Asthma and Immunology,* September 1995, S. 280–286.)

■ Nach einem Bericht im *Journal of Investigative Allergology and Clinical Immunology* (Januar/Februar 1995, S. 47–49) reagierten von über 3000 Patienten, die im Hospital de Amara in Guipuzcoa (Spanien) untersucht wurden, weniger als 1 Prozent positiv auf einen Nahrungsmittelallergietest. Die meisten Reaktionen stellten sich nach dem Verzehr von Frisch- und Dörrobst, Meerestieren und Gemüse ein; die wenigsten bei Hühnereiern.

■ Im Rahmen einer am Kinderhospital La Paz in Madrid vorgenommenen Studie diagnostizierte man bei 355 Kindern Nahrungsmittelallergien. Ei, Fisch und Kuhmilch riefen am häufigsten allergische Reaktionen hervor. Andere Allergieauslöser waren unter anderem Pfir-

siche, Hasel-, Wal- und Erdnüsse, Linsen, Kichererbsen und Sonnenblumenkerne. 86,7 Prozent der kleinen Patienten reagierten nur auf ein oder zwei Nahrungsmittel, die restlichen 13,3 Prozent auf drei oder mehr Produkte (zumeist auf Hülsenfrüchte und Obst). (*Pediatric Allergy Immunology,* Februar 1995, S. 39–43.)

■ Bei einer beachtlichen Anzahl von Kindern mit einer Kuhmilchallergie stellten sich nach dem Trinken der allergisierenden Milch Asthma-Symptome ein. (*Pediatric Pulmonology Supplement,* 1995, S. 59–60.)

■ Gemüse als Auslöser von Asthma ist zwar ungewöhnlich, aber dennoch stellte man bei einer Spanierin, die im Hospital Ramon y Cajal in Madrid untersucht wurde, einen Zusammenhang zwischen dem Verzehr von Mangold beziehungsweise grünen Bohnen – zwei nicht miteinander verwandten Gemüsesorten – und akuten Asthmaanfällen fest. (*Annals of Allergy,* April 1993, S. 324–327.)

■ Einer an der Universität von Verona durchgeführten Studie zufolge kam es bei einem dreijährigen Knaben nach dem Verzehr einer Banane zu einem schweren anaphylaktischen Schock. Gleichzeitig diagnostizierte man bei dem Kleinen eine Überempfindlichkeit gegen Gummi (Latex). (*Acta Paediatrica,* Juni 1995, S. 709–710.)

■ Nach einem Bericht in den *Annals of Allergy, Asthma and Immunology* (August 1995, S. 121–124) kann Gerstenmehl durch das Einatmen von allergenen Partikeln Bronchialasthma hervorrufen.

■ Eine 54jährige Frau erlitt Asthma-anfälle, sobald sie den bei der Zubereitung bestimmter Hülsenfrüchte (darunter Erbsen, Kichererbsen, Bohnen und Linsen) entweichenden Dämpfen ausgesetzt war. (*Allergology Immunopathology,* Januar/Februar 1995, S. 38–40.)

■ Eliminieren, das heißt das Weglassen allergisierender Nahrungsmittel aus der täglichen Kost, ist die einzige, nachweislich brauchbare Therapie bei erwiesener Nahrungsmittelallergie. Vereinzelt scheint striktes Einhalten einer Ausschlußdiät einen Prozeß zu begünstigen, in dessen Verlauf der Betroffene eine Allergie «überwindet» und dem bislang unverträglichen Nahrungsmittel gegenüber eine Toleranz entwickelt. Dieser Prozeß erfordert eine konsequent allergenfreie Ernährung und kann sich über ein bis zwei Jahre hinziehen. Eine Allergie gegen Erdnüsse, Fisch oder Schalentiere bleibt in der Regel lebenslang bestehen. (*Journal of Pediatrics,* 1989, 115:23; *Journal of Allergies and Clinical Immunology,* 1989, 89:475.)

■ Nach dem Essen in einem chinesischen Restaurant verspürte ein Arzt aus Maryland folgende Symptome: Hautrötung, Hitzegefühl in Brust, Hals und Unterbauch, Muskelstarre im Kiefer- und oberen Brustbereich (die mitunter zu Schluckbeschwerden führen kann) sowie Kopfschmerzen. Diese Reaktionen stellten sich kurz nach dem Genuß von Speisen ein, die Natriumglutamat enthielten, und ergeben das Bild eines Zustandes, der mittlerweile unter der Bezeichnung »Chinarestaurant-Syndrom« bekannt ist. (*New England Journal of Medicine,* 1968, 278:1122.)

Nahrungsmittelquellen, Strategien und Fakten

In der folgenden Auflistung sind einige der Nahrungsmittel und Produkte angeführt, die häufig allergische oder Unverträglichkeitsreaktionen hervorrufen:

■ *Erdnüsse und andere Nüsse:* Juckreiz im Mund, Schwellungen, Magenschmerzen und Unwohlsein, Atem- und Schluckbeschwerden.

■ *Garnelen, Hummer, Krebse und Schalentiere:* Juckreiz oder Schwellungen im Mund, Hautausschlag, Magenschmerzen, Durchfall sowie Atem- und Schluckbeschwerden.

■ *Eier:* Vielerlei allergische Reaktionen einschließlich anaphylaktischer Schock.

■ *Milch und Milchprodukte:* Bauchkrämpfe, Blähungen und Durchfall.

■ *Fast-Food-Hamburger:* Hamburger-Frikadellen und Dörrobst zugesetzte Sulfite können starke Kopfschmerzen hervorrufen.

■ *Obst und Gemüse,* einschließlich der an Salatbüfetts angerichteten Produkte: Die zum Spritzen solcher Nahrungsmittel verwendeten Chemikalien können Hautbrennen, Hautrötungen oder andere Reaktionen bis hin zu Asthma auslösen.

Weitere Informationen erhalten Sie bei folgenden Verbänden und Beratungsstellen:

Arbeitsgemeinschaft
Allergiekrankes Kind e.V.
Hauptstr. 29

35745 Herborn

Arbeitskreis für medizinische
Ernährungstherapie
An der Allee 105

55122 Mainz

Ärzteverband Deutscher
Allergologen e.V.
Uerdinger Str. 3

47441 Moers

Deutsche Arbeitsgemeinschaft
Selbsthilfegruppen e.V.
Friedrichstr. 28

35392 Gießen

Deutsche Zöliakie-Gesellschaft e.V.
Filderhauptstr. 61

70599 Stuttgart

Deutscher Allergie- und
Asthmabund e.V.
Hindenburgstr. 110

41061 Mönchengladbach

Bundesgeschäftsstelle
Tel. 02161-183024

Beratungsstelle Mönchengladbach
Tel. 02161-10207

Beratungsstelle Düsseldorf
Tel. 0211-622598

Therapie-Empfehlungen

Machen sich bei Ihnen jedesmal, wenn Sie Garnelen essen, allergische Erscheinungen wie Jucken und Schwellungen im Mund bemerkbar, liegt es auf der Hand, diese Leckerbissen zu meiden. Sind Sie sich hingegen nicht sicher, welches Produkt Ihnen zu schaffen macht, können Sie es – *aber nur unter Kontrolle Ihres Arztes oder einer Fachkraft für Ernährungsfragen* – mit einer Ausschlußdiät versuchen, um dem »Übeltäter« auf die Spur zu kommen.

Eliminations- oder Ausschlußdiäten dienen der Diagnose und Behandlung von Nahrungsmittelallergien gleichermaßen. Verbannen Sie das verdächtige Produkt mehrere Wochen aus Ihrer Kost, und warten Sie ab, ob die Symptome abklingen. Bei einer offensichtlichen Besserung kann man das fragliche Nahrungsmittel – bei mehreren eines nach dem anderen – wieder in den Speiseplan aufnehmen. Stellen sich erneut Symptome ein, sollte man das allergisierende Produkt am besten künftig meiden.

Anmerkung: In der Regel reicht bei Nahrungsmittelallergien und -unverträglichkeiten eine Ausschlußdiät zum Aufdecken von Problemen aus. Mitunter aber sind auch andere, von einem Allergologen vorzunehmende Allergietests, wie beispielsweise der unter der Kurzbezeichnung RAST bekannte Radio-Allergo-Sorbent-Test, zum Aufspüren einer Nahrungsmittelallergie vonnöten.

Zusätzliche Informationen

Siehe »Asthma«, »Durchfall«.

Aminosäuren

Aminosäuren sind die Bausteine der Proteine (Eiweiße) – jener großen Moleküle, die für das Wachstum und die Gesunderhaltung des gesamten Organismus einschließlich der Muskeln, Bänder und Knochen, Haare, Finger- sowie Fußnägel verantwortlich und zudem Bestandteile von Enzymen und Hormonen sind.

Acht der über zwanzig Aminosäuren in unserem Organismus sind »essentiell«; das heißt, sie können vom Körper nicht gebildet werden, sondern müssen ihm über die Ernährung zugeführt werden. Essentielle Aminosäuren sind Isoleuzin, Leuzin, Lysin und Methionin, Phenylalanin, Threonin, Tryptophan und Valin. Die übrigen, nichtessentiellen Aminosäuren werden vom Organismus gebildet. Eine kleine Eselsbrücke hilft, sich diesen Unterschied einzuprägen: Die *essen*tiellen Aminosäuren muß man *essen*.

Die tägliche Gesamtkalorienaufnahme eines durchschnittlichen Erwachsenen sollte sich, was die Nährstoffzufuhr angeht, in etwa so verteilen: 10 bis 20 Prozent Proteine; maximal 20 bis 30 Prozent Fette und 50 bis 70 Prozent zusammengesetzte (komplexe) Kohlenhydrate wie Obst und Gemüse. Dies bedeutet, daß Sie bei einer Gesamtzufuhr von 2000 Kalorien pro Tag 200 bis 400 Kalorien aus Proteinen beziehen sollten.

Hier ein Beispiel aus einem alltäglichen Speiseplan:

Zunächst ist es für Sie wichtig zu wissen, daß 1 Gramm Protein etwa 4 Kalorien entspricht. (Und hier zum Vergleich: 1 Gramm Kohlenhydrate entspricht gleichfalls 4 Kalorien, 1 Gramm Fett hingegen etwas mehr als 9 Kalorien.) Bei einer 2000-Kalorien-Kost müssen Sie also für den Anteil von 200 bis 400 Eiweißkalorien täglich 50 bis 100 g Protein verzehren.

100 g Hühnerfleisch (weißes Fleisch) enthalten etwa 30 g Protein (4 Kalorien/g × 30 g = 120 Kalorien). Damit und mit knapp ein Viertel Liter fettarmer Milch (8 g Protein = 32 Kalorien), knapp ein Achtel Liter Kleie-Müsli (4 g Protein = 16 Kalorien) sowie knapp ein Viertel Liter Magermilchjoghurt (12 g Protein = 48 Kalorien) zum Frühstück kommen Sie über die tägliche Mindestzufuhr von 200 Proteinkalorien sogar schon hinaus.

Das sollten Sie wissen

Mit einem abwechslungsreichen Angebot an proteinhaltigen Nahrungsmitteln können Sie Ihren gesamten Bedarf an Aminosäuren decken. Um aber aus diesen Nährstoffen maximalen Nutzen für Ihre Gesundheit zu ziehen, sollten Sie sich zwei Dinge zum Gebot machen:

Gebot Nr. 1: Setzen Sie für die ausreichende Versorgung Ihres Körpers mit Aminosäuren eine Vielfalt von pflanzlichen und tierischen Proteinlieferanten auf Ihren Speisezettel, unter anderem Fleisch, Getreideprodukte und Hülsenfrüchte, dazu Samen und Kerne, Nüsse und Gemüse.

Auch bei den Eiweißen unterscheidet man zwischen zwei Kategorien – das heißt zwischen vollständigem und unvollständigem Protein. Vollständiges, in tierischen Nahrungsmitteln wie Rind-, Schweine- und Hühnerfleisch, Fisch und Milchprodukten vorkommendes Protein enthält alle zum Aufbau von Muskeln und anderen Körpergeweben notwendigen essentiellen Aminosäuren. Im Gegensatz dazu ist pflanzliches, beispielsweise in Gemüse, Getreide, Nüssen, Samen und vielerlei Bohnensorten enthaltenes Protein *un*vollständig und muß zur optimalen Deckung des Aminosäurebedarfes entweder aus vielerlei verschiedenen Pflanzenprodukten bezogen oder mit tierischem Protein (aus Milch, Käse oder Fleisch) kombiniert werden. Mahnte also früher die Mutter: »Iß dein Erdnußbutterbrot«, hatte sie »ernährungswissenschaftlich« völlig recht. Das unvollständige Protein aus der Erdnußbutter wurde durch die Kombination mit Brot ergänzt, und dies bedeutete Zufuhr aller essentiellen Aminosäuren.

Gebot Nr. 2: Stocken Sie, falls erforderlich, zur besonderen Vorbeugung gegen bestimmte Gesundheitstörungen die Zufuhr von Aminosäuren durch den Verzehr proteinreicher Nahrungsmittel auf. Damit meine ich aber nicht, daß Sie sich nun mit Aminosäure- oder Proteinpräparaten vollstopfen sollen. Ihren Proteinbedarf können Sie zur Gänze durch Ihre Nahrung decken.

Dennoch ist es möglich, im Rahmen einer normalen Ernährung vermehrt auf die Zufuhr bestimmter Aminosäuren zu achten, die der Gesundheit auf die eine oder andere Weise besonders zuträglich sind. Die folgenden Erläuterungen machen deutlich, inwieweit sich verschiedene Aminosäuren ganz spezifisch auf den Körper auswirken können.

Zur Erinnerung: Denken Sie daran, daß das Wort »nichtessentiell« in diesem Kontext keineswegs etwas zu tun hat mit dem Begriff »nicht notwendig«. Es besagt lediglich, daß der Organismus diese bestimmte Aminosäure selbst bilden kann. Im Gegensatz dazu muß ihm eine essentielle Aminosäure von außen zugeführt werden.

■ *Arginin:* Diese nichtessentielle Aminosäure wird mit der Förderung der körpereigenen Abwehrkraft und der Wundheilung in Verbindung gebracht sowie mit einer vermehrten Ausschüttung des Wachstumshormons, das für das Körperwachstum von Kindern und die Erneuerung von geschädigten Geweben eine wichtige Rolle spielt. Mitunter heißt es sogar, Arginin könne die Spermienzahl bei Männern erhöhen!

Doch wie bei so manchem anderen Nährstoff und Ergänzungspräparat gehen auch die Behauptungen über angebliche Wirkungen von Arginin über die wissenschaftlichen Erkenntnisse nicht selten weit hinaus.

Obwohl sich sämtliche Aminosäuren bis zu einem gewissen Grad auf die Freisetzung von Wachstumshormon auswirken, deuten die meisten Forschungsergebnisse darauf hin, daß nur Arginin und Ornithin diesbezüglich einen nennenswerten Effekt ausüben. Bei den üblicherweise an Sportler verkauften Muskelaufbaupräparaten und Mitteln zur Aktivierung von Wachstumshormon handelt es sich um diese beiden Aminosäuren. Aber die Resultate einschlägiger Untersuchungen lassen darauf schließen, daß mindestens 250 mg Arginin pro Kilogramm Körpergewicht vonnöten sind, um die Ausschüttung von Wachstumshormon zu stimulieren. Die meisten Präparate enthalten nur wenige Milligramm Arginin und wirken sich auf die Hormonfreisetzung überhaupt nicht aus. Angesichts der bekannten potentiellen Risiken, die ein Zuviel an Wachstumshormon in sich birgt, erweist sich die Unwirksamkeit solcher Präparate groteskerweise letztendlich als glückliche Fügung. Aminosäurepräparate sind in den meisten Fällen ebenso kostspielig wie überflüssig, und ich kann deren Einnahme nicht befürworten.

Über die angeblichen Effekte von Arginin wird noch allerlei berichtet. So soll beispielsweise die tägliche Einnahme von 3000 bis 6000 mg L-(+)-Arginin zu einer Rückbildung von Atherosklerose beitragen. Weiterhin heißt es, Argininpräparate seien für die vermehrte Bildung von Stickoxid notwendig, das die Durchblutung der Muskulatur fördert. Und mitunter ist auch zu hören, Arginin begünstige die Wiederherstellung geschädigter Muskelfasern nach sportlicher Aktivität und steigere auch die sexuelle Potenz. Zumeist gründen sich derlei Aussagen aber auf anekdotische Berichte und sind in der wissenschaftlichen Literatur nicht dokumentiert.

Werdende und stillende Mütter sowie Herpes-Patienten und Personen, die an Schizophrenie leiden, können durch Einnahme eines Argininpräparates spezifischen gesundheitlichen Komplikationen begegnen.

Im allgemeinen tut man am besten daran, *sämtliche* Aminosäuren aus den täglichen Nahrungsmitteln zu beziehen. Damit führen Sie Ihrem Organismus gleichzeitig eine gesunde Kombination von anderen Nährstoffen zu und laufen nicht Gefahr, des Guten zuviel zu tun. (Siehe »Nahrungsmittelquellen, Strategien und Fakten«.)

■ *Leuzin:* Was Muskelaufbaupräparate angeht, gilt das heute auf dem Markt befindliche HMB oder »ß-Hydroxy-ß-methylbutyrat« – ein Stoffwechselprodukt der essentiellen Aminosäure Leuzin – in Sportlerkreisen als ganz besonders »heißer Tip«.

Nach den Resultaten einiger Studien, insbesondere einer 1995 an der Iowa State University durchgeführten Untersuchung, kann diese Substanz den Aufbau von magerem Muskelgewebe während des Krafttrainings beschleunigen. Im Rahmen dieser gut angelegten vierwöchigen Studie bildete man aus 17 durchtrainierten und 23 untrainierten Männern zwei Gruppen, von denen eine täglich 3 g eines HMB-Präparates und die andere ein Placebo nahm. Beide Gruppen absolvierten dreimal wöchentlich dasselbe Krafttraining in Form von Gewichtheben.

Nach Abschluß der Studie registrierte man bei der HMB-Gruppe eine Zunahme der mageren Muskelmasse um durchschnittlich 3,1 Prozent, während die Probanden der Placebo-Gruppe einen Zuwachs von nur 1,9 Prozent aufwiesen. Überdies waren die Männer, die HMB bekommen hatten, nach Ablauf der vier Wochen imstande, beim Bankdrücken 10 kg mehr aufzulegen als zu Beginn; bei der Placebo-Gruppe hingegen waren es nur knapp 6,5 kg. (*American Medical News*, 19. August 1996, S. 17.)

Über den Wirkmechanismus von HMB im Organismus ist man sich noch nicht im klaren, aber manche Forscher halten es für möglich, daß die Substanz die Körpergewebe während intensiver Trainingsarbeit vor Schädigungen schützt. Und damit steht die für die Wiederherstellung von Körpergewebe erforderliche Energie für den Muskelaufbau zur Verfügung.

Über negative Nebenwirkungen im Zusammenhang mit der Einnahme von HMB ist bislang nichts bekannt geworden. Das Gegenteil scheint der Fall zu sein; denn bei jenen, die dieses Präparat einnahmen, wurde eine Senkung von Cholesterinspiegel und Blutdruck registriert. Der Hauptnachteil scheint derzeit der hohe Preis zu sein.

Bis zum Vorliegen umfangreicherer Daten möchte ich aber vorerst von einer Empfehlung absehen.

Die Wissenschaftler der Iowa State and Vanderbilt University raten allerdings zur Vorsicht. Für Männer scheint die Einnahme von HMB unbedenklich zu sein, aber Kinder und Schwangere sowie stillende Mütter sollten darauf verzichten. Die Ergebnisse von Studien mit anderen Frauen werden derzeit noch ausgewertet.

■ *Lysin:* Besonders wichtig ist diese essentielle Aminosäure für die Bildung von Antikörpern, Hormonen und Enzymen. Nach Aussagen mancher Leute unterstützt dieser Nährstoff die Wundheilung und lindert Muskelzerrungen und -schmerzen.

Die von den Betroffenen gemachten Erfahrungen sind wissenschaftlich nicht ausreichend belegt, um die Einnahme spezieller Lysinpräparate zu rechtfertigen. Eine Ausnahme bildet die Kombination von Lysin mit anderen Vitaminen und Nährstoffen in den Appetit steigernden Ergänzungspräparaten für solche Personen, die an Appetitlosigkeit (Anorexie) leiden oder nach überstandener Krankheit wieder an Gewicht zulegen müssen. Derartige Präparate sollte man aber nur unter ärztlicher Kontrolle einnehmen.

Wie bei den anderen Aminosäuren tut man auch bei Lysin am besten daran, den Bedarf durch proteinreiche Nahrungsmittel zu decken. (Siehe »Nahrungsmittelquellen, Strategien und Fakten«.)

■ *Phenylalanin:* Viele begeisterte Anhänger der Alternativmedizin halten diese essentielle Aminosäure für ein wahres Wundermittel. So soll ihrer Überzeugung nach Phenylalanin dazu beitragen, den Scharfsinn zu stärken, Depressionen zu überwinden und den Appetit zu zügeln (und damit Gewicht abzubauen). Überdies – so heißt es – lindere diese Substanz Migränekopfschmerz und vielerlei andere Schmerzzustände und rege den Geschlechtstrieb an. Ob sich derlei Effekte auch wirklich einstellen, ist bislang nicht belegt. Wissenschaftlich erwiesen ist jedoch, daß Phenylalanin bei der Bildung der drei chemischen Botenstoffe Dopamin, Epinephrin und Norepinephrin eine besondere Rolle spielt.

Tabletten mit einer hohen Wirkstoffkonzentration von DL-Phenylalanin können ein durch den Mißbrauch von Alkohol, Kokain und anderen Drogen bedingtes Aminosäuredefizit ausgleichen. Zudem gibt es Hinweise darauf, daß sich diese Präparate auch in der Schmerzbekämpfung bewähren.

Aus ärztlicher Sicht bedarf es im Hinblick auf Phenylalanin-Präparate aber einiger nachdrücklicher Warnungen. Für werdende und stillende Mütter, heranwachsende Kinder und Personen, die ein Antidepressivum aus der Gruppe der Monoaminoxidase-Hemmer (MAO-Hemmer) einnehmen, können diese Präparate auf jeden Fall Risiken bergen. Und auch bei bösartigem Hautkrebs (Melanom), Diabetes mellitus oder Bluthochdruck sollte man derlei Mittel unbedingt meiden.

Ohne Zustimmung Ihres Arztes sollten Sie Phenylalanin-Tabletten keinesfalls nehmen. Solange keine zwingenden Gründe ärztlicherseits für eine Einnahme sprechen, ist es am besten, sich an Nahrungsmittel zu halten, die diese Aminosäure reichlich enthalten! (Siehe »Nahrungsmittelquellen, Strategien und Fakten«.)

■ *Tryptophan:* Tryptophan, eine essentielle Aminosäure, regt die Bildung des Neurotransmitters Serotonin im Gehirn an, einer jener chemischen Substanzen, die die Übertragung von Nervenimpulsen in das Gehirn steuern. Serotonin beeinflußt auch die Gemütsverfassung und das Verhalten. Die Wirkung manchen Antidepressivums beruht auf einer Anhebung des Serotoninspiegels im Gehirn.

Tryptophan wird mit der günstigen Beeinflussung von gesundheitlichen Problemen wie Schlaflosigkeit, Streß und Schmerzzuständen in Verbindung gebracht. Aber nach einem Bericht der Centers for Disease Control aus dem Jahre 1989 gab es auch einen Zusammenhang zwischen Tryptophaneinnahme und einer tödlich verlaufenden Blutkrankheit. Auslöser des Problems war – wie sich herausstellte – ein verseuchtes ausländisches Präparat. Auf Anordnung der FDA wurde jedoch der freie Verkauf von Tryptophanprodukten ausgesetzt – eine Maßnahme, die nach wie vor Gültigkeit hat.

Wie im Falle anderer Zusatz- und Ergänzungspräparate sollten Sie auch Tryptophan nur unter ärztlicher Kontrolle einnehmen. Dennoch spricht nichts gegen eine vermehrte Zufuhr von tryptophanreichen Nahrungsmitteln, wenn Sie unter Schlafstörungen oder anderen Beschwerden leiden, und sich von dieser Aminosäure Besserung versprechen.

Wissenschaftliche Erkenntnisse

■ Nach den Resultaten einer Studie, die 1995 am Institut für Gehirnforschung der Universität Zürich durchgeführt wurde, waren die Taurinkonzentrationen in der Gehirn-Rückenmarksflüssigkeit von Schizophreniekranken 15 Prozent niedriger als in einer Kontrollgruppe gesunder Probanden. *Anmerkung:* Taurin ist eine Aminosäure und an der Steuerung des Nervensystems und der Muskulatur beteiligt.

(*Journal of Neurochemistry,* Dezember 1995, S. 2652-2662.)

■ Taurin kann das Herz vor Reperfusionsschäden im Gefolge eines Herzinfarktes schützen. Dies geht aus einer 1995 an der Universität München durchgeführten Untersuchung hervor. Ihren Anfang nimmt eine solche Schädigung in der Regel während einer Ischämie, wenn das Herz aufgrund eines Infarktes oder chirurgischen Eingriffes vorübergehend minderdurchblutet ist. Durch das rasche Wiedereinströmen des Blutes in das unterversorgte Gewebe kommt es zu einer Freisetzung von zerstörerischen freien Radikalen (instabilen Sauerstoffmolekülen) und damit zu einer Schädigung durch oxidativen Streß. Die Forscher schreiben die Schutzwirkung dieser Aminosäure dem Umstand zu, daß Taurin als Antioxidans die freien Radikale unschädlich macht. (*Free Radical Biology and Medicine,* Oktober 1995, S. 461-471.)

■ Die Befunde einer belgischen Studie von 1995 zeigen einen Zusammenhang auf zwischen einer jahreszeitlich bedingten vermehrten Verfügbarkeit von Tryptophan und einer geringeren Häufigkeit von Selbstmorden und Depressionen. (*Archives of General Psychiatry,* November 1995, S. 937-946.)

■ An der School of Medicine der Universität Pittsburgh wurden Frauen mit Bulimia nervosa *und* gleichzeitiger Erschöpfung der Tryptophanspeicher untersucht. Typisch für sie alle waren erhöhte Kalorienzufuhr und Reizbarkeit – vorwiegend bedingt durch einen Serotoninmangel, der sich durch Tryptophan ausgleichen läßt. (*American Journal of Psychiatry,* November 1995, S. 1668-1671.)

■ An der McGill University in Montreal verabreichte man 1995 normalen, gesunden Männern Aminosäuregemische; Sinn der Maßnahme war es, die Verfügbarkeit von Tryptophan zu steigern oder einzuschränken und damit die Serotoninproduktion im Gehirn zu fördern oder zu hemmen. Die Forscher stellten fest, daß verminderte Tryptophankonzentrationen *plus* Alkoholgenuß die Aggressionslust steigerte. Sie gelangten zu dem Schluß, daß Männer mit niedrigen Serotoninspiegeln im Gehirn unter Alkoholeinfluß möglicherweise besonders stark zu Gewalttätigkeit neigen. (*Psychopharmacology,* Juni 1995, S. 353-360.)

■ Wissenschaftler der Universität von Limburg in Maastricht untersuchten, ob die zusätzliche Zufuhr von Tryptophan zum Gehirn (und damit eine vermehrte Bildung des entspannend wirkenden Serotonins) bei durchtrainierten Sportlern stärkere Ermüdung während des Trainings hervorruft. Die Studie, in die zehn gut trainierte männliche Ausdauersportler einbezogen waren, ergab, daß sich weder die Erhöhung noch die Verminderung der Tryptophankonzentration auf die sportliche Leistung auswirkte. (*Journal of Physiology,* 1. August 1995, S. 789-794.)

■ An der Universität La Sapienza in Rom gelangten Forscher zu dem Schluß, daß niedrige Tryptophanspiegel im Gehirn mit einer verminderten Serotoninaktivität bei autistischen (kontaktunfähigen) Kindern in Zusammenhang stehen könnten. (*Biomedical Pharmacotherapy,* 1995, S. 288-292.)

Nahrungsmittelquellen, Strategien und Fakten

Manchen Nahrungsmitteln kommt im Hinblick auf jene Aminosäuren, die auf den vorangehenden Seiten näher erläutert wurden, eine relativ große Bedeutung zu. Aber halten Sie sich vor Augen, daß zuviel zugeführte Aminosäuren oxidiert oder in Fett oder Glucose umgewandelt und nicht für eine zusätzliche Proteinsynthese verwertet werden. Offizielle RDA-Werte zur Aufnahme von Aminosäuren gibt es nicht, und es ist ratsam, Ergänzungspräparate nur unter ärztlicher Kontrolle einzunehmen.

■ *Arginin-Lieferanten:* Haferflocken (angereichert), Hafergrütze (gekocht), Weizenkeime (geröstet), Milchprodukte (besonders Hüttenkäse, Ricotta, Magermilchpulver und Magerjoghurt), Rindfleisch (Steaks aus verschiedenen Teilstücken, geschmorter Rinderkamm, aber *kein* Hackfleisch), Schweinefleisch (vor allem Lachsschinken, Schinken und Schulterstück), Geflügel (vor allem Hühnerbrust und -keule und weißes Putenfleisch), Wildgeflügel (Fasan, Wachtel), Meerestiere (vor allem Heilbutt, Lachs, Hummer, Garnelen und Schnecken, Thunfisch naturell aus der Dose), Nüsse (vor allem Mandeln, Paranüsse und Erdnüsse), Samen und Kerne (vor allem Sesamsamen, Kürbis- und Sonnenblumenkerne), grüne Erbsen, Sojabohnen (gekocht).

■ *Lysin-Lieferanten:* Haferflocken (angereichert), Milchprodukte (vor allem Milch, Hüttenkäse, Ricotta und Joghurt), Eier, Rindfleisch (Steaks aus verschiedenen Teilstücken, geschmorter Rinderkamm, aber *kein* Hackfleisch), Schweinefleisch (vor allem Lachsschinken und Schinken, verschiedene Teilstücke), Geflügel (vor allem dunkles Hühnerfleisch, Hausente, Hausgans und weißes Putenfleisch), Wildgeflügel (Fasan, Wachtel), Meerestiere (vor allem Thunfisch naturell aus der Dose; gemessen an der relativ geringen Nahrungsmittelmenge ist er in dieser Form ein optimaler Lysin-Lieferant). Nüsse (vor allem Erdnüsse und Pistazien), Samen und Kerne (vor allem Sesamsamen, Kürbis- und Sonnenblumenkerne), gekochte Sojabohnen, Limabohnen, Kartoffeln, Hefe.

■ *Phenylalanin-Lieferanten:* Weizenkeime (geröstet), Milchprodukte (vor allem Hüttenkäse, Ricotta und Magermilchpulver), Rindfleisch (Steaks aus verschiedenen Teilstücken, geschmorter Rinderkamm), Schweinefleisch (vor allem Lachsschinken und Schinken, verschiedene Teilstücke), Geflügel (vor allem dunkles Hühnerfleisch, Hühnerbrust und -keule, Hausgans), Wildgeflügel (Fasan, Wachtel), Meerestiere (vor allem marinierter Hering und Thunfisch naturell aus der Dose), Nüsse (vor allem Mandeln, Erdnüsse und Pistazien), Samen und Kerne (vor allem Sesamsamen, Kürbis- und Sonnenblumenkerne), Sojabohnen, Limabohnen und Bananen.

■ *Tryptophan-Lieferanten:* Rindfleisch (Steaks aus verschiedenen Teilstücken, geschmorter Rinderkamm, aber *kein* Hackfleisch), Schweinefleisch (vor allem Lachsschinken, Schinken, Schlegel- und Schulterstücke und Hackfleisch von der Lende), Geflügel (vor allem

Hühnerbrust und -keule, Hausente und weißes Putenfleisch), Thunfisch naturell aus der Dose, Nüsse (vor allem Mandeln und Erdnüsse), Samen und Kerne (vor allem Sesamsamen, Kürbis- und Sonnenblumenkerne), Milch, Hüttenkäse, getrocknete Datteln, Bananen.

Therapie-Empfehlungen

Solange keine besonderen ärztlichen Anweisungen zu befolgen sind, ist es am besten, Aminosäuren und Proteine aus der täglichen Kost zu beziehen und nicht aus Zusatzpräparaten. Bei Bedarf, das heißt bei besonderen Gegebenheiten oder bestimmten gesundheitlichen Zielsetzungen, können Sie aber ohne weiteres den Schwerpunkt auf die Nahrungsmittel verlagern, die jene Aminosäuren enthalten, an deren Zufuhr Ihnen besonders gelegen ist.

Sind Sie beispielsweise sportlich sehr aktiv und betreiben Kraft- und Ausdauertraining, legen Sie vielleicht besonderen Wert auf eine vermehrte Zufuhr von Arginin, das den Muskelaufbau begünstigt. Das heißt, Ihre tägliche Kost müßte einen relativ hohen Anteil an Nahrungsmitteln enthalten wie Weizenkeime, Hüttenkäse, Ricotta und Magerjoghurt, geschmorten Rinderkamm und Steaks aus verschiedenen Teilstücken (aber *kein* Rinderhack), Erdnüsse, Sesamsamen und Sonnenblumenkerne, Lachs, Kammuscheln, Garnelen und Thunfisch naturell aus der Dose, grüne Erbsen und gekochte Sojabohnen.

Tryptophan wiederum wirkt sich förderlich auf das seelische Gleichgewicht und einen erholsameren Schlaf aus. In die-sem Fall empfiehlt sich eine Ernährung, die sich weitgehend mit der argininreichen Kost überschneidet, zudem aber noch Nahrungsmittel enthält, wie beispielsweise getrocknete Datteln und Bananen.

Natürlich garantiert eine solche Ernährungsumstellung nicht notwendigerweise auch einen Erfolg. Aber ernährungswissenschaftlich deutet manches darauf hin, daß bestimmte Nährstoffe durchaus etwas »bringen« können. Solange Sie konsequent auf eine ausgewogene Kost achten, haben Sie nichts zu verlieren.

Zusätzliche Informationen

Siehe »Fleisch«, »Protein«, »Schlaflosigkeit«, »Sojabohnen und Sojaprodukte«.

Anämien

Kennzeichnend für eine Anämie ist eine Verminderung der Anzahl und/oder des Hämoglobingehaltes sowie eine Veränderung der Größe der roten Blutkörperchen (Erythrozyten). Bei der Einteilung der Anämien unterscheidet man zwischen den Formen, die einem zahlen- oder größenmäßigen Defizit von Erythrozyten zuzuschreiben sind und jenen, die durch einen zu geringen Hämoglobingehalt hervorgerufen werden. (*Anmerkung:* Hämoglobin ist der rote Blutfarbstoff, der für den Sauerstofftransport in die Gewebe verantwortlich ist.)

Ernährungsbedingte Faktoren, wie beispielsweise der Mangel an Vitamin B_{12},

Folsäure oder Eisen, können zum Entstehen einer Anämie beitragen; desgleichen Proteinmangel oder ein unzureichendes Angebot an Vitamin B_6, Ascorbinsäure (Vitamin C), Kupfer oder anderen Spurenelementen. Zuzuschreiben sind solche Mangelerscheinungen unter anderem einer unzureichenden Ernährung, Resorptionsstörungen, der Unfähigkeit des Organismus, Nährstoffe zu verwerten, oder einer Schädigung des Knochenmarks.

Mitunter führt auch der erhöhte Nährstoffbedarf in der Schwangerschaft oder während des Heranwachsens zu einer Anämie. Und auch nach einem massiven Blutverlust kann sich eine derartige Störung einstellen.

Das sollten Sie wissen

Perniziöse Anämie tritt vorwiegend nach dem 50. Lebensjahr auf und wird durch einen Mangel an Vitamin B_{12} hervorgerufen. (Nähere Erläuterungen unter dem Stichwort »Perniziöse Anämie«.) Die Therapie bei perniziöser Anämie und einigen anderen alimentären (ernährungsbedingten) Formen, beispielsweise Malabsorptionssyndromen, besteht in der vermehrten Zufuhr von Vitamin B_{12} – insbesondere via Injektionen.

Bei Folsäuremangel helfen entsprechende Zusatzpräparate, und ein durch Blutverlust hervorgerufenes Eisendefizit – Eisenmangelanämie – läßt sich durch ein Eisenpräparat (Ferrosulfat) ausgleichen. Vermehrte Zufuhr von Vitamin B_6 (Pyridoxin) ist bei Störungen angezeigt, die die Bildung von roten Blutkörperchen beeinträchtigen.

Gehen Sie bei einer Anämie nicht auf eigene Faust vor. Lassen Sie die Ursache vom Arzt klären, und befolgen Sie seine Therapieanweisungen.

Wissenschaftliche Erkenntnisse

Beim Thema Anämien gilt es noch andere Faktoren zu bedenken:

■ In der vegetarischen Kost fehlt es an ergiebigen Eisenquellen. Deshalb müssen Vegetarier besonders darauf bedacht sein, einer Eisenmangelanämie vorzubeugen. Dennoch können sie ihren Eisenbedarf auch aus pflanzlichen Nahrungsmitteln und Ergänzungspräparaten decken und damit eine alimentäre Anämie vermeiden. Einschlägige Hinweise finden Sie unter dem Stichwort »Eisen«.

■ Durch übermäßige körperliche Aktivität kann sich aufgrund der Zerstörung von roten Blutkörperchen eine Anämie einstellen. Gegebenenfalls läßt sich diese Störung durch die Einnahme von Eisenpräparaten oder – falls erforderlich – intravenöse Injektionen vollständig beseitigen. Mitunter bringt auch die Bestimmung der Ferritinkonzentration im Blut einen Eisenmangel ans Tageslicht, selbst wenn die betreffende Person ein scheinbar normales Blutbild aufweist. Mit Eisenpräparaten wie Ferrosulfat läßt sich ein solches Ferritindefizit ausgleichen und zuweilen auch die sportliche beziehungsweise körperliche Leistungsfähigkeit steigern.

Anmerkung: Früher glaubte man, erhöhte Eisenkonzentrationen könnten an der Entstehung von koronarer Herzkrankheit beteiligt sein, und deshalb seien Frauen vor der Menopause aufgrund ihrer niedrigen Eisenspiegel während der Regelblutung bis zu einem gewissen Grad vor dieser Erkrankung geschützt. Später wurde diese Theorie widerlegt. Man fand sogar heraus, daß sich durch erhöhte Hämoglobinkonzentrationen das Risiko für koronare Herzkrankheit etwas abschwächt.

■ Einer Blutungsanämie ähnelnde Anämieformen können durch eine Vielzahl chronischer Erkrankungen hervorgerufen werden, beispielsweise durch Schilddrüsenunterfunktion, Nebennieren(rinden)insuffizienz, Nierenerkrankungen und Leberzirrhose.

Nahrungsmittelquellen, Strategien und Fakten

Siehe Erläuterungen unter den Stichwörtern »Eisen«, »Vitamin B₆«, »Vitamin B₁₂« sowie in den Kapiteln 2 und 3.

Therapie-Empfehlungen

Eine geringgradige Eisen- oder Nährstoffmangelanämie läßt sich in der Regel durch vermehrte Zufuhr von eisenhaltigen Nahrungsmitteln oder die Einnahme eines Eisenpräparates korrigieren. Bei einer schweren Anämie ist unter Umständen eine Eisenzufuhr via intramuskulärer oder intravenöser Injektionen erforderlich. Grundsätzlich aber gehören Diagnose und Behandlung jeder Anämie in die Hände eines Arztes. Selbstdiagnose und Eigenbehandlung sind bei dieser Erkrankung fehl am Platz.

Zusätzliche Informationen

Siehe »Eisen«, »Vitamin B₆« und »Vitamin B₁₂« sowie die Kapitel 2 und 3.

Aspirin

Aspirin in ein Ernährungshandbuch aufzunehmen, mag seltsam erscheinen, aber dieses freiverkäufliche Medikament wird derart häufig als Zusatzpräparat eingenommen, daß einige Anmerkungen durchaus angebracht sind.

Zunächst einige Fakten: Aspirin – das landläufige Synonym für Acetylsalicylsäure – ist ein »nichtsteroidales Antirheumatikum« (NSAR) oder »nichtsteroidales antiinflammatorisch wirkendes Medikament« (NSAIM) und wird seit Jahrzehnten zur Behandlung einer Vielzahl von Symptomen, Beschwerden und Schmerzzuständen eingesetzt.

Aspirin wirkt:

■ schmerzlindernd,
■ fiebersenkend,
■ entzündungshemmend.

Angeregt von Forschungberichten der letzten Jahre, begannen viele Leute – einschließlich zahlreicher Ärzte – mit der regelmäßigen Einnahme von Aspirin als vorbeugendes Mittel gegen koronare Herzkrankheit, Schlaganfall und Krebs.

Doch die folgenden Erläuterungen zu diesem Stichwort machen deutlich, daß trotz dieser weit verbreiteten Gewohnheit *nicht jedermann* unbesehen Aspirin einnehmen sollte.

Das sollten Sie wissen

Die meisten gesunden Erwachsenen können Aspirin als schmerzlinderndes, fiebersenkendes oder – wie im Falle von Arthritis – als entzündungshemmendes Medikament einnehmen. (Siehe »Warnung!«) Aber diese »alltäglichen« Indikationen stellen nur einen Bruchteil der Anwendungsmöglichkeiten für dieses Wundermittel dar.

Koronare Herzkrankheit, Schlaganfall und Krebs: Nach den Ergebnissen neuerer Untersuchungen kann Aspirin gegen Herzinfarkt vorbeugen. 1988 berichtete das *British Medical Journal* von einem 30prozentigen Rückgang der Schlaganfälle und Herzinfarkte bei 29 000 Herz- und Schlaganfallpatienten, die täglich eine Tablette mit einem Wirkstoffgehalt von 325 mg Aspirin eingenommen hatten.

Im Rahmen einer anderen, im selben Jahr im *New England Journal of Medicine* veröffentlichten Langzeitstudie nahmen 10 000 Ärzte, deren Anamnese keine Herzprobleme aufwies, jeden zweiten Tag 325 mg Aspirin in Form einer Einzeltablette ein. Nach fünf Jahren wiesen diese Probanden im Vergleich zu einer Kontrollgruppe von Kollegen, die kein Aspirin eingenommen hatten, eine um die Hälfte niedrigere Anzahl von Herzinfarkten auf.

1995 berichteten medizinische Wissenschaftler im *New England Journal of Medicine,* ihrer Überzeugung nach könne die Einnahme von vier bis sechs Aspirin-Tabletten pro Woche das Risiko eines Dickdarmkarzinoms bei Frauen erheblich herabsetzen. Am deutlichsten ging die Krebsgefahr bei jenen Frauen zurück, die mindestens 20 Jahre lang regelmäßig Aspirin genommen hatten.

Warnung!

Die Einnahme von Aspirin zur Prophylaxe gegen die zuvor erwähnten Erkrankungen sollten Sie bei folgenden gesundheitlichen Problemen bleiben lassen: Blutungsneigung (Aspirin kann zu okkulten Blutungen führen), Magenreizungen oder andere Magenbeschwerden wie beispielsweise ein Geschwür, Gicht, Lebererkrankungen oder Asthma. Innere Blutungen im Gehirn- und Kopfbereich werden bei der prophylaktischen Einnahme von Aspirin nur selten beobachtet.

Und hier noch weitere Warnhinweise: Werdende und stillende Mütter sollten wegen einer möglichen Schädigung ihres ungeborenen Kindes beziehungsweise Säuglings das Medikament meiden. Kinder und junge Teenager laufen Gefahr, durch Aspirin am Reye-Syndrom zu erkranken (einer seltenen, durch hohes Fieber und Koma gekennzeichneten und oftmals tödlich verlaufenden Kinderkrankheit), und sollten deshalb bei Viruserkrankungen, Grippe und Windpocken das Medikament nicht erhalten. Und schließlich ist es auch für Patienten, die mit einem Antikoagulans behandelt werden, ratsam, die Zufuhr von Aspirin einzuschränken.

Konsultieren Sie auf alle Fälle Ihren Arzt, ehe Sie mit der regelmäßigen Einnahme von Aspirin beginnen – insbesondere zur Vorbeugung gegen koronare Herzkrankheit oder Krebs. Trotz der wissenschaftlichen Befunde, die auf eine Verminderung des Risikos hindeuten, soll nach Ansicht mancher Mediziner die ständige Einnahme von Aspirin nur Patienten mit bereits manifester koronarer Herzkrankheit vorbehalten bleiben oder jenen, die einer entsprechenden Risikogruppe angehören. Eine weitere mögliche Indikation für die prophylaktische Aspirin-Applikation ist die familiäre Veranlagung zu Dickdarmkrebs. Ob und inwieweit Sie Aspirin therapeutisch nutzen können oder sollen, kann Ihr Arzt am besten beurteilen.

Wissenschaftliche Erkenntnisse

■ Am 7. September 1995 berichteten Wissenschaftler der Harvard-Universität im *New England Journal of Medicine,* daß die krebsabschirmenden Effekte von Aspirin erst nach zehnjähriger Einnahme von jeweils einer Tablette jeden zweiten Tag erkennbar wurden; ein Maximum an Wirkung stellte sich nach 20 Jahren ein.

In einem Begleitartikel meinte Dr. Aaron J. Marcus vom Veterans Affairs Medical Center in New York, er würde Personen mit dem Risiko eines Dickdarm-Mastdarm-Krebses und auch bei Vorliegen von entzündlichen Darmerkrankungen sowie Brust-, Eierstock- oder Dickdarmkrebs empfehlen, jeden zweiten Tag eine Einzeltablette Aspirin zu nehmen. Bei Dickdarmkrebs in der Familienanamnese sollte man dasselbe tun. All jene, bei denen aus medizinischer Sicht eine Aspirin-Therapie nicht angezeigt ist, tun besser daran, auf das Medikament zu verzichten. (*New England Journal of Medicine,* 7. September 1995, S. 609-614.)

■ Nach einem Bericht des National Center for Health Statistics in Hyattsville (Maryland) nimmt der Durchschnittsamerikaner täglich 80 mg Aspirin – das Äquivalent eines Kinder-Aspirins – aus künstlich aromatisierten Nahrungsmitteln auf. Dieser Befund wurde im März 1996 auf einer einschlägigen Konferenz der American Heart Association in San Francisco vorgestellt.

Künstlich aromatisierte Nahrungsmittel enthalten Salicylat, einen chemischen Verwandten von Aspirin. Aus diesem Umstand könnte sich – so meinen Fachleute – der Rückgang tödlich verlaufender Herzinfarkte während der letzten 30 Jahre zumindest teilweise erklären. Natürlich sind auch andere gewichtige Faktoren an dieser rückläufigen Entwicklung beteiligt, wie beispielsweise vermehrte sportliche Aktivität, die sinkende Anzahl von Rauchern und eine geringere Zufuhr von gesättigten Fettsäuren; hinzu kommt noch eine bessere medizinische Versorgung.

Nahrungsmittelquellen, Strategien und Fakten

In den meisten einschlägigen Studien wurde als Standarddosis jeden zweiten Tag eine 325-mg-Aspirin-Tablette verabreicht. Manche Ärzte halten die tägliche Einnahme einer Kindertablette mit 80 mg Wirkstoff für ausreichend und könnten damit durchaus recht haben. Doch zu diesem Punkt gibt es keine gesicherten Erkenntnisse.

Was das Vermeiden aspirinbedingter Magenschleimhautreizungen und Magengeschwüre angeht, halten die meisten Mediziner Aspirin-Tabletten mit magensaftresistentem Überzug, die sich erst im Darm auflösen, für die sicherste Lösung.

Therapie-Empfehlungen

Soweit Sie *nicht* zu einer der unter der Überschrift »Warnung!« angeführten Risikogruppen gehören, dürfte die Zufuhr einer 325-mg-Tablette jeden zweiten Tag oder die tägliche Einnahme eines Kinder-Aspirins (80 mg) keinen Schaden anrichten und könnte durchaus dazu beitragen, Sie gegen koronare Herzkrankheit und Dickdarmkrebs zu wappnen. Aber die Gefahr einer intrakraniellen Blutung (Blutung innerhalb der Schädelhöhle) nimmt etwas zu.

Angehörige einer Hochrisikogruppe für Koronarerkrankungen, Schlaganfall oder Dickdarmkrebs sollten eine regelmäßige Aspirinzufuhr als Vorbeugungsmaßnahme ernsthaft in Betracht ziehen. Beginnen Sie aber eine solche Medikation nicht ohne vorherige Zustimmung Ihres Arztes.

Zusätzliche Informationen

Siehe »Asthma«, »Koronare Herzkrankheit« und »Krebserkrankungen«.

Asthma

Für Asthmaanfälle gibt es vielerlei Ursachen, unter anderem übermäßige sportliche Aktivität, Kälte oder Streß, allergische Reaktionen auf Medikamente (zum Beispiel Aspirin), Pollen, Staub oder Tierhaare. Häufig übersehen als Auslöser eines Asthmaanfalles werden jedoch bestimmte Nahrungsmittel.

Anmerkung: Besonders anfällig für nahrungsmittelbedingte Asthmaanfälle sind Kinder.

Das sollten Sie wissen

Manche Kinder, die an Asthma leiden und gleichzeitig auf mindestens ein Nahrungsmittel allergisch reagieren, sprechen auf eine Asthmatherapie unter Umständen gar nicht positiv an, wenn das allergisierende Nahrungsmittel nicht ausgeschlossen wird. Dies berichteten Wissenschaftler vom Johns Hopkins Children's Center in Baltimore.

Untersucht wurden im Rahmen dieser von der American Lung Association veranlaßten und im Februar 1996 im *American Journal of Respiratory and Critical Care Medicine* veröffentlichten Studie 26 Kinder mit Nahrungsmittelallergien. Man verabreichte jedem Kind ein Nahrungsmittel, das bei ihm bekanntermaßen eine allergische Reaktion hervorrief.

Bei zwölf der kleinen Patienten stellten sich asthmaähnliche Atemwegssymptome wie Husten, Keuchen oder Beengtheit im Brustbereich ein. Sieben dieser zwölf Kinder litten an Atemwegsreizungen oder ähnlichen Symptomen – häufig

Vorboten eines Asthmaanfalles. Zu den Nahrungsmitteln, die diese Krankheitszeichen auslösten, zählten Eier, Weizen, Kuhmilch, Sojaprodukte und Fisch. Die Wissenschaftler gelangten zu dem Schluß, daß Kinder mit schwer behandelbarem Asthma mit Hilfe einer Ausschlußdiät oder von Hauttests auf das Vorliegen von Nahrungsmittelallergien untersucht werden sollten.

Nahrungsmittelquellen, Strategien und Fakten

Leiden Sie oder ein Familienmitglied an Asthma, ist es ratsam, den Verzehr von Eiern, Weizenprodukten, Kuhmilch, Sojaprodukten und Fisch wachsam zu beobachten. (Diese Aufzählung ist keineswegs vollständig, und deshalb sollte Sie Ihr Arzt beim Aufspüren von Nahrungsmitteln, die eventuell allergische Reaktionen hervorrufen, unterstützen.)

Therapie-Empfehlungen

Tests zum Nachweis von Nahrungsmittelallergien gehören in die Hand eines qualifizierten Allergologen. In der Regel setzt der Spezialist seinen Patienten auf eine sehr eng begrenzte Diät und führt dann einzeln nacheinander vielerlei Nahrungsmittel ein, bis sich eine allergische oder asthmatische Reaktion einstellt. Nach dem Aufspüren wird das allergisierende Nahrungsmittel vom Speiseplan gestrichen.

Zusätzliche Informationen

Siehe »Allergien und Nahrungsmittelunverträglichkeiten« und »Aspirin«.

Atherosklerose, Arteriosklerose

Ungesunde Ernährung ist nur einer der vielen Faktoren, die zur Entwicklung von Atherosklerose beitragen können – einer Verengung der Arterien und Verhärtung der Gefäßwände durch Fettablagerungen und Plaques. Diese Erkrankung, in deren Verlauf der Blutstrom zum Herzen oder Gehirn schließlich unterbunden werden kann, ist der Hauptübeltäter bei der Mehrzahl von Herzinfarkten und Schlaganfällen. Atherosklerose ist auch unter der weitverbreiteten, landläufigen Bezeichnung *Arteriosklerose* bekannt.

Ein gewichtiger Risikofaktor ist die erbliche Veranlagung. Sind beide Eltern oder ein Elternteil an einer Herz-Kreislauf-Erkrankung gestorben und dazu noch vor Erreichen des 50. Lebensjahres, bedeutet dies ein erheblich höheres Risiko. Weitere Gefahrenquellen für das Entstehen einer Atherosklerose sind eine sitzende oder bewegungsarme Lebensweise und mangelhafte Streßbewältigung, ein von Natur aus hoher Cholesterinspiegel oder ein unausgewogenes Cholesterinprofil, Zigarettenrauchen und Bluthochdruck.

An einigen dieser Gegebenheiten läßt sich nichts ändern. Aber eine Gefahrenquelle *können* Sie sehr wohl in den Griff bekommen – nämlich eine unzuträgliche Ernährung.

Das sollten Sie wissen

Bedauerlicherweise reicht hier der Platz nicht aus, um ausführlich darzulegen, wie sich durch bekömmliche Ernährung und klugen Umgang mit Ergänzungspräparaten das Risiko einer Atherosklerose herabsetzen läßt. An dieser Stelle kann ich Ihnen aber zumindest einen Überblick vermitteln, anhand dessen Sie überprüfen können, ob Sie sich mit Ihrem Ernährungsfahrplan auf dem richtigen Weg befinden. Hier die wichtigsten Punkte:

■ Achten Sie darauf, daß der Anteil an Fettkalorien unter 30 Prozent Ihrer täglichen Gesamtkalorienaufnahme bleibt. (Siehe »Fette«.)
Diese Richtlinie hat ihren guten Grund: Eine hohe Zufuhr von Fetten, insbesondere von gesättigten Fettsäuren, begünstigt die Cholesterinbildung im Blut. Und ein Zuviel an Cholesterin wiederum fördert die Entstehung von Fettablagerungen in den Arterien (»Plaques«) und damit die Entwicklung einer Atherosklerose.
Bei einer Gesamtzufuhr von beispielsweise 2400 Kalorien pro Tag sollte der Fettanteil maximal 720 Kalorien (30 Prozent) betragen.
Zur Ermittlung dieses Anteiles müssen Sie zunächst den Fettgehalt Ihrer Kost in Gramm ermitteln. Hilfreich sind dabei die Nährwertangaben auf den Nahrungsmittelverpackungen; ansonsten müßten Sie Nährwerttabellen zu Rate ziehen.
Als nächstes müssen Sie wissen, daß 1 Gramm Fett etwa 9 Kalorien entspricht. Bei der oben genannten Gesamtkalorienaufnahme sollte also der Fettanteil höchstens 80 g betragen (720 Kalorien : 9 Kalorien/g = 80 g).

■ Sorgen Sie dafür, daß der Anteil an *gesättigten* Fettsäuren, wie sie in Butter, Vollmilch und Vollfettkäse enthalten sind oder im sichtbaren Fett von Rindfleisch und anderen Fleischsorten, auf maximal ein Drittel der täglich zugeführten Fettkalorien beziehungsweise auf 10 Prozent der Gesamtkalorienzahl begrenzt bleibt. (Siehe »Fette«.)
■ Verlagern Sie beim Fettanteil Ihrer Kost das Gewicht auf *einfach ungesättigte* Fettsäuren, wie zum Beispiel in Olivenöl. In größeren Mengen verzehrt, werden einfach ungesättigte Fettsäuren mit einer geringeren Häufigkeit von Atherosklerose in Zusammenhang gebracht, insbesondere in den Mittelmeerländern. (Siehe »Fette«.)
■ Nehmen Sie täglich 400 bis 800 µg Folsäure ein.
Es gibt Hinweise darauf, daß diese Therapie den Homocysteinspiegel im Blut senkt. Eine hohe Konzentration dieses Proteinbestandteiles ist zusehends häufiger als Risikofaktor für Herz-Kreislauf-Erkrankungen im Gespräch. (Siehe »Folsäure« sowie die einschlägigen Erläuterungen in Teil I dieses Buches.)
■ Nehmen Sie täglich mindestens 400 I.E. natürliches Vitamin E (D-α-Tocopherol) ein.
Vitamin E, das in ausreichenden Mengen nicht ohne weiteres ausschließlich über die Nahrung verfügbar ist, wurde im Rahmen mehrerer Studien mit einem weniger häufigen Auftreten von Herz-Kreislauf-Erkrankungen in Verbindung gebracht. Man nimmt an, daß dieser Nährstoff dem zerstörerischen Tun der freien Radikale im Organismus, das zur Oxidation des LDL-Cholesterins

führt, entgegenwirkt. Dieser Oxidationsprozeß wiederum begünstigt die Entstehung von Plaques an den Arterienwänden und damit die Entwicklung einer Atherosklerose. (Siehe »Vitamin E« sowie die Erläuterungen zum Thema Antioxidantien in Teil I dieses Buches.)

■ Nehmen Sie täglich mindestens 500 bis 1000 mg Vitamin C ein. Eine solche Dosis Tag für Tag allein aus der Nahrung aufzunehmen, ist kaum möglich, und deshalb rate ich, das Defizit durch ein Ergänzungspräparat auszugleichen. Dennoch sollte es aber in Ihrer Kost nicht an ergiebigen Vitamin-C-Quellen fehlen, wie beispielsweise Erdbeeren, Orangen- und Cranberrysaft. (Siehe »Vitamin C«.)

Vitamin C ist deshalb so wichtig, weil es, genauso wie Vitamin E, offenbar das Risiko für Herz-Kreislauf-Erkrankungen mindert. Zudem gilt dieses Vitamin als eine Art »Hilfskraft«, die das Vitamin E in dessen positiver Wirkung unterstützt. (Siehe »Vitamin C« sowie die Erläuterungen zum Thema Antioxidantien in Teil I.)

■ Essen Sie Nahrungsmittel mit einem hohen Gehalt an Beta-Carotin. Diesen Nährstoff bezieht man am besten und einfachsten aus der normalen Kost. Um den täglichen Mindestbedarf von 25 000 I.E. Beta-Carotin zu decken, genügt der Verzehr einer großen Möhre oder gebackenen Süßkartoffel. Ergänzungspräparate sind auch eine Alternative, sollten aber von Rauchern oder Trinkern wegen eventueller gesundheitlicher Komplikationen besser gemieden werden. (Siehe »Vitamin A« sowie die Erläuterungen zum Thema Antioxidantien in Teil I.)

■ Sorgen Sie für eine an löslichen Ballaststoffen reiche Kost, und setzen Sie dafür Haferkleie, Hafergrütze, Linsen und getrocknete Bohnen auf Ihren Speisezettel.

Mehrere Untersuchungsergebnisse deuten darauf hin, daß lösliche Ballaststoffe dazu beitragen, im Dünndarm vorhandenes überschüssiges Cholesterin zu »schlucken«. (Siehe »Ballaststoffe, lösliche« und »Cholesterin«.)

■ Bauen Sie Gewicht ab. Fettleibigkeit ist in der Regel mit einem höheren Gesamtcholesterinspiegel und einer geringeren HDL-Konzentration verknüpft. Je weniger Körpergewicht, desto ausgeprägter die Tendenz zu einem niedrigeren Gesamtcholesterinspiegel und einem höheren HDL-Anteil. (Siehe »Fettleibigkeit«.)

Therapie-Empfehlungen

Meine grundsätzlichen Empfehlungen zu einer der Entwicklung von Atherosklerose vorbeugenden Ernährungstherapie wurden in den vorangehenden Abschnitt »Das sollten Sie wissen« mit einbezogen.

Zusätzliche Informationen

Siehe »Cholesterin«, »Fette«, »Fettleibigkeit«, »Mediterrane Kost« »Vitamin A« und »Vitamin E«. Nähere Informationen zum Thema Antioxidantien finden Sie in Teil I.

Augenbeschwerden

Zunehmend mehr auf ernährungswissenschaftlichen Erkenntnissen aufbauende Therapien werden heute zur Vorbeugung oder Behandlung verschiedener Augenprobleme eingesetzt. Vieles deutet darauf hin, daß eine wohldurchdachte und ausgewogene Ernährungsweise vor allem der Entwicklung von grauem Star (Katarakt) und altersbedingter Makuladegeneration entgegenwirken kann.

Das sollten Sie wissen

Vitamin E, Vitamin C und Beta-Carotin – die wichtigsten diätetischen Antioxidantien – werden mit einem verminderten Risiko für grauen Star in Verbindung gebracht. (Siehe »Vitamin A«, »Vitamin C« und »Grauer Star«.)

Die Zufuhr der Carotinoide Lutein und Zeaxanthin, die in dunklem Blattgemüse wie Kohlsorten und Spinat vorkommen, wirkt offenbar einer altersbedingten Makuladegeneration entgegen – der häufigsten Ursache für Erblindung von Menschen über 65 Jahren; und diese Altersgruppe macht einen ständig zunehmenden Prozentsatz der Bevölkerung aus. (Siehe Erläuterungen unter dem Stichwort »Vitamin A«.)

Es gibt Hinweise darauf, daß Augenerkrankungen oftmals durch freie Radikale hervorgerufen oder verschlimmert werden – durch jene instabilen Sauerstoffmoleküle im Organismus, die Zellen und Gewebe schädigen. Antioxidantien können diesem zerstörerischen Tun entgegenwirken. (Siehe Kapitel 4.)

Wissenschaftliche Erkenntnisse

■ Nach den Ergebnissen einer französischen Studie aus dem Jahre 1994 lassen sich bei Diabetikern durch strikte, in kurzen Abständen durchgeführte Überwachung des Blutzuckerspiegels Sehstörungen unter Kontrolle halten und sogar teilweise rückgängig machen. (*Diabetes Care*, Oktober 1994, S. 1141–1147.)

■ Bei einem 57jährigen ausgezehrten, an akuter Bauchspeicheldrüsenentzündung leidenden Alkoholiker wurde eine schwere Keratomalazie (Austrocknung und Erweichung der Augenhornhaut mit geschwürigen Einschmelzungen) festgestellt. Der Mann konnte nur noch Hell und Dunkel wahrnehmen. Diese Augenerkrankung ist in der Regel auf einen Vitamin-A-Mangel zurückzuführen. (*Cornea*, März 1993, S. 171–173.)

Nahrungsmittelquellen, Strategien und Fakten

Halten Sie sich an die unter dem Stichwort »Vitamin A« angeführten Nahrungsmittel, insbesondere aber an Grünkohl, dunkelgrünes glattblättriges Kohlgemüse und Spinat, Senfblätter, Okraschoten, den beliebten Brokkoli und an Rosenkohl.

Therapie-Empfehlungen

Schlucken Sie gewissenhaft jeden Tag Ihren »Antioxidantien-Cocktail«. (Siehe Kapitel 4.)

Zusätzliche Informationen

Siehe »Grauer Star«, »Vitamin A« und »Vitamin C« sowie Kapitel 4.

Ballaststoffe, lösliche

Bei den Ballaststoffen unterscheidet man zwischen zwei Kategorien – den löslichen und nichtlöslichen Fasern. Von einigen Besonderheiten abgesehen, besitzen beide im großen und ganzen dieselben Vorzüge. Als löslich bezeichnet man jene Ballaststoffe, deren Fasern sich in Wasser auflösen.

Das sollten Sie wissen

Nach den Ergebnissen mehrerer Untersuchungen wirkt sich der Verzehr von Haferkleie und Hafergrütze günstig auf die Herabsetzung des Cholesterinspiegels aus. Wasserlösliche Ballaststoffe spielen demnach bei der Vorbeugung gegen Atherosklerose und koronare Herzkrankheit eine bedeutsame Rolle. (Siehe auch »Nahrungsmittelquellen, Strategien und Fakten« unter dem Stichwort »Ballaststoffe, nichtlösliche«.)
Am günstigsten für eine Abschirmung gegen koronare Herzkrankheit ist jedoch eine Mischung aus löslichen und nichtlöslichen Fasern. Zu diesem Thema veröffentlichte das *Journal of the American Medical Association* am 14. Februar 1996 die Resultate einer an der Harvard School of Public Health durchgeführten 6-Jahres-Langzeitstudie, in die fast 44 000 Männer im Alter zwischen 40 und 76 Jahren einbezogen waren. Es zeigte

sich, daß bei den Testpersonen mit dem höchsten Anteil an löslichen und nichtlöslichen Fasern in der Kost die Anzahl der Herzinfarkte um 35 Prozent niedriger war als bei jenen, die sich ausgesprochen ballaststoffarm ernährten.
Schwerpunkt der Ernährung waren Getreideprodukte, Äpfel, Bananen und Orangen, Erbsen, gekochte Möhren und Tomatensauce. Einige dieser Nahrungsmittel enthalten reichlich lösliche Fasern, andere wiederum überwiegend nichtlösliche Ballaststoffe. Bei der Kost der Testpersonen spielten Nahrungsmittel mit besonders leicht löslichen Fasern, beispielsweise Trockenbohnen und Haferprodukte, keine besondere Rolle. Mit anderen Worten – das verminderte Infarktrisiko war bei einer Ernährung zu beobachten, die eine gesunde Mischung aus löslichen und nichtlöslichen Ballaststoffen enthielt.
Die Probanden mit der höchsten Ballaststoffaufnahme verzehrten täglich 25 g Fasern oder mehr – eine Mindestmenge, wie sie auch ich empfehle.
Weiterhin besagt die Studie, daß die Umstellung auf eine fettfreie, aber ballaststoffarme Kost möglicherweise nicht optimal ist. Wichtig sind auch fettarme Produkte *und* dazu reichlich Lebensmittel mit hohem Ballaststoffanteil.
Lösliche Ballaststoffe besitzen noch andere Vorzüge. Zum einen verbleibt die Nahrung länger im Magen, und dies trägt zur Stabilisierung des Blutzuckerspiegels bei. Und zum zweiten haben an löslichen Ballaststoffen reiche Nahrungsmittel, genauso wie jene mit nichtlöslichen Fasern, in der Regel weniger Kalorien. Lösliche Fasern erzeu-

gen Sättigungsgefühl – ein positiver Faktor bei Gewichtsproblemen.

Wissenschaftliche Erkenntnisse

■ Im Rahmen eines zwölfwöchigen Forschungsprojektes am New York Medical College erhielten Kinder mit erhöhtem Cholesterinspiegel eine an gesättigten Fettsäuren und Cholesterin arme Kost, der lösliche Fasern (in Form von Flohsamen; die Samen von *Plantago psyllium* = Flohsamenwegerich) zugesetzt waren. Diese Nahrungsergänzung erwies sich als zusätzlicher Vorteil bei der Behandlung der kleinen Patienten. (*Journal of the American College of Nutrition,* Juni 1995, S. 251–257.) Andere Studien haben gezeigt, daß Flohsamen bei Erwachsenen einen cholesterinsenkenden Effekt ausübt.

Nahrungsmittelquellen, Strategien und Fakten

Zu den ergiebigen Quellen löslicher Ballaststoffe zählen unter anderem Hafer, Haferkleie und Hafergrütze, Gerste, Äpfel, Erdbeeren und Zitrusfrüchte, getrocknete Hülsenfrüchte (Bohnen, Linsen und Erbsen), Kartoffeln und rohe Kohlsorten.

Therapie-Empfehlungen

Verzehren Sie täglich mindestens 20 bis 35 g Ballaststoffe, und zwar lösliche und nichtlösliche Fasern in etwa zu gleichen Teilen. (Nähere Einzelheiten unter den

Stichwörtern »Ballaststoffe, nichtlösliche« und »Verstopfung«.)

Zusätzliche Informationen

Siehe »Atherosklerose«, »Ballaststoffe, nichtlösliche«, »Koronare Herzkrankheit« und »Verstopfung«.

Ballaststoffe, nichtlösliche

Wie bereits im vorangegangenen Eintrag erwähnt, unterscheidet man zwischen löslichen und nichtlöslichen Ballaststoffen. Der folgende Abschnitt befaßt sich mit den unverdaulichen, in Wasser nicht löslichen Fasern.

Das sollten Sie wissen

Ein hoher Anteil an unverdaulichen, in Wasser nicht löslichen Fasern in der täglichen Kost wirkt sich auf die Vorbeugung oder Behandlung folgender Krankheiten und Beschwerden besonders günstig aus:

■ Dickdarmkrebs,
■ Divertikulitis,
■ Verstopfung,
■ Fettleibigkeit.

Warnung: Ballaststoffreiche Kost kann Blähungen, Magenkrämpfe und andere Verdauungsbeschwerden hervorrufen. Ratsam ist es deshalb, neue Nahrungsmittel »portionsweise« nach und nach über einen Zeitraum von mehreren Tagen in den Speiseplan aufzunehmen.

Wissenschaftliche Erkenntnisse

■ Tierexperimentelle Untersuchungen an der Hirosaki Universität in Japan ergaben, daß Weizenkleie die Passage des Nahrungsbreis durch den Dickdarm wesentlich verkürzte; das Stuhlvolumen nahm zu und die Fettresorption wurde gehemmt. Diese Fakten deuten darauf hin, daß Weizenkleie der Entstehung von Darmkrebserkrankungen und Dickdarmdivertikeln (Ausstülpungen) nachhaltig entgegenwirken kann. (*Tohoku Journal of Experimental Medicine*, August 1995, S. 227-238.)

■ Wer reichlich rohes Obst und Gemüse verzehrt, insbesondere Kreuzblütler-Gemüsesorten und Ballaststoffe, läuft weniger Gefahr, an Speiseröhrenkrebs zu erkranken. Dies geht aus einer Studie der National Institutes of Health aus dem Jahre 1995 hervor. Fettleibigkeit – so besagt der Bericht weiterhin – stelle einen Risikofaktor für diese Krebsform dar. (*Journal of the National Cancer Institute*, 7. Juni 1995, S. 847-848.)

Nahrungsmittelquellen, Strategien und Fakten

An nichtlöslichen Fasern reiche Nahrungsmittel sind unter anderem Weizenkleie, Vollkornflocken und -müsli (beachten Sie den auf der Packung angegebenen Ballaststoffanteil), Maiskleie, Nüsse, Samen und Kerne sowie »knackige« Gemüse wie Brokkoli und Möhren.

Nichtlösliche Fasern besitzen einen hohen Zelluloseanteil und lösen sich – wie der Name bereits besagt – in Wasser nicht auf. Dementsprechend vergrößern sie das Stuhlvolumen und beschleunigen die Nahrungspassage durch den Darmtrakt.

Therapie-Empfehlungen

Verzehren Sie jeden Tag 20 bis 35 g Ballaststoffe, und zwar – soweit möglich – nichtlösliche und lösliche Fasern zu gleichen Teilen.

Ihre tägliche Mindestration von 10 bis 18 g nichtlöslicher Fasern können Sie aus etwa 80 ml Kleie-Müsli plus einer Portion Brokkoli und einer Scheibe Weizenvollkornbrot beziehen.

Wie sich ballaststoffreiche Nahrungsmittel am besten in den Speisplan einfügen lassen, können Sie unter dem Stichwort »Verstopfung« nachlesen.

Zusätzliche Informationen

Siehe »Ballaststoffe, lösliche«, »Divertikulitis«, »Kohlenhydrate«, »Koronare Herzkrankheit«, »Krebserkrankungen« und »Verstopfung«.

Bioflavonoide

Bioflavonoide (Hesperidin und Rutin) – auch unter der Bezeichnung »Vitamin P« bekannt – sind Pflanzenderivate und kommen besonders reichlich in der weißen Innenschicht von Zitrusfruchtschalen vor. Sie enthalten den sogenannten »Permeabilitätsfaktor«, der der Permeabilität (Durchlässigkeit) und Brüchigkeit von Kapillaren (haarfeinen Blutgefäßen, die beispielsweise die Haut versorgen) entgegenwirkt. Eine Rolle spielt dieser Faktor auch bei der Behandlung von Purpura (einer durch Sickerblutungen hervorgerufenen Hautverfärbung). Es gibt Hinweise darauf, daß sich Bioflavonoide auf vielerlei andere Weise günstig auf die Gesundheit auswirken. (Siehe den folgenden Abschnitt.)

Das sollten Sie wissen

Wie bereits erwähnt, üben Bioflavonoide einen positiven Einfluß auf die Behandlung verschiedener Formen von Purpura aus. Ferner deuten die Ergebnisse tierexperimenteller Untersuchungen und einiger Studien am Menschen darauf hin, daß sie sich bei folgenden Maßnahmen als hilfreich erweisen *könnten*:

■ Steigerung der Bioverfügbarkeit von Vitamin C.
■ Krebsprävention durch antioxidative Aktivität als »Radikalenfänger«. (Siehe »Wissenschaftliche Erkenntnisse«.)
■ Senkung des Cholesterinspiegels bei bestimmten Patienten.
■ Vorbeugung gegen grauen Star.

Wissenschaftliche Erkenntnisse

Verschiedene wissenschaftliche Untersuchungen neueren Datums zeigen auf, welcherart positive Auswirkungen Bioflavonoide und ihre Abkömmlinge zeitigen können:

■ Flavonoide, wie sie sich zum Beispiel in Gemüse, Obst, Tee und Wein finden, sind hervorragende »Radikalenfänger«. Anders gesagt – sie vernichten freie Radikale, die nach Ansicht von zunehmend mehr Fachleuten zumindest teilweise für die enorme Rate an Krebs- und Koronarerkrankungen verantwortlich sind. Vor allem, so meinen niederländische Forscher, sind Flavonoide erfolgreich, wenn es um die Beseitigung oder Neutralisierung des zerstörerischen Stickoxidradikals geht. (*Biochemical and Biophysical Research*, 25. September 1995, S. 755–759.)
■ Gleichfalls in den Niederlanden bestimmten Wissenschaftler den Gehalt von fünf wichtigen Flavonoiden – Quercetin, Kämpferol, Myricetin, Apigenin und Luteolin – in 28 Gemüse- und 12 Obstsorten sowie in 9 Getränken. Als Hauptlieferanten von Flavonoiden in der typisch niederländischen Ernährung erwiesen sich schwarzer Tee, Zwiebeln und Äpfel.

Ausgehend von Befragungen, die Ernährungsfachleute bei 805 Männern durchgeführt hatten, erstellten die Forscher zunächst eine Schätzung der Flavonoidzufuhr im Jahre 1985. Fünf Jahre später ermittelten sie, daß 43 der Befragten an koronarer Herzkrankheit verstorben waren. Die Befunde ergaben, daß bei den Testpersonen mit der höchsten Flavonoidzufuhr im Vergleich zu jenen mit dem geringsten Anteil in der täglichen Kost die Gefahr einer tödlich verlaufenden koronaren Herzkrankheit um 68 Prozent niedriger lag. Möglicherweise ist dieses Resultat auf die Tatsache zurückzuführen, daß »diese Flavonoide die Konzentration von oxidiertem (»schlechtem«) LDL-Cholesterin herabsetzten und damit die Entstehung atherosklerotischer Plaques hemmten.« (*Lancet,* 1993, 324:1007.)

■ Tierexperimentelle Untersuchungen an der Fakultät für Pharmazeutische Wissenschaften der Universität von Jos (Nigeria) ergaben, daß die an Flavonoiden reichen Blätter der Pflanze *Baphia nitida* entzündungshemmend wirken. (*Journal of Ethnopharmacology,* Mai 1995, S. 121–124.)
■ Eine nach der Entfernung von Hämorrhoiden einsetzende Blutung konnte durch die Verabreichung eines Flavonoidderivats abgeschwächt werden. (*British Journal of Surgery,* August 1995, S. 1034–1035.)

Nahrungsmittelquellen, Strategien und Fakten

Ergiebige Quellen für Bioflavonoide sind Gemüse, Buchweizen, die weißen Innenschalen von Orangen, Grapefruits und anderen Zitrusfrüchten, schwarze Johannisbeeren sowie Tee und Wein.
Wenn möglich, sollten Sie die ganze Zitrusfrucht essen und nicht nur den Saft trinken. Achten Sie beim Schälen von Orangen, Grapefruits und anderen Zitrusfrüchten auch darauf, die weiße Innenschale nicht ganz zu entfernen, auch wenn Sie sie vielleicht als »pelzig« empfinden; mit ihr gehen nämlich auch wichtige Flavonoide verloren.

Therapie-Empfehlungen

Über den Einfluß einer hochdosierten Zufuhr von Bioflavonoiden auf den menschlichen Organismus ist im großen und ganzen nichts bekannt, und deshalb rate ich, sich an die zuvor erwähnten natürlichen Lieferanten zu halten. In größeren Mengen eingenommen, können Bioflavonoidpräparate Durchfall hervorrufen.

Zusätzliche Informationen

Siehe »Vitamin C«.

Biotin

Biotin, eine Komponente des Vitamin-B_2-Komplexes, ist an verschiedenen Körperfunktionen beteiligt, unter anderem am Eiweißabbau und Kohlenhydratstoffwechsel sowie an der Fettsäuresynthese.
Biotinmangel kann seborrhoisches Ekzem hervorrufen – einen Hautausschlag, der oftmals bei Säuglingen unter sechs Monaten zu beobachten ist und unter Umständen mit Haarausfall einhergeht.
Avidin, ein Protein des rohen Eiklars, hemmt beziehungsweise verhindert die Resorption von Biotin.

Anmerkung: Biotin kann im Darm aus Nahrungsmitteln gebildet (synthetisiert) werden, deshalb ist ein Defizit selten zu beobachten.

Das sollten Sie wissen

Erwachsene können zur Deckung ihres Bedarfs täglich bis zu 100 µg Biotin in Form eines Präparates einnehmen. Ich selbst vertrete den Standpunkt, daß eine vernünftige Ernährung diesen Nährstoff in ausreichender Menge enthalten und man auf Ergänzungspräparate verzichten sollte. (Siehe »Nahrungsmittelquellen, Strategien und Fakten«.)

Zu den wenigen, in der wissenschaftlichen Literatur angeführten Ausnahmen zählen:

■ Säuglinge unter sechs Monate und Erwachsene mit einem seborrhoischen Ekzem.

■ Nierenpatienten mit neurologischen Störungen, die auf eine längerfristige Hämodialyse-Behandlung zurückzuführen sind. Oftmals schwächen sich diese Erscheinungen nach Einnahme eines Biotinpräparates ab.

Nahrungsmittelquellen, Strategien und Fakten

Sehr reich an Biotin sind Rinder- und Lammleber. Einen hohen Gehalt besitzen auch Speck und Kalbfleisch sowie Mandeln, Erd- und Walnüsse. Empfehlenswerte Biotinlieferanten sind außerdem Sojamehl, Voll- und Magermilchpulver, Eigelb, schwarze Johannisbeeren und Holunderbeeren, Wein-trauben, Pfirsiche, Netz- und Wassermelonen, Rosinen, Spinat und Tomaten sowie Flußbarsch und Pilze.

Therapie-Empfehlungen

Biotin kommt in vielen Lebensmitteln vor, und deshalb stellt sich bei abwechslungsreicher Ernährung kaum jemals ein Defizit ein. Behauptungen, Biotinpräparate seien zur Vorbeugung oder Behandlung von Krankheiten notwendig, sind unbegründet und irreführend. Empfehlungen für die tägliche Mindestaufnahme dieses Nährstoffes gibt es nicht.

Zusätzliche Informationen

Siehe »Dermatitis«.

Bluthochdruck (Hypertonie)

Um einen erhöhten Blutdruck in den Griff zu bekommen, reicht die Umstellung auf eine vernünftige Ernährung als einzige Maßnahme oftmals nicht aus. Aber bei dem Versuch, dieses Problems Herr zu werden, kann die tägliche Kost mit Sicherheit eine bedeutsame Rolle spielen.

Das sollten Sie wissen

Den Blutdruck unter Kontrolle zu halten heißt zunächst einmal, sich in Sachen Ernährung einige grundlegende Prinzipien einzuprägen:

■ Übergewicht ist in jedem Fall ein Risikofaktor. Nehmen Sie ab, und halten Sie

Ihr Idealgewicht. Schon durch wenige zusätzliche Pfunde kann sich der Blutdruck erhöhen. Überschüssiges Körperfett, insbesondere im Bereich des Oberkörpers, bedeutet auch ein vermehrtes Risiko.

■ Schränken Sie die Salzzufuhr ein. Auch ohne überhöhten Blutdruck ist es ratsam, pro Tag höchstens 2400 bis 3000 mg Kochsalz aufzunehmen. Und macht Ihnen Bluthochdruck zu schaffen, sollte die tägliche Zufuhr unter 2400 mg (= 2,4 g) liegen. (Siehe »Kochsalz«.)

Nicht bei allen Menschen spricht der Blutdruck auf Salz an. Aber bei vielen Erwachsenen gehen vermehrte Kochsalzaufnahme (Natriumchlorid) und Blutdruckanstieg »Hand in Hand«.

Anmerkung: Kochsalz besteht aus 40 Prozent Natrium und 60 Prozent Chlorid. Ist bei einem Lebensmittel oder Gericht nur von »Salz« (in Gramm) die Rede, dann multiplizieren Sie diese Zahl einfach mit 40 Prozent oder 0,4 und errechnen so den Natriumanteil.

■ Achten Sie auf eine ausreichende Kaliumzufuhr, insbesondere wenn Sie ein blutdrucksenkendes Mittel, beispielsweise ein Diuretikum, einnehmen. Diuretika (harntreibende Medikamente) entziehen dem Körper Wasser und Mineralstoffe. (Siehe »Elektrolyte«.)

■ Meiden Sie Kreatin- oder Kreatininpräparate. Nach einem Bericht in der Zeitschrift *Hypertension* aus dem Jahre 1989 besteht für Hochdruckpatienten mit hohen Kreatininspiegeln eine fünfmal größere Wahrscheinlichkeit, an Schlaganfall oder Herzinfarkt zu sterben, als für jene mit niedrigen Konzentrationen. (Kreatinin ist ein Stoffwechselabbauprodukt des in Muskelgewebe vorhandenen Kreatins und im Harn nachweisbar.)

■ Meiden Sie Koffein, das den Blutdruck kurzfristig in die Höhe schnellen läßt.

■ Sorgen Sie für eine an gesättigten Fettsäuren arme Ernährung. Mehrere vom Council for High Blood Pressure Research (Gremium für Bluthochdruckforschung) der American Heart Association anerkannte Studien erbrachten einen eindeutigen Zusammenhang zwischen erhöhten Bluttfettwerten (wie Cholesterin und Triglyzeride) und Bluthochdruck.

Anmerkung: Der Anteil an Fettkalorien, die mit der Nahrung aufgenommen werden, sollte maximal 20 bis 30 Prozent der täglichen Gesamtkalorienaufnahme betragen. Und diese Fettkalorien wiederum sollten zum größten Teil aus mehrfach und einfach ungesättigten Fettsäuren stammen. Weitere Einzelheiten hierzu finden Sie unter dem Stichwort »Fette«.

■ Verlagern Sie den Schwerpunkt Ihrer Ernährung auf ballaststoffreiches Gemüse. Vegetarier haben in der Regel einen niedrigeren Blutdruck als Nichtvegetarier. Und setzen Sie auch andere faserreiche Nahrungsmittel, wie beispielsweise Weizenkleie oder Getreidemüsli, auf Ihren Speiseplan.

■ Sorgen Sie für eine ausreichende Versorgung mit Calcium; mindestens 1000 mg, besser noch bis zu 1500 mg pro Tag. (Siehe »Calcium«.)

Wissenschaftlichen Untersuchungen zufolge läßt sich ein leicht bis mäßig erhöhter Blutdruck durch orale Calcium-gaben mitunter herabsetzen.

■ Meiden Sie unverarbeitete Süßholz-wurzel; sie enthält Glycyrrhizinsäure und wirkt in der Regel blutdruckstei-gernd. (Siehe »Süßholzwurzel«.)

■ Gewöhnen Sie sich das Rauchen ab; notfalls im Rahmen einer Gruppe.

■ Ziehen Sie die Einnahme von Coen-zym Q10 in Betracht; mitunter wirkt es blutdrucksenkend. (Siehe »Coenzym Q10 «.)

■ Meiden Sie Alkohol; er treibt den Blutdruck nach oben. Schaffen Sie es nicht, gänzlich darauf zu verzichten, dann beschränken Sie sich als Mann zu-mindest auf maximal einen Mixed Drink pro Tag und als Frau auf höchstens drei Mixgetränke pro Woche. (Siehe »Alko-hol«.)

■ Betreiben Sie regelmäßig Aerobic-Sport.

■ Nutzen Sie die Vorzüge von Entspan-nungs- und Biofeedback-Therapien.

Nahrungsmittelquellen, Strategien und Fakten

Machen Sie sich die im vorangegange-nen Abschnitt angeführten Grundsätze und Ratschläge zu eigen.

Therapie-Empfehlungen

Siehe Erläuterungen unter der Über-schrift »Das sollten Sie wissen«.

Zusätzliche Informationen

Siehe »Alkohol«, »Atherosklerose«, »Ballaststoffe«, »Calcium«, »Coenzym

Q10«, »Elektrolyte«, »Fette«, »Koch-salz«, »Koronare Herzkrankheit«, »Kräu-ter«, »Süßholzwurzel« und »Wein«.

Calcium

Überaus wichtig für die Gesunderhal-tung des Organismus ist eine calciumrei-che Kost. Für einen kräftigen Knochen-bau und gesunde Zähne ist dieser Mineralstoff ebenso unentbehrlich wie für vielerlei andere wichtige Körper-funktionen einschließlich der Enzymak-tivität im Verdauungstrakt. Und eine ganz wesentliche Rolle spielt Calcium bei der Vorbeugung gegen Osteoporose – dem mit fortschreitendem Alter bei Männern und Frauen gleichermaßen einsetzenden Knochensubstanzverlust.

Das sollten Sie wissen

Für die tägliche Calciumzufuhr gaben die National Institutes of Health 1994 folgende Empfehlungen heraus:

■ Erwachsene: 1000 mg.

■ Werdende und stillende Mütter: 1500 mg.

■ Frauen über 50 Jahre:
• bei Einnahme eines Östrogenpräpa-rates 1000 mg.
• ohne Hormonersatztherapie 1500 mg.

■ Männer und Frauen über 65 Jahre: 1500 mg.

Meiner Ansicht nach reichen diese Men-gen zur Vorbeugung gegen Osteoporose aus, und deshalb rate ich dringend zu einer täglichen Mindestaufnahme von

1000 mg Calcium, wobei werdende und stillende Mütter sowie körperlich sehr aktive Menschen ihre Dosis bis auf etwa 1500 mg anheben sollten. (Siehe »Therapie-Empfehlungen«.)

Soweit möglich, sollten Sie Ihren Calciumbedarf aus der täglichen Kost decken (siehe »Nahrungsmittelquellen, Strategien und Fakten«), aber dies könnte sich als schwierig erweisen, insbesondere bei Verdauungsproblemen mit Milchprodukten. Ein beachtlicher Teil der Weltbevölkerung muß aufgrund von Magen- und Darmbeschwerden, wie beispielsweise Krämpfe oder Blähungen, auf den Verzehr von Milchprodukten verzichten. Zuzuschreiben sind derlei Probleme einer Laktoseintoleranz, die ihrerseits in einem Mangel des für die Verdauung von Milchzucker (Laktose) unentbehrlichen Enzyms Laktase wurzelt.

Bei Milchzuckerunverträglichkeit oder Aversion gegen Milchprodukte sind Calciumpräparate ein absolutes Muß. Zumeist wird Calcium in Form von Calciumcarbonat, Calciumphosphat, Calciumgluconat oder Calciumcitrat zugeführt. (Siehe »Therapie-Empfehlungen«.)

Anmerkung: Neuere Untersuchungen haben gezeigt, daß sich eine vermehrte Calciumzufuhr – einerlei ob via Ernährung oder Ergänzungspräparat – in Kombination mit regelmäßiger körperlicher Aktivität oder Hormonersatztherapie besonders günstig auswirkt. Eine Hormonersatztherapie kann sich aus vielerlei Gründen als nützlich erweisen – unter anderem zur Vorbeugung gegen Osteoporose und koronare Herzkrankheit bei Frauen, die das Klimakterium hinter sich haben. Durch die Einnahme von Östrogen nach der Menopause können Frauen ihren »schlechten« LDL-Cholesterinspiegel senken und den HDL-Anteil erhöhen. (Nähere Einzelheiten zu diesem Thema finden Sie unter dem Stichwort »Hormone«.)

Unentbehrlich für die Resorption von Calcium und seine Verwertung bei der Knochenmineralisation ist die Unterstützung durch Vitamin D, das durch die Einwirkung von Sonnenlicht im menschlichen Organismus gebildet oder ihm in Form von Präparaten zugeführt wird. Ein täglicher, etwa halbstündiger Aufenthalt im Freien reicht zumeist für die Deckung des Vitamin-D-Bedarfs aus. Ältere oder kranke, ans Haus gefesselte Personen hingegen sind in der Regel auf ein Präparat angewiesen.

Warnung: Nehmen Sie Vitamin-D-Präparate *nur* unter ärztlicher Kontrolle ein. Der tägliche Höchstbedarf liegt bei maximal 400 I.E.; darüber hinausgehende Dosen können Knochenschädigungen und andere Probleme herbeiführen. Neben der Bekämpfung von Osteoporose und Herz-Kreislauf-Erkrankungen erfüllt Calcium noch allerlei andere wichtige Funktionen. So berichteten beispielsweise Wissenschaftler des Arizona Cancer Center im Januar 1996 im *Journal of the National Cancer Institute*, daß sich allein durch eine calciumreiche Kost das Risiko für Dickdarmkrebs um 35 Prozent verringerte. Die in die Studie einbezogenen Testpersonen nahmen täglich 1500 mg Calcium in Form eines Präparates ein. Zuzuschreiben war die Minderung des Risikos vermutlich der

Tendenz von Calcium, Säuren, die das Wachstum von bösartigen Tumoren anregen, »aufzusaugen«.

Manches deutet auch darauf hin, daß Calcium möglicherweise bei bestimmten Personen blutdrucksenkend wirkt, insbesondere bei schwangeren Frauen. Andere Befunde hingegen lassen auf das glatte Gegenteil schließen – nämlich einen calciumbedingten Blutdruckanstieg. Suchen Sie also bei Bluthochdruck vorsichtshalber Ihren Arzt auf, ehe Sie zusätzlich Calcium einnehmen. (Nähere Einzelheiten zu diesem Thema finden Sie im folgenden Abschnitt.)

Wissenschaftliche Erkenntnisse

■ Tierexperimentelle Untersuchungen an der Oregon Health Sciences University im Jahre 1995 ergaben, daß zusätzlich mit der Nahrung verabreichtes Calcium den Blutdruck herabsetzte, während er bei calciumarmem Futter eher anstieg. (*Seminars in Nephrology,* November 1995, S. 593–602.)

■ Aus einer Reihe epidemiologischer Studien geht hervor, daß calciumarme Kost beim Menschen einen Risikofaktor für Bluthochdruck darstellt. Dies berichteten französische Wissenschaftler in der Novemberausgabe 1995 von *Seminars in Nephrology* (S. 550–563). Vermehrte orale Calciumaufnahme scheint den Blutdruck des Menschen günstig zu beeinflussen.

■ Im Gegensatz dazu vertreten Forscher der Oregon Health Sciences University die Meinung, die Rolle von Calcium bei der Vorbeugung oder Behandlung von Bluthochdruck sei nach wie vor nicht eindeutig geklärt. Zum einen seien die Resultate aufgrund unterschiedlicher methodischer Vorgehensweisen ohne Beweiskraft, und zum zweiten bewirke die Zufuhr von Calcium bei manchen hochdruckgefährdeten Personen eine Besserung und bei anderen nicht. Wichtig wäre die Entwicklung einer Methode, anhand deren sich feststellen läßt, welche Hochdruckpatienten von einer zusätzlichen Calciumzufuhr profitieren können.

■ In einem an der Universität von Illinois durchgeführten Tierversuch zeigte sich, daß Spinat die Calciumresorption in den Knochen junger Tiere unterbindet. Der Befund ergab eine Beeinträchtigung von Qualität und Quantität der Knochensubstanz. Spinat enthält zwar reichlich Calcium, das aber nur begrenzt bioverfügbar ist. Anders gesagt – in Spinat gebundenes Calcium läßt sich nicht ohne weiteres durch Enzyme und Verdauungssäfte für die Verwertung im Organismus aufschließen. (*Journal of the American College of Nutrition,* Juni 1995, S. 278–285.)

■ Einer japanischen Studie aus dem Jahre 1995 zufolge ließ sich durch Zufuhr eines Calciumpräparates schwangerschaftsbedingter Bluthochdruck weitestgehend unterbinden. Nur bei 2,2 Prozent der Schwangeren, die täglich 1 Gramm Calcium eingenommen hatten, erhöhte sich der Blutdruck. Im Vergleich dazu wiesen 8,8 Prozent der Frauen, denen man kein Calcium verabreicht hatte, einen Blutdruckanstieg auf. (*Journal of Obstetrics and Gynecology,* Juni 1995, S. 281–288.)

■ Nach Aussagen von Forschern der Universität von Illinois besteht eine bemerkenswerte Diskrepanz zwischen vermeintlicher und tatsächlicher Calciumzufuhr. (*Journal of the American College of Nutrition*, August 1995, S. 336–340.) Im Durchschnitt betrug die Calciumaufnahme der über 300 in die Studie einbezogenen Frauen 591 mg pro Tag. Über 40 Prozent der Probandinnen gaben an, weniger als 60 Prozent der von den National Institutes of Health empfohlenen Tagesdosis von 1000 mg aufzunehmen. Aber 27 Prozent der Frauen mit unzureichender Calciumversorgung waren der Überzeugung, sich mit ihrer Zufuhr im Bereich des RDA-Wertes zu bewegen.

Nahrungsmittelquellen, Strategien und Fakten

Die ergiebigsten Calciumquellen aus dem Bereich der Milchprodukte sind:

Nahrungsmittel	Menge	Calcium
Milch, fettarm oder mager	250 ml	300–325 mg
Joghurt, fettarm	250 ml	415 mg
Ricotta	125 ml	340 mg
Emmentaler	30 g	270 mg
Monterey Jack, Provolone, Cheddar und Gouda	30 g	200–214 mg
Mozzarella	30 g	150–180 mg

Reich an Calcium sind außerdem folgende Produkte:

Ölsardinen mit Gräten	90-g-Dose	324 mg
Lachs mit Gräten	90-g-Dose	180 mg
Tofu	90 g	108 mg
Kohlgemüse, tiefgefroren,gekocht	125 ml	179 mg
Grünkohl, tiefgefroren, gekocht	125 ml	90 mg
Brokkoli, tiefgefroren,gehackt	125 ml	94 mg

Wichtig: Die Mengenangaben erfolgen häufig in ml (= Umrechnung des amerikanischen Tassenmaßes). Mit Hilfe eines Meßbechers wird es kein Problem sein, die erforderlichen Mengen abzumessen.

Therapie-Empfehlungen

Erwachsene und Jugendliche sollten pro Tag 1000 bis 1500 mg Calcium einnehmen. Für werdende und stillende Mütter, Frauen, die das Klimakterium hinter sich haben, sowie körperlich ausgesprochen aktive Menschen und Sportler, die viel schwitzen, ist es ratsam, sich in Richtung Obergrenze dieses Dosisbereiches zu bewegen.

Auch Kinder brauchen reichlich Calcium. Die für sie und Jugendliche festgelegten RDA-Werte für die tägliche Zufuhr von Calcium, die ich im großen und ganzen gleichfalls befürworte, betragen:

- Säuglinge, bis zu 6 Monate: 400 mg
- Säuglinge, 6 bis 12 Monate: 600 mg
- Kleinkinder, 1 bis 5 Jahre: 800 mg
- Schulkinder, 6 bis 10 Jahre:
                                800–1200 mg
- Kinder ab 11 Jahre, Teenager und junge Erwachsene bis 24 Jahre: 1200 mg. (Ich würde sogar eine Dosis bis 1500 mg vorschlagen.)

Schaffen Sie es, Ihren Calciumbedarf durch die tägliche Kost zu decken, können Sie auf Zusatzpräparate verzichten. Gelingt dies nicht, sollten Sie das Defizit durch ein entsprechendes Präparat ausgleichen. Mittlerweile sind viele gute Produkte auf dem Markt, aber dennoch ist es ratsam, sich auch über einen angesehenen Markennamen hinaus zu vergewissern, ob das Präparat eine der folgenden Calciumverbindungen enthält:

- Calciumcarbonat (die am weitesten verbreitete Substanz).
- Calciumphosphat (nach allgemeiner Auffassung biologisch weniger gut verfügbar als Calciumcarbonat).
- Calciumgluconat (wird zumeist mühelos resorbiert, enthält aber im Vergleich zu anderen Verbindungen wenig Calcium und muß deshalb höher dosiert werden).
- Calciumcitrat (besitzt eine hohe Bioverfügbarkeit).

Achten Sie genau auf den Calciumgehalt pro Tablette in Milligramm; in diesem Punkt gibt es von Produkt zu Produkt beachtliche Unterschiede. Zur Unterstützung der Calciumaufnahme in den Organismus nimmt man das Präparat am besten in kleinen Dosen eine Stunde vor oder zwei Stunden nach den Mahlzeiten ein. Zudem haben mehrere Studien erbracht, daß regelmäßiges Ausdauertraining wie Joggen, Gehen oder Radeln mit Gelenkgewichten die Calciumresorption begünstigt.

Zusätzliche Informationen

Siehe »Bluthochdruck«, »Cholesterin«, »Hormone«, »Koronare Herzkrankheit« und »Osteoporose«.

Chillies

Um die heilkräftigen Eigenschaften von Chili *(Capsicum frutescens)* wußten schon viele Völker der Antike, vor allem aber die Azteken. Chili, zur Familie der Capsicum-Gewächse gehörend, besitzt einen scharfen Geschmack und enthält das Alkaloid Capsaicin, das Schmerzen und andere Beschwerden auf vielerlei Weise lindern kann. Chilischoten und ihre Extrakte finden Anwendung bei der Behandlung von peptischen Geschwüren und Arthritis, Mundschleimhautentzündungen, Juckreiz an den Füßen und Hautreizungen sowie verschiedenen diabetesbedingten Symptomen.

Das sollten Sie wissen

Ergänzen Sie Ihre Kost durch einige Chilischoten, wenn Ihnen Schmerzen und/oder eines der oben genannten gesundheitlichen Probleme zu schaffen machen.

Aber Vorsicht: Bei Hautkontakt können die hochwirksamen chemischen Inhaltsstoffe schmerzhafte Entzündungen und Kontaktekzeme hervorrufen, die in vereinzelten Fällen unter Umständen sogar zum Tode führen.

Wissenschaftliche Erkenntnisse

■ Einer Studie des Staatlichen Universitätskrankenhauses in Singapur zufolge kann Capsaicin – der scharf schmeckende Inhaltsstoff von Chili – vor einer Schädigung der Magenschleimhaut durch Aspirin schützen. (*Digest of Discoveries in Science,* März 1995, S. 580–583.)

■ Wissenschaftler am Staatlichen Universitätskrankenhaus in Singapur fanden heraus, daß der Verzehr von Chillies gegen Geschwürskrankheit vorbeugen kann. (*Digest of Discoveries in Science,* März 1995, S. 576–579.)

■ Nach dem Zurichten und Einlegen selbst angebauter Jalapeño-Chilischoten (insgesamt 15 1-Liter-Gläser) stellten sich bei einem 66jährigen Mann schmerzhafte Entzündungen an beiden Händen ein. (*Cutis,* Februar 1993, S. 112–114.)

■ Ein freiverkäufliches capsaicinhaltiges Medikament zur Behandlung von Neuralgien sowie diabetischen und arthritischen Schmerzzuständen rief bei einem am San Diego Medical Center der Universität von Kalifornien untersuchten Patienten ein Kontaktekzem (entzündliche, juckende Hautveränderung) hervor. (*Annals of Emerging Medicine,* Mai 1995, S. 713–715.)

■ Nach einem Forschungsbericht des Department of Pathology an der Bowman Gray School of Medicine in Winston-Salem (North Carolina) stand die Anwendung eines muskatartigen Pfeffersprays, mit dem man Untersuchungshäftlinge unter Kontrolle hielt, möglicherweise im Zusammenhang mit dem Tod von Gefängnisinsassen. (*American Journal of Forensic Medical Pathology,* September 1995, S. 185–192.)

■ Angeblich soll Capsaicin dazu beitragen, den Cholesterinspiegel zu senken und die Blutgerinnung zu hemmen. Wissenschaftliche Beweise dafür stehen aber aus.

Als wirksam erwies sich die lokale Applikation von Capsaicinsalben bei chronischen, mit Gürtelrose (Herpes zoster), Trigeminusneuralgie und Operationswunden einhergehenden Schmerzen. Derlei Salben helfen unter Umständen auch bei Horton-Syndrom (als »cluster headache« bezeichneter, serienweise auftretender Kopfschmerz) und bei Schmerzzuständen im Zusammenhang mit rheumatoider Arthritis, Diabetes und Brustamputation sowie bei Neuralgien im Anschluß an eine Herpesinfektion.

Nahrungsmittelquellen, Strategien und Fakten

Sämtliche scharf schmeckenden *Capsicum*-Gewächse (alle Chilisorten, spanischer Pfeffer sowie Gewürz- und Gemüsepaprika in allen Farben usw.) enthalten das heilkräftige Capsaicin und dazu noch bemerkenswert viel Vitamin A und C sowie Kalium.

Therapie-Empfehlungen

Gewöhnen Sie sich an, Chillies hin und wieder für Dip-Saucen und zum Würzen Ihrer Speisen zu verwenden.

Aber »fummeln« Sie beim Putzen und Schneiden der Schoten nicht allzu viel herum, und bringen Sie den Saft nicht in die Augen!

Zusätzliche Informationen

Siehe »Vitamin A« und »Vitamin C«.

Cholesterin-Regulierung

Absolut unentbehrlich zur Vorbeugung gegen Atherosklerose (und eine daraus erwachsende Herz-Kreislauf-Erkrankung), Schlaganfall und Herzinfarkt ist die Regulierung Ihres Cholesterinspiegels. Mitunter geht es vielleicht nicht ohne Medikament, aber mit einer vernünftigen Ernährung schaffen Sie sich ein tragfähiges Fundament für einen ausgewogenen Cholesterinhaushalt.

Das sollten Sie wissen

Im großen und ganzen ist es ratsam, folgende Cholesterinwerte anzustreben: Gesamtcholesterin *unter* 200 mg/dl; HDL oder »gutes« Cholesterin *über* 50 mg/dl und LDL oder »schlechtes« Cholesterin *unter* 130 mg/dl. Und was das Verhältnis von Gesamtcholesterin zu HDL-Cholesterin angeht, sollte der Quotient bei Männern unter 4,5 und bei Frauen unter 3,5 betragen.

Ein Hinweis zu den Triglyzeriden: Diese Lipide stehen mit den Cholesterinwerten im Zusammenhang und stellen einen eigenständigen Risikofaktor für Koronarerkrankungen dar. Bei Männern und Frauen gleichermaßen sollten die Triglyzeridwerte unter 125 mg/dl – besser noch unter 100 mg/dl – liegen.

Nahrungsmittelquellen, Strategien und Fakten

Um den Cholesterinspiegel auf einem gesunden Niveau zu halten, empfiehlt es sich, das Gewicht auf fettarme oder fettfreie Produkte wie Magermilch, Magerjoghurt, Obst und Gemüse zu legen. Einfach ungesättigte Fettsäuren wie in Olivenöl halten den Cholesterinspiegel niedrig. Gesättigte Fettsäuren hingegen, wie sie beispielsweise in Vollmilch, Butter und verschiedenen Fleischsorten vorkommen, sind die Übeltäter, die für eine Überprdoduktion von Cholesterin im Organismus verantwortlich sind.

Wichtig ist der ausreichende Verzehr von ballaststoffreichen Nahrungsmitteln mit löslichen Fasern, wie beispielsweise Hafergrütze, Bohnen, Äpfel und Zitrusfrüchte. Einschlägige Untersuchungen haben einen Zusammenhang zwischen diesen Nahrungsmitteln und niedrigeren Konzentrationen von Lipiden einschließlich Cholesterin aufgezeigt. (Siehe »Ballaststoffe, lösliche«.)

Günstig für die Lipidregulation ist auch der Verzehr von Tiefseefischen. Sie sind reich an Omega-3-Fettsäuren, die nach Ansicht zahlreicher Wissenschaftler den Eskimos und anderen eifrigen Fischessern vermehrten Schutz vor Koronarerkrankungen bieten. Zu den Fischen dieser Kategorie zählen unter anderem Lachs, Hering, Makrele, Kalifornischer Pompano, Seebarsch, Kabeljau und Lachsforelle sowie Thunfisch und Albacore.

Manches deutet auch darauf hin, daß Alkohol den HDL-Spiegel anheben kann. Doch ob die durch Alkohol speziell beeinflußte HDL-Komponente tatsächlich vorbeugend gegen koronare Herzkrankheit wirkt, ist nach wie vor ungeklärt. (Siehe »Alkohol«.) Aus diesem Grunde sollten Sie sich, was den Gesamtcholesterin-HDL-Quotienten angeht, nicht unbedingt auf Alkohol verlassen.

Nach den Befunden einiger Untersuchungen kann Schokolade den HDL-Spiegel anheben – vermutlich aufgrund der in diesem sehr beliebten Naschwerk enthaltenen Stearinsäure. (Siehe »Schokolade«.)

Und schließlich hat sich eindeutig gezeigt, daß viele Menschen ihren HDL-Anteil durch Ausdauertraining um 10 Prozent oder gar mehr steigern können. Drei- bis viermal wöchentliches Gehen, Joggen oder Radeln, jeweils 20 bis 30 Minuten, dürfte im Hinblick auf einen ausgewogenen Lipidhaushalt wahre Wunder wirken.

Therapie-Empfehlungen

Was die Regulation Ihrer Cholesterinwerte angeht, tun Sie gut daran, sich an die folgenden grundlegenden Empfehlungen zur Ernährung zu halten:

1. Bauen Sie Übergewicht ab. Schon durch wenige überzählige Pfunde kann das Gesamtcholesterin einschließlich LDL erheblich ansteigen.

2. Drosseln Sie die Zufuhr von gesättigten Fettsäuren. Maximal 10 Prozent Ihrer täglichen Gesamtkalorienaufnahme sollten von gesättigten Fettsäuren stammen, wie sie beispielsweise in Fleisch, Butter und Vollmilch enthalten sind.

3. Verwenden Sie vermehrt einfach ungesättigte Fettsäuren, wie beispielsweise in Olivenöl, Rapsöl oder Maiskeimöl.

4. Begrenzen Sie die Cholesterinzufuhr auf maximal 300 mg pro Tag. Bei bereits bestehenden Problemen mit dem Cholesterinhaushalt oder bei Koronarerkrankungen in der eigenen oder Familienanamnese sollte der Anteil unter 200 mg bleiben.

5. Essen Sie viele an löslichen Ballaststoffen reiche Nahrungsmittel wie Hafergrütze und Zitrusfrüchte. Nach den Befunden mehrerer Studien können sie den Cholesterinspiegel senken.

6. Bereichern Sie Ihren Speisezettel mit Tiefseefisch wie Lachs, weißem Thunfisch, Hering, Makrele und Lachsforelle. Diese Fischarten enthalten beachtliche Mengen Omega-3-Fettsäuren, zu denen auch die überaus wichtige Eikosapentaensäure zählt. Eine an solchen Fettsäuren reiche Kost geht offenbar mit geringeren Konzentrationen von Lipiden, einschließlich der Triglyzeride, einher.

Gelingt es Ihnen nicht, durch Ernährungsumstellung, Gewichtsabbau und regelmäßige körperliche Aktivität ein ausgewogenes Cholesterinprofil zu erreichen, müssen Sie vielleicht doch zu einem cholesterinsenkenden Medikament greifen. Erkundigen Sie sich bei

Ihrem Arzt nach einem Präparat, dessen Wirksamkeit erwiesen ist und das möglichst wenige Nebenwirkungen besitzt.

Zusätzliche Informationen

Siehe »Alkohol«, »Atherosklerose«, »Ballaststoffe, lösliche«, »Fette«, »Koronare Herzkrankheit« und »Schokolade«.

Chrom

Chrom braucht der menschliche Organismus für die störungsfreie Aktivität von Insulin, das seinerseits eine entscheidende Rolle beim Glucosestoffwechsel spielt und zudem an der körpereigenen Eiweiß- und Fettverwertung beteiligt ist. Ein sich im Grenzbereich bewegender (»Borderline« = die Grenze zwischen normal und krankhaft) Chrommangel kann nicht-insulinabhängigen Diabetes – sog. Erwachsenen-Diabetes – hervorrufen.

Hinweis: Chrommangel kann mitunter der unmittelbare Auslöser von Diabetes sein, aber *nicht* die eigentliche Ursache dieser Erkrankung; und deshalb ist Diabetes durch Chrompräparate *keineswegs* heilbar.

Ein Zusammenhang besteht auch zwischen einem normalen Cholesterin- und Triglyzeridspiegeln und der ausreichenden Verfügbarkeit von Chrom im Organismus.

Andere Behauptungen in bezug auf die Wirkung von Chrom im Körper sind allerdings anzuzweifeln, beispielsweise sein angeblich positiver Einfluß auf Gewichtsabbau und Muskelaufbau sowie eine längere Lebenserwartung. Überdies werden Tagesdosen von 200 µg oder mehr eines bestimmten Zusatzpräparates mit Eisenmangel in Verbindung gebracht.

Das sollten Sie wissen

Nach Angaben von Dr. Richard Anderson, einem für das Nutrition Center des US Landwirtschaftsministeriums tätigen Forscher, haben schätzungsweise 50 Prozent der amerikanischen Bevölkerung einen geringfügigen bis ausgeprägten Chrommangel. (*The New York Times,* 6. Dezember 1995, S. B7.) Er hält eine tägliche Zufuhr von 50 bis 200 µg Chrom für angemessen und ungefährlich. (Siehe dazu aber den Abschnitt auf der rechten Seite *Die Kehrseite zusätzlicher Chromzufuhr.*)

Von besonderer Bedeutung ist ein Chrommangel bei Diabetes mellitus oder anderen Problemen mit dem Zucker-(Glucose-) oder Insulinhaushalt. In diesem Fall ist die Einnahme eines Chrompräparates möglicherweise angebracht – *aber nur unter zuverlässiger ärztlicher Kontrolle.*

Andere Einsatzmöglichkeiten für Chrom werden vielleicht dann aktuell, wenn weitere wissenschaftliche Erkenntnisse vorliegen. So ergab sich beispielsweise aus einigen Untersuchungen an Mensch und Tier eine Beteiligung von Chrom an der Senkung des Gesamtcholesterinspiegels und der Erhöhung des HDL-Anteils. Allerdings ist die vermehrte Zufuhr von Chrom nicht Teil einer grundlegenden Therapie bei Cholesterinproblemen und in den meisten Fällen nicht zu empfehlen.

Die Kehrseite zusätzlicher Chromzufuhr. Angesichts der Ergebnisse neuerer Untersuchungen ist man im Hinblick auf eine hochdosierte Chromzufuhr mißtrauisch geworden; insbesondere gilt dies für ein weitverbreitetes Zusatzpräparat, das von Millionen Amerikanern eingenommen wird. Die Befunde der Wissenschaftler am Department of Chemistry des Dartmouth College deuten darauf hin, daß im Übermaß verabreichtes Chrom im Gewebe gespeichert wird und nach Erreichen einer kritischen Menge zu Chromosomenschädigungen führen kann. Eine derartige Schädigung, von der auch die DNS betroffen ist, wird mit der Entstehung von Krebs in Verbindung gebracht. (*Faseb Journal,* Dezember 1995, S. 1650–1657.)

Chromzufuhr bei Sportlern – ja oder nein? Viele Sportler nehmen zum Aufbau von Muskelmasse Chrompräparate ein. Ob sich aber dieses Spurenelement tatsächlich günstig auf die Muskelbildung oder den Abbau von Körperfett auswirkt, darüber herrschen heftige Meinungsverschiedenheiten.

Im Rahmen eines im *International Journal of Biosocial and Medical Research* (Dezember 1989, S. 163–180) vorgestellten Forschungsprojektes registrierte man bei Footballspielern nach einer nur zweiwöchigen Einnahme von 1,6 mg eines Zusatzpräparates pro Tag einen Zuwachs an Muskelmasse. Gleichzeitig verringerte sich der vorhandene Körperfettanteil von fast 16 Prozent auf etwa 12 Prozent.

Manche Sportler nehmen täglich nur 600 µg (0,6 mg) des Präparates ein – also beträchtlich weniger als die Probanden der oben erwähnten Studie. Dennoch ist diese Dosis dreimal höher als die von Dr. Anderson empfohlene Menge und entspricht jener Tagesdosis, die im Rahmen der Dartmouth-Studie bei Tieren eine Chromosomenschädigung bewirkte.

Wie eine 1994 im *International Journal of Sports Medicine* veröffentlichte Untersuchung zeigt, weiß die Forschung nicht nur Positives zu berichten. Wissenschaftler der Universität von Massachusetts in Amherst registrierten nach der Verabreichung von Chrompräparaten an Footballspieler weder eine Zunahme von Muskelmasse noch eine Verringerung des Körperfettanteils. Und nach Angaben im *International Journal of Sports and Nutrition* (4:142, 1994) spricht nichts für die Annahme, Chrom könne auch ohne anspruchsvolle Trainingsarbeit ein Mehr an Muskelmasse und -kraft bringen.

Nahrungsmittelquellen, Strategien und Fakten

Die besten natürlichen Chromlieferanten sind Vollkorngetreide, Weizenkeime und angereicherte Getreideflocken, Obst und Gemüse wie Pflaumen und Brokkoli, Nüsse, Bierhefe, Leber und Käse.

Aufgrund unzureichender wissenschaftlicher Informationen liegt kein RDA-Wert für die empfohlene Tagesdosis vor; aber vorsichtig geschätzt dürften Sie mit 50 bis 200 µg pro Tag ausreichend versorgt sein und sich auf der sicheren Seite befinden.

Therapie-Empfehlungen

Decken Sie Ihren Chrombedarf aus Nahrungsmitteln – es sei denn, Ihr Arzt ist anderer Meinung. Solange mögliche Vorzüge nicht zuverlässig belegt sind, kann die unkontrollierte Einnahme von Chrompräparaten der Gesundheit möglicherweise mehr schaden als nützen.

Zusätzliche Informationen

Siehe »Cholesterin«.

Coenzym Q10 (Ubichinon)

Coenzym Q10 – auch als Ubichinon bezeichnet – verhält sich ähnlich wie ein Vitamin und ist als Katalysator an verschiedenen chemischen Prozessen im Organismus beteiligt. Lebenswichtig und in jeder einzelnen Körperzelle vorhanden, findet Coenzym Q10 auch als mögliches Antioxidans Beachtung – als Streiter gegen die zerstörerischen freien Radikale in unserem Organismus. Seine Hauptaufgabe besteht jedoch in seiner Beteiligung an der Umwandlung von Nahrung in Energie.

Verschiedene Studien deuten darauf hin, daß dieses Coenzym bei der Vorbeugung gegen infarktbedingte Gewebeschädigungen, koronare Herzkrankheit, krankhafte Netzhautveränderungen und Brustkrebs sowie allerlei andere Krankheiten eine Rolle spielen könnte. Aber umfassende, gut angelegte wissenschaftliche Doppelblindstudien liegen kaum vor.

Das sollten Sie wissen

Nachdem man mit der Erforschung von Coenzym Q10 noch ziemlich am Anfang steht, ist die Einnahme von Präparaten nicht zu empfehlen. Aber aus Untersuchungen, die an Mensch und Tier durchgeführt wurden, ist zu entnehmen, daß dieser Nährstoff eine ganze Reihe positiver Auswirkungen zeitigen kann. Dazu zählen unter anderem:

■ Schutz des Herzgewebes vor oxidativem Streß, wenn dieses nach einer infarktbedingten, vorübergehenden Minderdurchblutung erneut wieder durchblutet wird.
■ Besserung bei Stauungsinsuffizienz.
■ Rückgang von Herzarrhythmien.
■ Herabsetzung des systolischen und diastolischen Blutdruckes bei Bluthochdruck.
■ Schutz des Herzens vor einer weiteren (vermutlich durch oxidativen Streß bedingten) Schädigung im Gefolge einer Herzoperation.
■ Rückbildung von Brustkrebs.
■ Unterstützung des Heilungsprozesses bei Parodontitis (Zahnfleisch- und Zahnbettentzündung).
■ Abschwächung von Problemen im Zusammenhang mit krankhaften Veränderungen der Augennetzhaut.

Nähere Einzelheiten zu einigen der genannten Punkte finden Sie unter der Überschrift »Wissenschaftliche Erkenntnisse«.

Angesichts dieser möglichen Vorteile rät vielleicht der eine oder andere Arzt aus spezifischen therapeutischen Erwägungen zur Einnahme von Coenzym Q10. Nachdem es sich aber bei den Erkenntnissen zu Q10 bislang noch immer um vorläufige Befunde handelt, verzichtet man am besten auf die Einnahme eines Präparates – es sei denn, Sie tun dies auf Anraten und unter Kontrolle Ihres Arztes. Essen Sie stattdessen lieber Nahrungsmittel, die reichlich Coenzym Q10 enthalten, beispielsweise Spinat, Erdnüsse, Sardinen und Rinderherz. Aber denken Sie auch daran, daß einige dieser Nahrungsmittel, etwa Rinderherz, neben diesem Vorteil den Nachteil eines sehr hohen Cholesterin- und Fettanteils besitzen.

Wissenschaftliche Erkenntnisse

■ Nach den Ergebnissen einer 1995 in Australien durchgeführten Untersuchung läßt sich der Schweregrad einer Augenmuskellähmung (Ophthalmoplegie) durch Coenzym Q10 in Grenzen halten. (*Australian and New Zealand Journal of Ophthalmology,* August 1995, S. 231–234.)

■ 1995 berichteten dänische Wissenschaftler über den erfolgreichen Einsatz von Coenzym Q10 gegen Brustkrebs. Die Patientinnen nahmen täglich 390 mg des Coenzyms ein. (*Biochemical and Biophysical Research Communications,* 6. Juli 1995, S. 172–177. Ein ähnlicher Bericht findet sich in *Molecular Aspects of Medicine,* 1994, 15 Supplement, S. S231–240.)

■ Coenzym Q10 verbesserte die Funktionsfähigkeit der Mitochondrien (energieerzeugende Zellorganellen) im Gehirn und Skelettmuskel von Patienten mit Retinitis pigmentosa (Anm. d. Red.: Korrekter Ritinitis und Retinopathia pigmentosa = Netzhautentzündung und Atrophie des Augenmuskels). (*Molecular Aspects of Medicine,* 1994, 15 Supplement, S. S221–230.)

■ Ärzte des Institute for Biomedical Research der Universität von Texas in Austin verabreichten Bluthochdruckpatienten zusätzlich zu deren regelmäßig eingenommenen Medikamenten täglich Coenzym Q10 (Durchschnittsdosis: 225 mg).

Dank dieser Therapie verbesserten sich die Werte für den systolischen und diastolischen Blutdruck ganz erheblich; zudem konnten die Patienten die Dosis ihrer gewohnten Medikamente reduzieren. (*Molecular Aspects of Medicine,* 1994, 15 Supplement, S. S265–272.)

■ Zwischen 1985 und 1993 erhielten über 400 an verschiedenen Herz-Kreislauf-Erkrankungen leidende Patienten der Medizinischen Abteilung der Universität von Texas in Galveston täglich im Durchschnitt 242 mg Coenzym Q10. Das Spektrum der Erkrankungen umfaßte Herzhypertrophie (Vergrößerung), Bluthochdruck, Mitralklappenprolaps (Vorfall) und Herzklappenfehler.

Bei den Patienten stellte sich – ungeachtet des jeweiligen Krankheitsbildes – eine bemerkenswerte Verbesserung der Herzfunktion ein. Mit Ausnahme eines Falles von vorübergehender Übelkeit wurden keine Nebenwirkungen beobachtet.

Der Gesamtbedarf an Medikamenten sank während des Untersuchungszeitraumes ganz beträchtlich; 43 Prozent der

Patienten konnten eines bis drei der verordneten Pharmaka absetzen.

Die Wissenschaftler gelangten zu dem Schluß, daß die Verabreichung von Coenzym Q10 eine risikofreie, wirksame Zusatztherapie für ein breites Spektrum an Herz-Kreislauf-Erkrankungen darstellt. Überdies ist Q10 relativ preiswert und damit ein kostensenkender Faktor bei einer ohnehin teuren Arzneimitteltherapie. (*Molecular Aspects of Medicine,* 1994, 15 Supplement, S. S165–175.)

■ Einer 1994 in Neapel durchgeführten Studie zufolge war bei Patienten mit chronischer Herzinsuffizienz, die Coenzym Q10 einnahmen, während körperlicher Aktivität eine Verbesserung der Herzfunktion zu beobachten. (*Molecular Aspects of Medicine,* 1994, 15 Supplement, S. S155–163.)

■ 1994 berichteten japanische Forscher von der erfolgreichen Applikation von Coenzym Q10 bei Parodontitis – entweder als eigenständige Behandlung oder in Kombination mit herkömmlichen, nichtchirurgischen Therapiemaßnahmen. (*Molecular Aspects of Medicine,* 1994, 15 Supplement, S. S241–248.)

■ Im Gegensatz zu dem zuvor erwähnten Bericht heißt es in einem kritischen Artikel des *British Dental Journal* vom 15. März 1995 (S. 209–213), die Aussagen über die Vorzüge von Coenzym Q10 bei der Behandlung von Parodontitis seien überholt. Tatsächlich gibt es Hinweise darauf, daß Q10 bei diesem Problem therapeutisch nichts bringt.

■ Tierexperimentelle Untersuchungen am Medical College von Pennsylvania

ergaben, daß die Verabreichung von Coenzym Q10 vor einer Ischämie (Unterbrechung oder Verminderung der Blutzufuhr) des Herzens und anschließender Reperfusion (Wiederdurchblutung) die Herzfunktion verbesserte. Zuzuschreiben war diese positive Wirkung unter anderem der Tatsache, das Coenzym Q10 das Herzgewebe vor oxidativem Streß schützte – einer für die vermehrte Bildung von freien Radikalen typischen Folgeerscheinung. (*Journal of Thoracic Cardiovascular Surgery,* Februar 1996, S.443–450.)

■ Die orale Zufuhr von Coenzym Q10 über einen kurzen Zeitraum (150 mg täglich über zwei Monate) steigerte bei Männern mittleren Alters die Zirkulation des Enzyms und vermittelte ihnen das Gefühl vermehrter Leistungskraft. Aber diese Dosierung brachte – wie einschlägige Tests ergeben haben – weder einen Zuwachs an aerober Kapazität noch eine Verbesserung des Unterarm-Belastungsstoffwechsels (*International Journal of Sports Medicine,* Oktober 1995, S. 421– 427.)

■ An der Kobe Gakuin Universität in Japan vorgenommene tierexperimentelle Untersuchungen konnten nachweisen, daß Coenzym Q10 die Skelettmuskelzellen gegen Schädigungen durch elektrische Reizung abschirmten. (*Biochemical and Biophysical Research Communications,* 22. November 1995, S. 1006–1012.)

■ Coenzym Q10 kann der durch die Einwirkung von freien Radikalen bedingten Oxidation von Vitamin E vorbeugen. Dies geht aus Laborversuchen der Universität Pittsburgh hervor. (*Ar-*

chives of Biochemistry and Biophysics, 10. November 1995, S. 343–351.)

■ Nach Aussagen von Wissenschaftlern der Universität Ancona aus dem Jahre 1995 kann im LDL-Cholesterin des menschlichen Blutes vorhandenes Coenzym Q10 die Oxidationsanfälligkeit von LDL abschwächen.

Anmerkung: Die Oxidation von LDL ist ausschlaggebender Faktor für die Entwicklung einer Atherosklerose (Verengung der Arterien) – der Hauptursache für Herzinfarkt. (*Procedures of the National Academy of Sciences, USA,* 26. September 1995, S. 9388–9391.)

■ Nach vier- bis achtwöchiger Einnahme von 100 mg Coenzym Q10 pro Tag war bei Triathleten keine Leistungssteigerung auf dem Laufband zu beobachten; und auch Radfahrer legten weder an Tempo zu, noch konnten sie längere Strecken bewältigen. (*International Journal of Sports Medicine,* 2:272, 1992.)

Nahrungsmittelquellen, Strategien und Fakten

Ergiebige Quellen für Coenzym Q10 sind unter anderem Spinat, Erdnüsse, Sardinen und Rinderherz.

Therapie-Empfehlungen

Nachdem man mit dem Erkenntnisstand zu Coenzym Q10 noch ziemlich am Anfang steht, kann ich die regelmäßige Einnahme eines Präparates derzeit noch nicht empfehlen. Soweit möglich, sollte man diesen Nährstoff aus den zuvor erwähnten Nahrungsmitteln beziehen.

Andererseits hat sich gezeigt, daß sich Coenzym Q10 bei einer Vielzahl von Problemen als hilfreich erweisen *kann* – beispielsweise bei Bluthochdruck, koronarer Herzkrankheit, bestimmten Erkrankungen der Augennetzhaut und sogar Brustkrebs. Sollten Sie zu den Betroffenen einer dieser Krankheitskategorien zählen, wäre es denkbar, daß Ihnen Ihr Arzt zur Einnahme von Coenzym Q10 rät. Nach Hinweisen in der Fachliteratur dürfte die tägliche Zufuhr von maximal 300 mg keinerlei Nebenwirkungen hervorrufen.

Zusätzliche Informationen

Siehe »Bluthochdruck« und »Koronare Herzkrankheit«.

Dermatitis und andere Hautprobleme

Unter Dermatitis versteht man eine entzündliche Hautreaktion, die in den häufigsten Fällen durch äußere Einwirkung hervorgerufen wird. Diese oftmals mit Juckreiz und/oder Abschuppung einhergehende Hautentzündung kann durch allergische Reaktionen auf bestimmte Nahrungsmittel hervorgerufen werden. Gezielte diätetische Maßnahmen, wie beispielsweise eine Ausschlußdiät oder die Einnahme von Ergänzungspräparaten, können sich bei Hauterkrankungen wie Hautkrebs, atopischem Ekzem, Psoriasis (Schuppenflechte) und Herpesproblemen sowie bei der Wundheilung als hilfreich erweisen.

Das sollten Sie wissen

Weit verbreitet ist das seborrhoische, mit Schuppenbildung einhergehende Ekzem, das zumeist auf der Kopfhaut und in der Gegend hinter den Ohren auftritt, oftmals aber auch im Bereich von Gesicht (Stirn, Augenbrauen, Nase, Nasenlippenfalten, Kinn) und Brust oder in den Beugefalten von Armen, Beinen und Leiste zu beobachten ist.

Am häufigsten zu leiden unter seborrhoischem Ekzem haben Kleinkinder sowie Erwachsene zwischen 30 und 60 Jahren. Die beste Therapie besteht im allgemeinen in der lokalen Applikation von Spezialcremes oder Salbenzubereitungen auf der Grundlage von Steroiden, Selen, Kohlenteer oder Zink. (*American Family Physician,* Juli 1995, S. 149–155, 159–160.)

Auslösende Faktoren für andere Formen der Dermatitis sind beispielsweise Überempfindlichkeit gegenüber Getreide (etwa Weizen oder Hafer), Sojabohnen oder dem in manchen Biersorten enthaltenen Kobalt; auch Zinkmangel kann eine Dermatitis hervorrufen.

Ernährungsbedingte Ekzeme und Hautprobleme lassen sich zumeist durch Ausschluß der »schuldigen« Nahrungsmittel oder Nährstoffe beseitigen. Bei manchen Patienten verschwinden die Symptome auch nach der Einnahme von Fischöl- oder Maiskeimölpräparaten.

Und natürlich ist im einen oder anderen Fall unter Umständen auch ein ärztlich verordnetes Antiallergikum vonnöten.

Wissenschaftliche Erkenntnisse

■ Den Ergebnissen einer Untersuchung am Zentralkrankenhaus der Universität Helsinki zufolge stellte sich bei finnischen Kindern, die Getreidepartikel eingeatmet oder Weizen- beziehungsweise Haferflockenmüsli gegessen hatten, eine Dermatitis ein. (*Clinical Experiments in Allergy,* November 1995, S. 1100–1107.) Überdies reagierten die Kinder überempfindlich auf Reis, Mais, Hirse und Buchweizen.

■ An Zinkmangel leidende niederländische Kinder entwickelten eine Dermatitis, dazu in vielen Fällen weitere Symptome wie Durchfall, sich wiederholende Infektionen und Wachstumsverzögerungen. (*Biological Trace Elements Research,* August/September 1995, S. 211–225.)

■ Bei Personen, die sehr viel mit Kobalt angereichertes Bier getrunken hatten, stellten sich Herzmuskelerkrankungen oder koronare Herzkrankheit ein. Bekannt ist weiterhin, daß Kobalt allergische Reaktionen wie Dermatitis, Schnupfen und Asthma hervorrufen kann. (*Science of the Total Environment,* 30. Juni 1994, S. 1–6.)

■ Im Rahmen einer 1994 an der Universität Oslo durchgeführten viermonatigen Studie verabreichte man Patienten mit atopischem Ekzem Fischöl beziehungsweise Maiskeimöl. Ein Teil der Patienten erhielt täglich 6 g Fischöl, die übrigen eine vergleichbare Menge Maiskeimöl. In der »Fischölgruppe« besserte sich die Dermatitis um 30 Prozent; bei den Patienten, die Maiskeimöl erhalten hatten, betrug die Besserungsrate nur 24 Prozent. (*British Journal of Dermatology*, Juni 1994, S. 747–764.)

Nahrungsmittelquellen, Strategien und Fakten

Zur Klärung der Ursache einer Dermatitis sollten Sie sich von Ihrem Hausarzt, einem Dermatologen oder Allergologen testen lassen. Ist Ihr Hautproblem ernährungsbedingt, müssen Sie wahrscheinlich eine Ausschlußdiät machen. (Siehe »Allergien und Nahrungsmittelunverträglichkeiten«.)

Therapie-Empfehlungen

Bewährt bei der Behandlung von atopischem Ekzem haben sich an Omega-3-Fettsäuren reiches Fischöl sowie chinesischer Kräutertee.

Psoriasis oder Schuppenflechte kann – wie einschlägige Studien zeigen – auf die Zufuhr von Vitamin A und D ansprechen. Obwohl Fischöl bei der Behandlung dieser Hauterkrankung keine Wirkung zeigte, tritt Schuppenflechte bei den Grönlandeskimos doch erstaunlich wenig auf.

Ehe Sie nun aber mit einer dieser Behandlungsmethoden Ihre Hautprobleme »angehen«, sollten Sie sich mit deren potentiellen Auswirkungen auf das Herz-Kreislauf-System unbedingt vertraut machen:

Fischöl, das Omega-3-Fettsäuren enthält, wirkt sich auf die Blutfettwerte und das Cholesterinprofil günstig aus. Synthetisches Vitamin A hingegen kann zu einer Erhöhung der Triglyzeride und des »schlechten« LDL-Cholesterins sowie zu einer Herabsetzung des HDL-Spiegels (»gutes« Cholesterin) führen. Wird es über einen längeren Zeitraum verabreicht, könnte Vitamin A also der Entwicklung einer Atherosklerose Vorschub leisten.

Vitamin A und seine als Retinoide bezeichneten Derivate eignen sich für die Behandlung von Akne besser als für die Anwendung bei Hautkrebs. Zwar sprachen im Rahmen einer einschlägigen Studie 51 von 57 Hautkrebspatienten positiv – zum Teil bis zur vollständigen Heilung – auf eine orale Retinoidzufuhr an, aber die hohen Retinoiddosen in dieser und vergleichbaren Untersuchungen riefen massive Nebenwirkungen hervor. (Einzelheiten zu möglichen Nebenwirkungen siehe »Vitamin A«.)

Vitamin A und Fischöl sind nicht die einzigen Alternativen für die Behandlung von Hautproblemen. Selen beispielsweise, lokal oder oral appliziert, kann vor Sonnenbrand, exzessiver Hautbräunung und damit vor Hautkrebs schützen. Und örtlich angewandtes Vitamin C hat sich gleichfalls als Abschirmung gegen Lichtschäden erwiesen und kann auf der Haut antioxidative Wirkung entfalten.

Nährstoffmangel, beispielsweise ein Defizit an Protein, den Vitaminen A, C oder K oder an Zink, verzögert mitunter die Wundheilung. Daß Vitamin-C-Mangel diesen Prozeß beeinträchtigen kann, ist seit Jahrhunderten bekannt; aber die heilkräftige Wirkung von Vitamin-A-Präparaten im Zusammenhang mit Hautschädigungen erkannte man erst Mitte der vierziger Jahre.

Auch ohne erkennbare Anzeichen eines Nährstoffmangels kann sich die Einnahme von Zusatzpräparaten in manchen Fällen als hilfreich erweisen. Ob aber die orale Zufuhr von Zink Patienten etwas bringen kann, denen es an diesem Spurenelement nicht fehlt, muß sich erst noch zeigen.

Und hier noch ein Wort zum Thema Hautkrebs: Mehrere Forschungsprojekte befaßten sich mit dem Nutzen von Beta-Carotin (einer Vorstufe von Vitamin A) bei der Behandlung von Hautkrebs in seiner »leichtesten«, melanomfreien Form. Bei Versuchstieren hemmte die orale Zufuhr von Beta-Carotin die Entwicklung von Hautkrebs, der durch chemische Reizstoffe beziehungsweise UV-Strahlung induziert worden war. Nach den Befunden einer anderen Studie, in die 1805 Patienten mit kurz zuvor diagnostiziertem Hautkrebs einbezogen waren, zeigte sich bei den Testpersonen, die fünf Jahre lang täglich 50 mg (etwa 80 000 I.E.) Beta-Carotin eingenommen hatten, im Vergleich zu einer Placebo-Gruppe kein Unterschied. Die Ergebnisse einer weiteren Untersuchung deuten darauf hin, daß zum Schutz vor Hautkrebs durch UV-Strahlung eine Tagesdosis von 100 mg (ca. 160 000 I.E.) Beta-Carotin erforderlich ist.

Was diätetische Maßnahmen angeht und den Einfluß von Nährstoffpräparaten auf Haut und Hautkrankheiten, bedarf es noch weiterer Forschungsarbeit. Dennoch – an den hier angeführten Fakten ist erkennbar, daß erste, vielversprechende Ergebnisse vorliegen. (*Journal of the American Academy of Dermatology*, 1993, S. 447– 461.)

Zusätzliche Informationen

Siehe »Allergien«, »Krebserkrankungen«, »Selen«, »Vitamin A«, »Wundheilung« und »Zink«.

DHEA

DHEA ist die Kurzbezeichnung für »Dehydroepiandrosteron« – ein 1934 entdecktes Hormon, über dessen Bedeutung sich die Wissenschaftler jahrelang den Kopf zerbrachen und dies auch noch tun. Inzwischen wurde DHEA als Mittel gepriesen, das den Alterungprozeß verzögert. Darüber hinaus schreibt man ihm noch andere positive Wirkungen zu, wie beispielsweise Stärkung der Immunkraft, Herabsetzung des Cholesterinspiegels, Förderung des Muskelaufbaus und Knochenwachstums sowie eine Verbesserung der Herz-Kreislauf-Funktion. Auch für die Behandlung von AIDS und Lupus erythematodes wird DHEA in Betracht gezogen, aber bislang fehlt es dazu an wissenschaftlich belegten Fakten.

Voll entwickeltes DHEA kommt in Pflanzen nicht vor, aber eine natürliche Vorstufe des Hormons (Diosgenin oder Dioscin) findet sich in Extrakten der Yamswurzel. Aus dieser Vorläufersubstanz kann der Organismus DHEA bilden – ein Vorgang, der bei älteren Menschen offenbar nicht stattfindet. (*Journal of Immunology*, 150:2219–2230, 1993.)

DHEA in voll synthetisierter Form ist verschreibungspflichtig, aber von der FDA bislang für keinerlei therapeutische

Zwecke anerkannt. Bis 1986 frei verkäuflich, wurde DHEA dann von der FDA aufgrund möglicher, bislang unbekannter Langzeitrisiken neu klassifiziert.

Das sollten Sie wissen

Einer 1993 im *American Journal of Obstetrics and Gynecology* (S. 1536–1539) veröffentlichten Studie zufolge kann die Immunkraft durch zusätzliche Verabreichung von DHEA gestärkt oder wiederhergestellt werden. Im Rahmen dieser Untersuchung brachte die tägliche Verabreichung von 50 mg DHEA über einen Zeitraum von drei Wochen einen Zuwachs an natürlichen Killerzellen – der wichtigsten körpereigenen Abwehrtruppe gegen Krebs.

Weitere Einsatzmöglichkeiten für DHEA sind die Wiederherstellung der Immuntätigkeit oder zumindest eine Verzögerung der mit Leukämie einhergehenden Funktionsstörungen. Außerdem werden Präparate auch für die AIDS-Therapie eingesetzt, obwohl endgültige positive Ergebnisse nach wie vor ausstehen. (*Experiments, Opinions and Investigations with Drugs*, 4:147–154, 1995.)

Was das Thema Altern angeht, brachte man verminderte körpereigene DHEA-Konzentrationen in direkte Wechselbeziehung mit einer erhöhten Mortalitätsrate bei alten Männern. Der Grund hierfür lag höchstwahrscheinlich in dem Umstand, daß das Immunsystem mit zunehmendem Alter an Ausgewogenheit verliert und sich in manchen seiner Funktionsabläufe verändert. Derlei Veränderungen ist möglicherweise das ver-

mehrte Auftreten von Arthritis und Leukämie bei älteren Menschen zuzuschreiben. Eine Normalisierung dieser Immunantwort wurde bei alten Mäusen nach Verabreichung von DHEA beobachtet. (*Journal of Immunology*, 150:2219–2230, 1993.)

DHEA birgt eine Reihe von potentiellen Gefahren, die Vorsicht gebieten. Im Rahmen von Tierversuchen bekamen 14 von 16 mit DHEA behandelte Ratten Leberkrebs. Das heißt zwar nicht notwendigerweise, daß dieses Resultat auch auf den Menschen übertragbar ist, aber in diesem Fall würde DHEA von der FDA verboten werden. (*University of California Wellness Letter*, Januar 1996.)

Auch die über einen Zeitraum von sechs Monaten hinausgehenden Auswirkungen einer DHEA-Ersatztherapie sind bislang noch nicht erforscht. Aus diesem Grunde ist über Nutzen oder Risiken einer Langzeitapplikation vorerst nichts bekannt. Die Aussagen über eine Steigerung des Wohlbefindens, insbesondere bei älteren Menschen, gründen sich auf nur wenige Untersuchungen. (*Journal of the American Medical Association*, 265:912, 1997.)

Wissenschaftliche Erkenntnisse

Ob die Effekte von DHEA auf das Hormon selbst oder auf körpereigene Geschlechtshormone und andere Steroide zurückzuführen sind, ist unbekannt. Und wir wissen noch nicht einmal, auf welche Organe sich die Substanz auswirkt.

Ursprünglich wurde DHEA in Reformhäusern als Schlankheitsmittel verkauft. 1985 zwang dann aber die FDA die Hersteller, die Werbung für DHEA als Schlankmacher einzustellen, nachdem die Substanz weder auf ihre Sicherheit noch auf ihre Wirksamkeit hin jemals überprüft worden war.

Als natürlich vorkommende Substanz kann DHEA nicht patentiert werden. Und deshalb ist kaum anzunehmen, daß irgendein Arzneimittelhersteller Millionenbeträge für die von der FDA geforderte klinische Erprobung von DHEA zum Nachweis seiner Wirksamkeit »locker« machen wird. Mittlerweile testet die Pharmaindustrie synthetische Formen von DHEA einschließlich Yamswurzelextrakte als mögliche Therapie bei AIDS und Lupus erythematodes. (*University of California Wellness Letter,* Januar 1996.)

Nahrungsmittelquellen, Strategien und Fakten

Die einzige natürliche Quelle für DHEA ist seine in der wilden Yamswurzel vorkommende Vorstufe Diosgenin oder Dioscin. Voll synthetisiertes DHEA ist verschreibungspflichtig.

Therapie-Empfehlungen

Derzeit bin ich weder von der Wirksamkeit noch von der Risikofreiheit von DHEA überzeugt und sehe deshalb von einer Verordnung für meine Patienten ab. Andererseits besitzt Yamswurzel eine phytöstrogene Wirkung, ich habe deshalb gegen den Verzehr von Yamswurzel oder die Verwendung von Yamswurzelcreme nichts einzuwenden. (Siehe »Hormone«, insbesondere den Abschnitt über Hormonersatztherapie.)

Zusätzliche Informationen

Siehe »Hormone«.

Divertikulitis, Divertikulose

Unter Divertikulose versteht man eine Vielzahl taschenartiger, in die benachbarten Körperhöhlen hineinragender Ausstülpungen (Divertikel) der Darmwand, vor allem der Dickdarmwand. Schätzungsweise 10 Prozent aller Menschen über 40 und nahezu die Hälfte der über 60jährigen haben in der einen oder anderen Form Divertikulose.

Lagern sich in diesen Taschen Nahrungsbreireste oder andere Partikel ein, kommt es unter Umständen zu einer Entzündung und Infektion und im weiteren Verlauf zu Divertikulitis, einer Krankheit, die sich durch heftige Unterbauchschmerzen und Fieber ankündigt. Platzen Divertikel auf, und wird die Auskleidung der Bauchwand (Bauchfell) infiziert, kann sich Divertikulitis zu einer überaus bedrohlichen, im schlimmsten Fall tödlich verlaufenden Bauchfellentzündung (Peritonitis) entwickeln.

Glücklicherweise können Sie aber durch eine vernünftige Ernährung dazu beitragen, dieser Krankheit vorzubeugen oder – falls Sie bereits darunter leiden – ihre Auswirkungen abzuschwächen.

Das sollten Sie wissen

Oberstes Gebot bei der Vorbeugung oder Behandlung von Divertikulitis ist – was den Faktor Ernährung angeht – eine ballaststoffreiche Kost. Sie sollten jeden Tag mindestens 20 bis 35 g Faserstoffe aufnehmen – eine Menge, die in den meisten Fällen ausreichen dürfte, um zu verhindern, daß sich eine Divertikulose zu einer Divertikulitis auswächst. (Siehe »Nahrungsmittelquellen, Strategien und Fakten«.)

Am günstigsten im Falle einer Divertikulitis sind nichtlösliche Fasern, wie sie in Weizenkleie, Gemüse (etwa Brokkoli) und anderen, an Zellulosefasern reichen Nahrungsmitteln enthalten sind. Nichtlösliche Fasern sind die beste Alternative, was die Verwertung und beschleunigte Passage der Nahrung durch den Verdauungstrakt angeht. Je rascher der Nahrungsbrei den Dickdarm passiert, desto geringer ist die Infektions- und Entzündungsgefahr.

Klugerweise sollten Sie aber den Ballaststoffanteil Ihrer Kost auch aus Nahrungsmitteln beziehen, die reichlich lösliche Fasern enthalten, zum Beispiel Haferprodukte, Kartoffeln, Bohnen, Erbsen und Linsen sowie Erdbeeren und Äpfel. Lösliche Fasern sind zwar, was die Darmpassage angeht, nicht ganz so effektiv wie nichtlösliche Ballaststoffe, aber allemal günstiger als viele andere Nahrungsmittel. (Siehe »Ballaststoffe, lösliche« und »Ballaststoffe, nichtlösliche«.)

Nahrungsmittelquellen, Strategien und Fakten

Halten Sie sich an die im vorangehenden Abschnitt angeführten Nahrungsmittel, und werfen Sie auch einen Blick in die Ausführungen über Ballaststoffe.

Die optimale Vorbeugung gegen Divertikulitis besteht in der täglichen Zufuhr von mindestens 20 bis 35 g vorwiegend nichtlöslicher Fasern.

Und so könnten Sie beispielsweise Ihren Tagesbedarf an Ballaststoffen decken: 1 Birne (4 g), 120 ml Kleiemüsli (15 g), 1 Apfel (4 g), 120 ml Brokkoli (2,5 g), 120 ml gekochte weiße Bohnen (8 g) und 240 ml gekochte Vollweizenspaghetti (5 g) – jeweils im Meßbecher gemessen. Dieses »Tagesmenü« ergibt 38,5 g Ballaststoffe mit nahezu gleichen Anteilen an löslichen und nichtlöslichen Fasern.

Therapie-Empfehlungen

Eine faserreiche Ernährung mit 20 bis 35 g Ballaststoffen pro Tag kann der Entstehung von Divertikeln vorbeugen. Überdies wirkt sie auch Verstopfung entgegen und damit einer Reizung von bereits vorhandenen Ausstülpungen der Darmwand.

Mitunter raten Ärzte vom Verzehr reizauslösender Nahrungsmittel wie Popcorn, Nüsse, Samen und Kerne ab, weil sie sich in die Divertikel einnisten und eine Infektion hervorrufen können.

Zu den Therapiemaßnahmen bei akuter Divertikulitis zählen unter anderem Bettruhe, die Einnahme von Antibiotika und klare Flüssigkost. Mitunter geht es auch nicht ohne Klinikaufenthalt ab. Nach einer akuten Episode empfiehlt sich bis zum Abklingen der Symptome und dem Ausheilen des Darms eine an Ballaststoffen sehr arme Diät und im Anschluß daran wieder eine faserreiche Kost. Hin und wieder, insbesondere bei Komplikationen, ist ein chirurgischer Eingriff nicht zu umgehen.

Zusätzliche Informationen

Siehe »Ballaststoffe, lösliche«, »Ballaststoffe, nichtlösliche« und »Verstopfung«.

Durchfall

Durchfall (Diarrhö) kann durch vielerlei Dinge hervorgerufen werden, die mit der Ernährung nichts zu tun haben, beispielsweise durch die Einnahme von Antibiotika, den Mißbrauch von Darmeinläufen oder Abführmitteln oder eine Vergiftung durch Eisen oder Insektizide. Weitere Ursachen sind Virus- und bakterielle Infektionen, Parasitenbefall sowie Krebs und andere Erkrankungen, wie zum Beispiel Divertikulitis. (Siehe »Divertikulitis« und »Krebserkrankungen«.) Darüber hinaus gibt es aber auch eine Vielzahl ernährungsbedingter Auslöser für Durchfall.

Das sollten Sie wissen

Zu den ernährungsbedingten Ursachen von Durchfall zählen unter anderem:

■ *Milch und Milchprodukte.* Bei Milchzuckerunverträglichkeit (Laktoseintoleranz), die auf einem Mangel des Enzyms Laktase beruht, können sich nach dem Verzehr von Milchprodukten sowohl Durchfall als auch Krämpfe und Blähungen einstellen. (Siehe »Calcium«.) Machen Ihnen derlei Probleme zu schaffen, lassen Sie sich in bezug auf Ernährung und Medikamente am besten von Ihrem Arzt beraten.

■ *Folsäuremangel.* Vermehrte Zufuhr von folsäurereichen Nahrungsmitteln, wie beispielsweise dunkelgrünem Blattgemüse, Vollkornprodukten, Bierhefe und Innereien, schafft bei diesem Problem Abhilfe. Nehmen Sie zudem täglich mindestens 400 µg Folsäure in Form eines Präparates ein. (Siehe »Folsäure« sowie Kapitel 2 und 3.)

■ *Hohe Dosen von Vitamin C.* Nach Aussagen von Betroffenen führt die tägliche Einnahme von Vitamin-C-Präparaten in Megadosen von 2000 mg und darüber zu Durchfall.

Anmerkung: Die Mehrzahl meiner Patienten, die hochdosiertes Vitamin C einnehmen, klagen in keiner Weise über Durchfall.

■ *Überangebot an Ballaststoffen.* Der Verdauungstrakt der meisten Menschen scheint nur ein bestimmtes Maß an Getreideprodukten, Obst, Gemüse und anderen ballaststoffreichen Nahrungsmitteln verarbeiten zu können. Wird das Limit überschritten, verwandelt sich ein normalerweise fester, aber weicher Stuhl in Durchfall.

Neben einem ballaststoffreichen Getreidemüsli zum allmorgendlichen Frühstück sollten Sie täglich mindestens fünf bis sieben Portionen Obst und Gemüse essen. Zudem ist es jedoch ratsam, die faserreichen Produkte durch Nahrungsmittel zu ergänzen, die den Stuhl etwas festigen, wie beispielsweise Milchprodukte (soweit sie Ihnen bekommen) oder Bananen.

■ *Zinkmangel.* (Siehe »Wissenschaftliche Erkenntnisse«.)

■ *Apfelsaft.* (Siehe »Wissenschaftliche Erkenntnisse«.)

■ *Probleme mit Muttermilch.* (Siehe »Wissenschaftliche Erkenntnisse«.)

■ *Sorbit.* Dieses natürliche Süßmittel findet in zahlreichen Medikamenten und Ergänzungspräparaten Verwendung sowie in »zuckerfreien« Süßigkeiten und Kaugummis.

Sorbit kann Bauchkrämpfe und Durchfall hervorrufen. In der Regel stellen sich derlei Symptome beim Verzehr ab 50 g ein, mitunter aber reichen schon 10 g zum Auslösen von Beschwerden. Diese Menge ist bereits in nur drei bis fünf »zuckerfreien« Pfefferminzbonbons enthalten.

In Vitaminpräparaten und Arzneimitteln enthaltenes Sorbit muß als »nichtaktive« Zutat den FDA-Vorschriften zufolge in Amerika bei Inhaltsstoffangaben nicht eigens genannt werden. In Deutschland dagegen wird Sorbit sowohl als Süßmittel (siehe auf dem Produkt angebrachte Zutatenliste) als auch als Tabletteninhaltsstoff genannt.

Wissenschaftliche Erkenntnisse

■ Wissenschaftler der Abteilung für Kinderheilkunde am Drechtsteden Hospital Jacobus in Zwijndrecht (Niederlande) führten 1995 eine Studie mit Kindern durch, die an Zinkmangel litten. Ihren Befunden zufolge litten die kleinen Patienten an Durchfall, ständig wiederkehrenden Infektionen und – in den gravierendsten Fällen – an Wachstumsverzögerungen. Die Forscher gelangten zu dem Schluß, daß Kinder bei derartigen Mangelerscheinungen mit Zusatzpräparaten behandelt werden sollten. (*Biological Trace Elements Research,* August/September 1995, S. 211–225.)

■ Nach einem Bericht des Boston University Medical Center Hospital aus dem Jahre 1996 sollten Patienten mit chronischen Darmbeschwerden einschließlich Durchfall auf ein mögliches Defizit und Ungleichgewicht in ihrem essentiellen Fettsäurenhaushalt untersucht werden. Aus therapeutischen Gründen sollte man ihnen zudem größere Mengen von Präparaten verabreichen, die reichlich essentielle Fettsäuren, darunter auch Pflanzen- und Fischöle enthalten, oder ihnen intravenös Lipide zuführen. (*Metabolism,* Januar 1996, S. 12–23.)

■ Fehlernährung war bei einer 51jährigen Patientin wahrscheinlich mitverantwortlich für einen Folsäuremangel, der bei ihr zu Durchfall, massivem Gewichtsverlust und anderen Krankheitserscheinungen führte und sie damit zu einem längeren Klinikaufenthalt zwang. (*Nutrition in Clinical Practice,* Dezember 1994, S. 247–250.)

■ Chronischer Durchfall kann ernährungsbedingt und beispielsweise auch dem Genuß von Apfelsaft zuzuschreiben sein, berichteten niederländische Wissenschaftler 1995. Bei den zehn von ihnen untersuchten Kindern stellten sie fest, daß klarer, industriell hergestellter Apfelsaft im Gegensatz zu naturtrüben Produkten die Entstehung von Durchfall merklich begünstigte. Verantwortlich für die Durchfälle waren nach Ansicht der Forscher möglicherweise der Fructosegehalt der Säfte sowie das für den klaren Apfelsaft angewandte Herstellungsverfahren. (*Archives of Disease in Children*, August 1995, S. 126–130.)

■ Die Milch von Müttern, die mit Helicobacter pylori (einem zu chronischer Gastritis und Zwölffingerdarmgeschwüren führenden Bakterium) infiziert waren, rief bei Brustkindern Durchfälle hervor. Diesen Befund erhob man an den Yorkhill Hospitals der Universität Glasgow (Schottland). (*Transcripts of the Royal Society Tropical Medical Hygiene*, Juli/August 1995, S. 347–350.)

Nahrungsmittelquellen, Strategien und Fakten

Orientieren Sie sich an den Erläuterungen in den Abschnitten »Das sollten Sie wissen« und »Wissenschaftliche Erkenntnisse«.

Therapie-Empfehlungen

Chronischer oder ständig wiederkehrender Durchfall bedarf grundsätzlich ärztlicher Behandlung. Kurzfristige Darmbeschwerden hingegen kann man zumeist selbst in den Griff bekommen.

Bei Durchfall, der Ihrer Meinung nach ernährungsbedingt ist, sollten Sie als erstes die als Auslöser verdächtigen Nahrungsmittel oder Lebensmittelzusätze (etwa Sorbit) weglassen. (Siehe »Das sollten Sie wissen«.) Viele meiner Patienten kamen beispielsweise ihrer Neigung zu Milchzuckerintoleranz durch die Beobachtung auf die Spur, daß ihre Symptome abflauten, sobald sie weniger Milch oder Milchprodukte zu sich nahmen. In diesem Falle müßten Sie aber für ein ausreichendes Calciumangebot aus anderen Quellen sorgen. (Siehe »Calcium«.)

Stellt sich nach dem Weglassen von einem oder mehreren verdächtigen Nahrungsmitteln keine Besserung ein, gehen Sie am besten zum Arzt. Eventuell müssen Sie Ihre tägliche Kost durch zusätzliche Nährstoffe ergänzen, um das Problem in den Griff zu bekommen. Solcherart Maßnahmen sind mitunter etwas kompliziert und erfordern in der Regel die Beratung durch einen Ernährungsexperten oder einen entsprechend versierten Arzt.

Zusätzliche Informationen

Siehe »Ballaststoffe, lösliche«, »Ballaststoffe, nichtlösliche«, »Calcium«, »Divertikulitis«, »Folsäure«, »Krebserkrankungen«, »Vitamin C«, »Wasser« und »Zink« sowie Kapitel 2 und 3.

Eisen

Eisen in der Nahrung ist ein zweischneidiges Schwert. In mäßigen Mengen und in Kombination mit proteinreichen Nahrungsmitteln zugeführt, wie beispielsweise Fleisch, stellt es ein wesentliches

Element des Zellwachstums und -stoffwechsels dar.

Ist Eisen hingegen nicht mehr an Protein gebunden und fängt an, in relativ großen Mengen ungehindert durch das Kreislaufsystem zu wandern, wächst unter Umständen das Risiko für Koronar- und Krebserkrankungen. (*Stem Cells*, Mai 1994, S. 289–303.) Eisenmangel – bei Frauen aufgrund der Regelblutungen häufig zu beobachten – kann zu Erschöpfungszuständen und Anämie sowie einer Schwächung des Immunsystems führen und damit den Betroffenen anfälliger für Krankheiten machen. Durch ein Zuviel an Eisen wiederum kommt es möglicherweise zur Freisetzung von zerstörerischen freien Radikalen und einer damit verknüpften Auslösung von Oxidationsprozessen, die die Entstehung der oben erwähnten Krankheiten begünstigen. Überdies können Eisentabletten Magenschmerzen und andere Symptome hervorrufen. Einer von 250 Amerikanern leidet unter einer genetisch bedingten, als Hämochromatose bezeichneten Eisenspeicherkrankheit. Im Vergleich zu anderen Menschen resorbieren die Betroffenen zweimal soviel Eisen aus Nahrung und Ergänzungspräparaten, das dann als Überschuß in Leber, Gehirn, Bauchspeicheldrüse und Herz eingelagert wird. Schädigungen machen sich aber zumeist erst nach dem 50. Lebensjahr bemerkbar.

Anfangs zeigen sich gar keine Symptome. Später klagen dann die Patienten zumeist über Erschöpfung, Bauch- und Gelenkschmerzen, Impotenz oder Diabetessymptome (übermäßiger Durst und große Harnmengen). Bei Früherkennung lassen sich Schädigungen verhindern.

Zu den therapeutischen Maßnahmen zählen unter anderem regelmäßige Aderlässe zum Abbau des Eisenüberschusses, die Einschränkung des Verzehrs von eisenhaltigen Nahrungsmitteln sowie der Verzicht auf Eisenpräparate.

Das sollten Sie wissen

Der RDA-Wert für die Eisenzufuhr beträgt für erwachsene Männer sowie Frauen nach der Menopause 10 mg pro Tag, für Frauen mit normalem Monatszyklus 15 mg. Werdende und stillende Mütter sowie heranwachsende Kinder brauchen gleichfalls mehr Eisen und sollten in puncto Tagesdosis den Anweisungen des Arztes folgen.

Risikogruppen im Hinblick auf Eisenmangel sind vor allem ältere Menschen und bestimmte Kinder. Fehlernährung kann bei älteren Menschen zum Abbau der Eisendepots und damit zur Schwächung der Immunabwehr, zu Erschöpfungszuständen und anderen Problemen führen.

Und was Kinder angeht, ist eine 1994 durchgeführte Studie mit 196 spanischen Schülerinnen und Schülern aufschlußreich. Wissenschaftler am Centro de Salud Velez in Malaga stellten folgendes fest:

■ Bei heranwachsenden Mädchen zwischen 13 und 15 Jahren war das Risiko für einen Eisenmangel am ausgeprägtesten.

■ Eine andere Hochrisikogruppe waren 6- bis 7jährige Knaben, gefolgt von 13- bis 15jährigen Geschlechtsgenossen.

■ Eine weitere Gruppe mit drohendem Eisendefizit waren Mädchen zwischen 10 und 12 Jahren. (*Nahrung,* 1994, S. 192–198.)

Nach den Befunden einer dänischen Untersuchung wiesen junge Männer zwischen 20 und 30 Jahren zufriedenstellende Eisenwerte auf, während sich bei gleichaltrigen jungen Frauen vermehrt Eisenmangel zeigte. (*Annals of Hematology,* April 1995, S. 215–221.)

Wissenschaftliche Erkenntnisse

■ Einer 1995 veröffentlichten schwedischen Studie zufolge ist die Bioverfügbarkeit von diätetischem Eisen (das heißt die Fähigkeit des Organismus, Eisen in seiner verwertbaren Form aus der Nahrung zu resorbieren) ein ausschlaggebender Faktor bei der Eisenversorgung. Eine an magerem Fleisch und Ascorbinsäure (Vitamin C) reiche Ernährung mit niedrigem Phytatanteil (ein besonderer Faserstoff) kann den Eisenbedarf der meisten nichtschwangeren Frauen decken. Bei normalen gesunden Personen stellt sich allein durch die Ernährung kein Eisenüberschuß ein, selbst bei einer Kost mit einem hohen Anteil an bioverfügbarem Eisen. (*European Journal of Clinical Nutrition,* November 1995, S. 794–808.)

■ Die Kombination aus einem Überangebot an Zitronensäure und Ascorbinsäure – zwei synergistisch wirkenden, eisenabsorbierenden Substanzen – kann zu einem schädlichen Anstieg der Eisenspiegel bei älteren Menschen beitragen. Diese Eisenüberladung begünstigt die Entwicklung von Koronar- und Krebserkrankungen, Diabetes, Osteoporose, Arthritis und anderen Erkrankungen. (*Biochemical and Molecular Medicine,* Februar 1995, S. 1–11.)

■ Kinder, die als Säuglinge mindestens sieben Monate ausschließlich gestillt wurden, wiesen im Alter von einem und zwei Jahren einen zufriedenstellenden Eisenstatus auf. (*Journal of Pediatrics,* September 1995, S. 429–431.)

■ Einer kanadischen Studie aus dem Jahre 1995 zufolge kann reichliche Calciumzufuhr die Eisenresorption in den Organismus hemmen, wenn beide Mineralstoffe in derselben Mahlzeit enthalten sind. Calciumpräparate sollten deshalb immer außerhalb der Mahlzeiten mit leerem Magen eingenommen werden. (*Nutritional Review,* März 1995, S. 77–80.)

■ Die tägliche Einnahme von 2 g Vitamin C über einen Zeitraum von zwei Monaten übte keinen negativen Einfluß auf den Kupfer- beziehungsweise Eisenstoffwechsel im menschlichen Organismus aus. Dies geht aus einer Studie der Universität Ankara aus dem Jahre 1994 hervor. (*Journal of Nutritional Science and Vitaminology,* Oktober 1994. S. 401–410.)

■ Eine an Sojaprodukten reiche vegetarische Kost mit einem geringen Anteil an tierischen Nahrungsmitteln enthält zu wenig vom Organismus verwertbares Eisen und reicht deshalb für die Aufrechterhaltung eines gesunden, ausgewogenen Eisenhaushaltes bei Männern und Frauen nicht aus. (*Journal of Nutrition*, Februar 1995, S. 212–219.)

■ Aus einer französischen Studie geht hervor, daß sich nach vermehrter Zufuhr von Calcium und Phosphor bei Klein- und Schulkindern, Frauen mit regulärem Monatszyklus und älteren Männern oftmals ein Eisenmangel einstellte. (*Annals of Nutritional Metabolism*, 1994, S. 192–202.)

■ Im Rahmen einer 1995 an der Universität Göteborg durchgeführten Untersuchung registrierten schwedische Wissenschaftler eine um 30 bis 50 Prozent höhere Eisenresorption aus Mittags- und Abendmahlzeiten ohne Milch und Käse. Dieses Ergebnis veranlaßte die Forscher zu der Annahme, daß eine zeitliche Trennung zwischen der Zufuhr von Calcium und Eisen (beispielsweise Calcium zum Frühstück und Eisen beim Abendessen) der Versorgung des Organismus mit Eisen förderlich sein könne. Dennoch – am günstigsten ist die Einnahme eines Calciumpräparates auf leeren Magen (also vor den Mahlzeiten). (*American Journal of Clinical Nutrition*, Januar 1995, S. 97–104.)

■ Durch den Verzicht auf rotes Fleisch nimmt das Risiko, einen Eisen- oder Zinkmangel zu erleiden, zu. Dies ging aus einer Untersuchung der medizinischen Abteilung der Universität von Texas in Galveston aus dem Jahre 1994 hervor. (*Journal of Laboratory and Clinical Medicine*, Dezember 1994, S. 852–861.)

■ Der vermehrte Eisengehalt zahlreicher chinesischer Gerichte ist deren Zubereitung im metallenen, zu 98 Prozent aus Eisen bestehenden Wok zuzuschreiben. (*Journal of the American Dietetic Association*, Oktober 1994, S. 1153–1156.)

■ Eine wohldurchdachte, ausgewogene vegetarische Ernährung und ein normaler Eisenhaushalt sind durchaus miteinander vereinbar. Eng begrenzte vegetarische Ernährungsweisen hingegen, wie beispielsweise makrobiotische Kost, werden mit Eisenmangelanämie in Zusammenhang gebracht. (*American Journal of Clinical Nutrition*, Mai 1994, 5 Supplement, S. 1233S–1237S.)

■ Nach Berichten finnischer Wissenschaftler aus dem Jahre 1992 bestand bei 2000 Männern mittleren Alters, die erhöhte Ferritinkonzentrationen im Blut aufwiesen, eine um das Zweifache höhere Wahrscheinlichkeit, einen Herzinfarkt zu erleiden, als bei jenen, die niedrige Spiegel aufwiesen. (*Circulation*, 86:803, 1992.)
Mittlerweile aber zeigte sich in drei von vier weiteren einschlägigen Untersuchungen keinerlei Zusammenhang zwischen Ferritinkonzentrationen und einem erhöhten Risiko für koronare Herzkrankheit. Tatsächlich ließ eine Studie auf das glatte Gegenteil schließen: Nach Angaben der Wissenschaftler stellt Eisenüberladung keinen Risikofaktor für Koronarerkrankungen dar und könnte sogar eine Schutzwirkung ausüben. (*Environmental Nutrition*, Oktober 1994.)

Nahrungsmittelquellen, Strategien und Fakten

Ergiebige Eisenquellen sind unter anderem Leber, Sojabohnen, Bohnen, Spinat und Erbsen, Vollkornbrot, mit Eisen angereicherte Getreidemüslis und geröstete Weizenkeime (über 10 mg pro 240 ml), Austern und Muscheln. Und auch in Steaks aus unterschiedlichen Teilstücken findet sich ziemlich viel Eisen.

Therapie-Empfehlungen

Decken Sie Ihren Eisenbedarf durch Ihre Kost – es sei denn, Sie sind eine werdende oder stillende Mutter, eine Frau mit normalem Monatszyklus oder Sie leiden nachgewiesenermaßen an Eisenmangel. In diesem Fall sollten Sie sich wegen einer zusätzlichen Eisenzufuhr vom Arzt beraten lassen. Erschöpfungszustände könnten erste Anzeichen eines Eisendefizits oder einer Eisenmangelanämie sein.

Zusätzliche Informationen

Siehe »Ermüdung«, »Fleisch«, »Koronare Herzkrankheit«, »Makrobiotische Kost« und »Zink« sowie Kapitel 4.

Elektrolyte

Elektrolyte sind Verbindungen (Säuren, Basen, Salze), die sich in Wasser lösen, zu Ionen zerfallen und damit die Lösung elektrisch leitend machen. Zu den Elektrolyten, die allesamt an den Körperfunktionen und Stoffwechselvorgängen aktiv beteiligt sind, zählen unter anderem Kalium, Natrium und die Chloride. Durch Krankheiten, Erbrechen oder Durchfall, übermäßige Schweißabson-

derung, Fehlernährung oder unzureichende Flüssigkeitszufuhr sowie durch Blutdruckmedikamente oder andere Arzneimittel können sich Defizite oder Unausgewogenheiten im Elektrolythaushalt einstellen. Warnzeichen für derlei Störungen sind Symptome wie ungewöhnliche Müdigkeit, Schwäche und Verwirrtheit, Schwindelgefühl oder gar Lähmungserscheinungen. Ausgeprägter Elektrolytmangel, der nicht rasch wieder behoben wird, kann ernste Folgen für die Gesundheit nach sich ziehen – bis hin zum Tod. Bei übermäßigem Flüssigkeits- oder Salzverlust muß dem Patienten notfalls mit Hilfe von Infusionen Flüssigkeit zugeführt werden.

Das sollten Sie wissen

Trinken Sie täglich zwei Liter Wasser oder natürlichen Fruchtsaft, oder essen Sie entsprechend viel saftiges Obst. Außerdem sollten Sie reichlich solche Obst- und Gemüsearten verzehren, die viele der Elektrolyte enthalten, die Ihr Organismus zur Bewahrung seines chemischen Gleichgewichtes benötigt. (Siehe »Kohlenhydrate«.) Bei Ausübung von sportlicher Aktivität oder schwerer körperlicher Arbeit, die Sie ordentlich ins Schwitzen bringt, müssen Sie zusätzlich Wasser trinken und sollten gegebenenfalls auch zu einem mit Elektrolyten angereicherten Sportgetränk greifen. Die optimale Wirkung zeitigen solche Elektrolytgetränke, die Kalium und andere Mineralstoffe enthalten, bei Verdünnung mit Wasser zu gleichen Teilen.

Warnung: Bei Bluthochdruck, einer Nierenerkrankung oder anderen gesundheitlichen Problemen, die auf die vermehrte Zufuhr von Salz negativ reagieren könnten, sollten Sie zunächst Ihren Arzt befragen. (Siehe folgenden Abschnitt.)

Wissenschaftliche Erkenntnisse

■ Im Rahmen einer 1995 am Institut für Ernährungsüberwachung in Tianjin (Volksrepublik China) durchgeführten Untersuchung gelangten die Forscher zu dem Schluß, daß in der Region Tianjin folgende Faktoren zum Bluthochdruck beitrugen: Alter, Körpermasseindex, hohe Natriumzufuhr und ein hoher Natrium-Kalium-Quotient. (*Journal of Hypertension,* Januar 1995, S. 49–56.)

■ Wissenschaftler der Loughborough University of Technology in Großbritannien untersuchten die Auswirkungen einer während des körperlichen Trainings zugeführten Kohlenhydrat-Elektrolyt-Lösung auf die Ausdauerleistungsfähigkeit von Sportlern. Die in die Studie einbezogenen durchtrainierten Sportler absolvierten im Abstand von sieben Tagen zwei Test-Trainingseinheiten von jeweils 75 Minuten Dauer, die in 5 Intervalle von je 15 Minuten (Schnellaufen, Joggen und Gehen in Kombination) unterteilt waren. Eine Hälfte der Sportler erhielt eine Elektrolytlösung, die zweite Gruppe ein Placebo. Alle Probanden wurden angewiesen, ihr Getränk unmittelbar vor Trainingsbeginn und danach alle 15 Minuten zu nehmen.

Die Ergebnisse zeigten, daß die Zufuhr einer Kohlenhydrat-Elektrolyt-Lösung während eines längeren Intervalltrainings die Ausdauerleistungsfähigkeit steigert. (*Journal of Sports Science,* August 1995, S. 283–290.)

■ Ein Überblick über 29 Studien, die die Auswirkungen von Natriumbikarbonat auf anaerobe sportliche Leistungen untersuchten, ergab, daß sich dieser Mineralstoff insgesamt leistungssteigernd auswirkte. Zu den anaeroben Sportarten zählt beispielsweise Kurzstreckenlauf – eine kurze, hochintensive Leistung, für die der Organismus Energie ohne Beteiligung von Sauerstoff freisetzt. Im Gegensatz dazu sind bei aerobem oder Ausdauersport Sauerstoffaufnahme und -verbrauch weitgehend ausgeglichen. (*International Journal of Sports and Nutrition,* März 1993, S. 2–28.)

Nahrungsmittelquellen, Strategien und Fakten

Siehe »Das sollten Sie wissen«.

Therapie-Empfehlungen

Halten Sie sich an meine im Abschnitt »Das sollten Sie wissen« gegebenen Ratschläge.

Zusätzliche Informationen

Siehe »Kochsalz« und »Wasser«.

Erkältung

»Wirft« man sie mit anderen, lokal begrenzten Erkrankungen der oberen Luftwege wie grippalem Infekt in einen »Topf«, machen Erkältungskrankheiten, die durch einen oder mehrere von 200 Viren hervorgerufen werden, etwa die Hälfte aller Erkrankungen aus.

Bedauerlicherweise liegt in der landläufigen Redensart, daß es gegen eine normale Erkältung kein Heilmittel gebe, mehr als nur ein Körnchen Wahrheit. Das heißt aber nun nicht, daß jeder Versuch, sich vor diesem lästigen Übel zu schützen, von vorneherein hoffnungslos sei. Eine der wirkungsvollsten Abwehrmaßnahmen ist die Ernährung.

Das sollten Sie wissen

Die ideale Methode, Erkältungen aus dem Weg zu gehen, besteht darin, sich von Leuten fernzuhalten, die gerade eine haben, beziehungsweise nach Kontakt mit erkälteten Personen weder Nase noch Gesicht zu berühren. Schnupfenviren gelangen via Nase in den Organismus, und deshalb sollte man in der kalten Jahreszeit als erstes versuchen, die Nasenwege zu schützen.

Oftmals ist es unmöglich, verschnupften Mitmenschen aus dem Wege zu gehen, deshalb ist es wichtig, die körpereigenen Abwehrkräfte »einsatzbereit« zu halten. Dazu gehört unter anderem, während der kalten Jahreszeit ganz besonders darauf zu achten, den Alltagsstreß in den Griff zu bekommen. Schlafen Sie viel, und bemühen Sie sich, Streßsituationen zu meiden oder zumindest gelassen darauf zu reagieren. Wichtig ist es auch, sich bei sportlicher Aktivität während der »Erkältungssaison« nicht zu übernehmen. Körperliche Überbeanspruchung beeinträchtigt die Immunreaktionen und die Fähigkeit des Organismus, Erkältungsviren und andere Krankheiten abzuwehren.

Wir alle geraten in Situationen, in denen Streß unvermeidbar oder nur mühsam zu bewältigen ist. Und damit kommen wir zur Ernährung als solidem Element der Abwehrkraft. Es gibt zunehmend mehr Hinweise darauf, daß bestimmte Nahrungsmittel und Zusatzpräparate – insbesondere solche, die die antioxidativen Vitamine C, E und Beta-Carotin enthalten – die körpereigene Abwehr gegenüber Krankheiten einschließlich Erkältungen stärken können. (Siehe »Wissenschaftliche Erkenntnisse«.)

Diese Antioxidantien bekämpfen die freien Radikale (oder instabilen Sauerstoffmoleküle), die durch berufliche Belastung, Übertraining, eindringende Krankheitskeime und andere von außen einwirkende Streßfaktoren im Organismus entstehen. Als »Radikalenfänger« leisten Antioxidantien dem Immunsystem wertvolle Dienste.

Zum Abmildern von Erkältungssymptomen tragen nach den Erfahrungen einiger meiner Patienten neben Antioxidantien auch Extraportionen Knoblauch sowie das Lutschen von zinkhaltigen Halstabletten (etwa 50 mg pro Tag) bei. Und schließlich verschafft vermehrte Flüssigkeitszufuhr in Form von Wasser oder klaren Suppen wie Hühnerbrühe fast immer Linderung und beschleunigt die Genesung.

Wissenschaftliche Erkenntnisse

■ 1975 gelangte ein Wissenschaftler zwar zu dem Schluß, Vitamin C erweise sich bei der Behandlung von banalen Erkältungen als nicht hilfreich, aber späteren Forschungsergebnissen zufolge lindert dieses Vitamin allgemeine Erkältungssymptome nachhaltig. (*Journal of the American College of Nutrition*, April 1995, S. 116–123.) In diesem Untersuchungbericht errechneten die finnischen Wissenschaftler, daß die Einnahme von 1 bis 6 g Vitamin C pro Tag die durchschnittliche Erkältungsdauer um 21 Prozent verkürzen kann.

■ Eine Rhinovirusinfektion (Schnupfen) läuft in der Regel in folgenden Stadien ab: 1. Der Virus gelangt durch die Nase in den Körper. 2. Er wird in den Rachenraum transportiert. 3. Die Oberflächenzellschicht der oberen Luftwege wird infiziert. 4. Der Rhinovirus erlangt innerhalb von zwei Tagen seinen Höhepunkt und verharrt bis zu drei Wochen. 5. Auf die Infektion folgt eine Entzündung der Atemwege. 6. Zu den sattsam bekannten Symptomen zählen Niesen, Husten sowie allerlei Beschwerden und Schmerzen. (*American Journal of Respiratory and Critical Care Medicine*, Oktober 1995, S. S36–39.)

■ Eine in Oslo vorgenommene Studie mit 900 Arbeitern bestätigte, daß das Erkältungsrisiko schon mit einem einzigen Kollegen im selben Arbeitsraum zunimmt. Weitere Risikofaktoren sind das Zusammenleben mit Kleinkindern, Heuschnupfen, weibliches Geschlecht sowie Lebensalter unter 40 Jahren. (*European Journal of Epidemiology*, April 1995, S. 213–216.)

■ In Kinderkrippen betreute Kinder unter zwei Jahren haben ein höheres Risiko für Erkältungskrankheiten, Ohreninfektionen (akute Mittelohrentzündung) und Lungenentzündung. Dies ergab eine Untersuchung an der Universität von Helsinki. (*American Journal of Public Health*, August 1995, S. 1109–1112.)

Nahrungsmittelquellen, Strategien und Fakten

Was die Abwehr von Erkältungsviren auf Ernährungsbasis angeht, dürften Nahrungsmittel, die reichlich antioxidatives Vitamin C enthalten, am meisten bringen. Dazu zählen unter anderem sämtliche Zitrusfrüchte, Erdbeeren, Netzmelonen und Gemüsearten wie Brokkoli, grüne Paprikaschoten und Blumenkohl. (Siehe »Vitamin C« und Kapitel 4.)

Therapie-Empfehlungen

Bei einer Erkältung oder dem Gefühl, es sei eine im »Anmarsch«, sollten Sie täglich mindestens 1000 mg Vitamin C in Kombination mit den übrigen empfohlenen Antioxidantien einnehmen. Unmittelbar vor Beginn und während einer Erkältung liegt die optimale Tagesdosis sogar noch höher – nämlich bei 2000 bis 3000 mg.

Erwachsene, die bereits über längere Zeit hochdosiertes Vitamin C zuführen (beispielsweise 2000 bis 3000 mg täglich über mehrere Wochen), neigen unter Umständen dazu, dieses Vitamin in größeren Mengen auszuscheiden als sonst. Eine plötzliche Herabsetzung der Dosis auf 100 mg oder darunter kann skorbutartige Symptome hervorrufen, wie beispielsweise Anämie, Schwäche oder Zahnfleischbluten. Mit dem Auftreten solcher Erscheinungen ist zwar kaum zu rechnen, aber dennoch ist es ratsam, beim Absetzen des Vitamins die Tagesdosen vorsichtshalber nach und nach zu reduzieren.

Lassen Sie mich kurz zusammenfassen: Für Erwachsene stellt eine Tagesdosis von 1 bis 2 g Vitamin C so gut wie kein Risiko dar. Die tägliche Zufuhr von mehr als 2 g könnte mitunter Probleme hervorrufen. Und wer über 8 g Vitamin C pro Tag einnimmt, sollte sich der konkreten Möglichkeit von schädlichen Nebenwirkungen voll bewußt sein.

Am günstigsten ist es, soviel Vitamin C wie möglich über die Nahrung zu beziehen und den Restbedarf via Zusatzpräparat zu decken. (Nähere Einzelheiten zu diesem Punkt finden Sie unter dem Stichwort »Vitamin C« sowie in Kapitel 4.)

Zusätzliche Informationen

Siehe »Knoblauch«, »Vitamin C« und »Zink« sowie Kapitel 4.

Ermüdung

Fühlen Sie sich häufig oder fortwährend müde, liegt dies möglicherweise an einer leichten Infektion, Anämie oder Herzerkrankung, an Schlaflosigkeit, niedrigem Blutdruck, einer Schild-drüsenunterfunktion oder irgendeinem anderen gesundheitlichen Problem einschließlich Mangel an regelmäßiger körperlicher Aktivität. Klarheit kann hier eine gründliche ärztliche Untersuchung schaffen.

Nicht selten wurzelt Müdigkeit oder Erschöpfung aber auch in Fehlernährung oder einem Nährstoffmangel.

Das sollten Sie wissen

Zu den ernährungsbedingten Ursachen von Ermüdung zählen unter anderem:

- Fettleibigkeit.
- Unzureichende Zufuhr von zusammengesetzten Kohlenhydraten, den wichtigsten Brennstofflieferanten des Organismus. (Siehe Stichwort »Kohlenhydrate«.)
- Mangel- oder Fehlernährung, die zu einem Defizit an Vitaminen, Mineralstoffen und anderen Nährstoffen führen kann.
- Eisenmangel (Anämie).
- Mangel an Vitamin B_{12}.
- Hypoglykämie (Verminderung des Blutzuckers).

Wissenschaftliche Erkenntnisse

- Nach Untersuchungen an der Virginia Tech aus dem Jahre 1995 geht die Abnahme der körpereigenen Kohlenhydrat- und Glucosespeicher mit Ermüdung und einem Leistungsabfall bei anspruchsvoller sportlicher Aktivität einher. Die Vorbeugung gegen eine Erschöpfung der Kohlenhydratreserven beim Sport beginnt schon während der Trainingsphase mit einer Kost, die zu 60 bis 70 Prozent aus Kohlenhydraten besteht. Während des Wettkampfes sollte man dann stündlich 30 bis 70 g Kohlenhydrate in Form eines Kohlenhydratgetränkes zuführen und damit die Entleerung der Kohlenhydratspeicher verhindern. (*International Journal of Sports Nutrition*, Juni 1995, S. S13–28.)

■ Einer Studie der Universität Melbourne zufolge kann die Erschöpfung der Kohlenhydratspeicher während eines Spiels bei Fußballern zu Ermüdungserscheinungen und Leistungsabfall führen. Während anstrengender Trainingsarbeit und besonders bei Meisterschaftsspielen sollten sich Fußballspieler kohlenhydratreich ernähren; das heißt, Kohlenhydrate sollten mindestens 55 Prozent der täglichen Gesamtkalorienzufuhr ausmachen. Förderlich auf Leistungsfähigkeit und Regeneration dürfte sich auch die Aufnahme von Kohlenhydratgetränken während und nach einem Match auswirken. (*Journal of Sports Science*, Sommer 1994, S. S13-16.)

■ 1994 berichteten Wissenschaftler des Medical College of Virginia, daß die Zufuhr von Niacin in Retardform (3000 mg pro Tag), verabreicht zur Senkung des Cholesterinspiegels, Ermüdung und andere gesundheitliche Störungen hervorrufen könne. Ihrer Meinung nach sollte Niacin in Depotform durch Präparate mit sofortiger Wirkstofffreisetzung ersetzt werden. (*Journal of the American Medical Association*, 2. März 1994, S. 672–677.)

■ Der Speiseplan für Patienten mit chronischen Ermüdungserscheinungen sollte auf einem ernährungswissenschaftlich soliden Fundament aufbauen und nicht auf irgendwelchen Modediäten. Dies erklärten Wissenschaftler der Harvard School of Public Health im Jahre 1993. Nach ihren Befunden spricht nichts für Ernährungstherapien, die eine überhöhte Zufuhr von Vitaminen oder Mineralstoffen, von Gelée Royale oder anderen Nährstoffen beinhalten. Und auch der Nutzen einer Ausschlußdiät oder Rotationskost war nicht nachzuweisen. (*Archives of Family Medicine*, Februar 1993, S. 181–186.)

■ Forscher der Loughborough University in Leicestershire (UK) berichteten 1993 vom positiven Einfluß einer vermehrten Kohlenhydratzufuhr auf die Ausdauerleistungsfähigkeit während eines längeren Trainings. Nach ihren Feststellungen kehrte die Ausdauerleistungsfähigkeit von Läufern, die ihre Ernährung durch Kohlenhydratpräparate ergänzt hatten, erst nach 22,5 Stunden auf das ursprüngliche Niveau zurück. Bei jenen, deren Kost vorwiegend aus Fett und Eiweiß zusammengesetzt war, war dies nicht der Fall. (*International Journal of Sports Nutrition*, Juni 1993, S. 150–164.)

■ Bei tierexperimentellen Untersuchungen, durchgeführt am Health Science Center der Universität von Texas in San Antonio, waren im Gefolge einer an Vitamin E armen Ernährung bei den Versuchstieren deutliche physiologische Anzeichen von Ermüdung zu beobachten. (*Journal of Applied Physiology*, Januar 1993, S. 267–271.)

Nahrungsmittelquellen, Strategien und Fakten

Nähere Einzelheiten über kohlenhydratreiche Nahrungsmittel und die Zufuhr von Kohlenhydraten finden Sie unter dem Stichwort »Kohlenhydrate«.

Therapie-Empfehlungen

Halten Sie sich an die Empfehlungen unter dem Stichwort »Kohlenhydrate« sowie an die Erläuterungen zum Thema Antioxidantien in Kapitel 4.

Zusätzliche Informationen

Siehe »Anämien«, »Eisen«, »Fettleibigkeit«, »Kohlenhydrate« und »Vitamin B« sowie Kapitel 4.

Fette

Fette zählen zu den Inhaltsstoffen der Nahrung, die unserem Organismus gleichermaßen nützen und schaden können. Auf der einen Seite ist für Stoffwechselvorgänge und Energiehaushalt eine gewisse Menge Fett vonnöten, andererseits ist es – im Übermaß verzehrt – an der Entwicklung einer Vielzahl tödlicher Erkrankungen beteiligt.

Das sollten Sie wissen

Sparsame Fettzufuhr ist der Gesundheit auf vielerlei Weise zuträglich und gleichbedeutend mit einem verminderten Risiko für koronare Herzkrankheit und verschiedene Krebserkrankungen wie beispielsweise Dickdarm-, Prostata- und Bauchspeicheldrüsenkrebs, Eierstock- und Brustkrebs. (Siehe »Krebserkrankungen«.)

Auch die Augen profitieren von einer fettarmen Kost. Eine von Wissenschaftlern an der Medical School der Universität von Wisconsin durchgeführte Studie mit 5000 Einwohnern von Beaver Dam (Wisconsin) im Alter zwischen 45 und 84 Jahren ergab, daß das Risiko einer altersbedingten Makuladegeneration durch eine an gesättigten Fettsäuren und Cholesterin reiche Ernährung um 80 Prozent steigen kann. Des weiteren zeigte die Untersuchung, daß bei fettarmer Kost die Gefahr von grauem Star merklich abnimmt. Vorgestellt wurden diese Befunde im Oktober 1995 anläßlich eines von der »Research to Prevent Blindness« (Forschungsgruppe zur Vorbeugung gegen Erblindung) geförderten Seminars in Orlando.

Hohe Fettzufuhr begünstigt Fettleibigkeit oder Fettsucht – ein eigenständiger Risikofaktor für Koronar- und Krebserkrankungen sowie andere Gesundheitsstörungen. (Siehe »Fettleibigkeit«.)

Natürlich muß die ausgewogene Ernährung eines Erwachsenen etwas Fett enthalten. Und nach Ansicht vieler Ernährungsfachleute brauchen gesunde Kinder aufgrund der besonderen Nahrungsbedürfnisse während der Entwicklungs- und Wachstumsphase mehr Fett als Erwachsene.

Gestützt wird diese Aussage durch eine von niederländischen Wissenschaftlern durchgeführte Studie, die am 12. November 1994 in der Zeitschrift *Lancet* veröffentlicht wurde und in deren Rahmen über 500 Kinder über einen Zeitraum von neun Jahren beobachtet worden waren. Bei den Kindern, die mindestens drei Wochen gestillt worden waren, lag die Wahrscheinlichkeit für das Auftreten neurologischer Anomalien, wie beispielsweise Koordinationsschwierigkeiten, um die Hälfte niedriger als bei »reinen« Flaschenkindern. Nach einer Theorie der Wissenschaftler könnten sich die in der Muttermilch enthaltenen, in Säuglingsfertignahrung aber fehlenden langkettigen Fettsäuren möglicherweise günstig auf die Entwicklung des Gehirns auswirken.

Diese Theorie ist nach wie vor umstritten. Einem im Mai 1995 im *Journal of the American Medical Association* veröffentlichten Forschungsbericht zufolge können Kinder mit überhöhtem Cholesterinspiegel zur Vorbeugung gegen künftige Erkrankungen gefahrlos auf fettarme Kost gesetzt werden, ohne daß Entwicklungs- oder Gesundheitsstörungen zu befürchten seien.

Nahrungsmittelquellen, Strategien und Fakten

Der Fettanteil Ihrer Ernährung sollte maximal 20 bis 30 Prozent der täglichen Gesamtkalorienaufnahme betragen; der Anteil an gesättigten Fettsäuren sollte über 8 bis 10 Prozent nicht hinausgehen. Gesättigte Fettsäuren finden sich beispielsweise im sichtbaren Fett von Fleisch und Geflügel, aber auch in tierischen Produkten wie Vollmilch, Rahm und Butter. Auch viele Konditoreierzeugnisse enthalten reichlich gesättigte Fettsäuren.

Einfach ungesättigte Fettsäuren (zum Beispiel in Oliven- und Rapsöl) sowie mehrfach ungesättigte Fettsäuren (beispielsweise in Pflanzen- und Fischöl) sollten den überwiegenden Anteil von Fett in Ihrer Nahrung ausmachen. In einer Reihe von Studien, darunter auch in Untersuchungen von Dr. Scott Grundy, Direktor des Center for Human Nutrition am Health Science Center der Universität von Texas in Dallas, wurde die reichliche Zufuhr von einfach ungesättigten Fettsäuren mit einem verminderten Auftreten von koronarer Herzkrankheit in Verbindung gebracht. Olivenöl kann sogar der Verengung von Arterien entgegenwirken!

Zum Berechnen Ihrer täglichen Fettration müssen Sie wissen, daß 1 g Fett etwas mehr als 9 Kalorien entspricht. Mit 10 g Fett in einer bestimmten Speise nehmen Sie also 90 Fettkalorien auf. (Nähere Erläuterungen zur Berechnung der Fett-, Kohlenhydrat- und Proteinanteile in Ihrer Kost finden Sie unter dem Stichwort »Kohlenhydrate«.)

Therapie-Empfehlungen

Beachten Sie die Ausführungen unter den Überschriften »Das sollten Sie wissen« und »Nahrungsmittelquellen, Strategien und Fakten«.

Zusätzliche Informationen

Siehe »Aminosäuren«, »Augenbeschwerden«, »Cholesterin«, »Fettleibigkeit«, »Fleisch«, »Grauer Star«, »Kohlenhydrate«, »Koronare Herzkrankheit« und »Krebserkrankungen«.

Fettleibigkeit

Schlank zu sein und eine gute Figur zu haben werden in unserer Zeit nahezu als Statussymbole gehandelt. Deshalb muß es verwundern, daß trotz des enormen Wertes, den man in der Gesellschaft einer ansprechenden Figur beimißt, die Anzahl übergewichtiger Menschen ständig zunimmt.

Nach den Ergebnissen mehrerer (von Louis Harris and Associates) im Februar 1996 durchgeführten Umfragen hatten 74 Prozent der 25jährigen und älteren Amerikaner Übergewicht. Im Vergleich dazu lag die Rate 1983 bei 58 Prozent, kletterte 1990 auf 64 Prozent, 1994 auf 69 Prozent und erreichte 1995 71 Prozent. In Deutschland ist etwa die Hälfte der Bevölkerung als übergewichtig zu bezeichnen.

Bedauerlicherweise ist Fettleibigkeit keineswegs harmlos. Dieser oftmals als »20 Prozent über Normalgewicht« definierte Zustand (grob gerechnet 11,5 bis 16 kg Übergewicht bei durchschnittlicher Körpergröße) ist mit einer Vielzahl von Krankheiten verknüpft, darunter mit sogenanntem Altersdiabetes (nicht-insulinabhängigem Diabetes oder NIDD[M]), Bluthochdruck, Geburtsfehlern (einschließlich Spina bifida) und verschiedenen Krebsformen.

Zudem zählt Übergewicht zu den drei Hauptfaktoren, die den Alterungsprozeß beschleunigen. (Siehe Stichwort »Langlebigkeit«.) Im Rahmen einer im September 1995 im *New England Journal of Medicine* veröffentlichten Studie, in die eine große Anzahl von Krankenschwestern einbezogen war, stellten Wissenschaftler der Harvard-Universität fest, daß die Wahrscheinlichkeit eines frühen Todes bei Frauen mit moderatem Übergewicht um 60 Prozent höher lag als bei den leichtgewichtigsten Probandinnen. (»moderat übergewichtig« bedeutete ein Körpergewicht zwischen 72,5 und 79,5 kg bei einer Körpergröße von etwa 165 cm.)

Das sollten Sie wissen

Manchen Menschen, denen veranlagungsbedingte Fettleibigkeit dauernd zu schaffen macht, bleibt mitunter nichts anderes übrig, als zum Abbau des Übergewichtes Medikamente einzunehmen oder sich gar einem chirurgischen Eingriff zu unterziehen. Ihr Arzt kann beurteilen, ob Sie zu dieser Kategorie zählen. Aber bei den meisten Leuten genügen vernünftige Ernährung und Lebensweise, um das Normalgewicht zu erreichen oder zu halten.

Die probateste Methode, Gewicht abzubauen, besteht darin, schlicht und einfach weniger Kalorien aufzunehmen, als man verbrennt. Bewerkstelligen läßt sich dies unter anderem durch vermehrte Zufuhr von ballaststoffreichen Nahrungsmitteln; sie sind relativ kalorienarm und vermitteln schon in geringeren Portionen ein Sättigungsgefühl. (Siehe »Ballaststoffe«.)

Im Rahmen eines ballaststoffreichen Speiseplanes sollten komplexe Kohlenhydrate an der täglichen Gesamtkalorienaufnahme mit einem hohen Anteil von mindestens 50 bis 70 Prozent vertreten sein; sie finden sich unter anderem in Obst, Gemüse, insbesondere Kreuzblütlerarten, sowie in Vollkornmüslis und Vollkornprodukten. (Siehe »Kohlenhydrate« und »Kreuzblütler-Gemüse«.)

Es heißt, die Amerikaner seien heute deshalb korpulenter als vor 15 Jahren, weil »Fettsucht«-Experten dazu ermunterten, den Fettverbrauch zu drosseln und dafür mehr Kohlenhydrate wie Nudeln und Brot zu essen. In seinem Buch *Enter the Zone* beispielsweise behauptet der Autor Barry Sears, der Gewichtszuwachs quer durch die Nation sei zweifellos das Ergebnis eines übermäßigen Verzehrs von Kohlenhydraten.

Nach wie vor aber – so erklärt das National Center for Health Statistics – liegt das Problem in unserem Fettkonsum. Statistischen Angaben zufolge betrug die Fettzufuhr Ende der siebziger Jahre im Durchschnitt 81,4 g pro Tag und in den achtziger Jahren 82 g. Hinzu kommt, daß wir heute pro Tag 100 bis 300 Kalorien mehr aufnehmen, aber weniger Sport treiben als in den späten siebziger Jahren.

Gewichtsabbau ist also ebensowenig ein Geheimnis wie eine Kunst: Drosseln Sie einfach die Kalorienzufuhr, oder verbrennen Sie mehr Kalorien, als Sie aufnehmen – oder tun Sie beides. (*Nutritional Action Health Letter,* Juli/August 1996.)

Und noch eines: Jedes Programm zur Gewichtsabnahme muß – soll es etwas bringen – mit regelmäßiger körperlicher Aktivität kombiniert werden, einschließlich Ausdauertraining, wie beispielsweise Gehen. Sie verbrennen dabei nicht nur zusätzlich Kalorien (1,6 km Gehen verbraucht 100 Kalorien), sondern legen

mit dem Abbau von Fett auch an magerer Muskelmasse zu. Mageres Muskelgewebe wiederum verwertet im Vergleich zu Fettgewebe ganz von selbst mehr Kalorien. Regelmäßige körperlich Aktivität ist ein unentbehrliches Element bei der Umstellung auf eine weniger »gewichtige« Lebensweise und hilft Ihnen, sich die abgebauten Pfunde im wahrsten Sinne des Wortes dauerhaft »vom Leibe« zu halten.

Wie korpulent Sie tatsächlich sind, läßt sich anhand einer Bestimmung des Körperfettanteiles am akkuratesten abschätzen. Zu diesem Zweck wird mit Hilfe eines Greifzirkels an verschiedenen Körperstellen die Fettfaltendicke gemessen und anhand dieser Werte der prozentuale Körperfettanteil errechnet. Vornehmen lassen kann man derlei Messungen in vielen Fitneßstudios. In besonders gut ausgestatteten Einrichtungen, wie beispielsweise der Cooper-Klinik in Dallas, bestimmt man den Körperfettanteil auch durch Wiegen unter Wasser.

Erstrebenswert für den Körperfettanteil sind im großen und ganzen folgende Werte:

- ■ *Frauen:* Unter 40 Jahre maximal 22 Prozent; ab 40 Jahren höchstens 26 Prozent.
- ■ *Männer:* Unter 40 Jahre maximal 19 Prozent; ab 40 Jahren höchstens 20,5 Prozent.

Ein weiterer, wesentlicher Faktor ist die Verteilung der Fettpolster im Körper. Seit einigen Jahren gilt das besondere Augenmerk dem Verhältnis von Taille zu Hüfte. Anders gesagt – je mehr Fettpolster im Taillen- und Brustbereich im Verhältnis zu Hüften und Oberschenkeln vorhanden sind, desto höher ist das Risiko für eine Vielzahl von Erkrankungen, unter anderem:

- Bluthochdruck.
- Überhöhte Triglyzeridspiegel (Blutfette, die mit Koronarerkrankungen in Zusammenhang stehen).
- Koronare Herzkrankheit.
- Niedriger HDL-Spiegel (»gutes« Cholesterin).
- Diabetes.

Probate Methoden für »punktuelles« Abspecken gibt es nicht. Deshalb tut man am besten daran, konsequent über einen längeren Zeitraum Gewicht abzubauen; dadurch schwinden die Fettpolster im Oberkörperbereich und die Figur wird insgesamt schlanker. (Der Taille-Hüfte-Quotient sollte bei Männern maximal 0,85 und bei Frauen höchstens 0,75 betragen.)

Wissenschaftliche Erkenntnisse

- Im Rahmen einer 1995 an der Mayo-Klinik in Rochester (Minnesota) durchgeführten Studie registrierte man bei fettleibigen Frauen mit leichtem bis mäßigem Bluthochdruck nach gezieltem Gewichtsabbau neben einer merklichen Besserung des Blutdruckes auch eine deutliche Senkung der Gesamtcholesterin- und LDL-Spiegel (»schlechtes« Cholesterin) sowie der Triglyzeridkonzentrationen. (*Obesity Research,* September 1995, S. 217S-222S.)

- Einer wissenschaftlichen Untersuchung an der Universität von Adelaide (Australien) zufolge kann Gewichtsabbau bei übergewichtigen, bislang unfruchtbaren Frauen das endokrine System, die Ovulation und die Wahrscheinlichkeit einer Schwangerschaft günstig beeinflussen sowie das Selbstwertgefühl stärken. (*Human Reproduction,* Oktober 1995, S. 2705–2712.)

- In einem Forschungsbericht aus dem Jahre 1996 stellten Schweizer Wissenschaftler zwei Diäten einander gegenüber: Eine Diät bestand aus 15 Prozent Kohlenhydraten, 32 Prozent Protein und 53 Prozent Fett; die andere setzte sich aus 45 Prozent Kohlenhydraten, 29 Prozent Protein und 26 Prozent Fett zusammen. In bezug auf den Gewichtsabbau zeigte sich bei beiden Diäten kein Unterschied.

Man gelangte zu folgendem Schluß: Bestimmend für die Gewichtsabnahme bei kurzzeitiger kalorienarmer Ernährung war die Energiezufuhr und nicht die Zusammensetzung der Nährstoffe. (*American Journal of Clinical Nutrition,* Februar 1996, S. 174–178.)

- Der Abbau von 8 kg Körpergewicht bei moderater Fettleibigkeit führte zu einer merklichen Blutdrucksenkung und zur Stabilisierung der Glucose- und Insulin-Serumkonzentrationen. (*American Journal of Hypertension,* November 1995, S. 1967–1971.)

Nahrungsmittelquellen, Strategien und Fakten

Siehe Erläuterungen unter der Überschrift »Das sollten Sie wissen«.

Therapie-Empfehlungen

Halten Sie sich an meine Ausführungen unter der Überschrift »Das sollten Sie wissen«.

Zusätzliche Informationen

Siehe »Atherosklerose«, »Ballaststoffe«, »Kohlenhydrate«, »Koronare Herzkrankheit«, »Krebserkrankungen«, »Kreuzblütler-Gemüse« und »Langlebigkeit«.

Fleisch

Fleisch ist im Laufe der letzten Jahre etwas in Verruf geraten, und gewiß existiert ein Zusammenhang zwischen dem Verzehr von Rind- und Schweinefleisch und einem vermehrten Risiko für Koronar- und verschiedene Krebserkrankungen, unter anderem im Bereich von Magen, Dickdarm, Prostata und Lymphdrüsen. (Siehe »Zusätzliche Informationen«.)

Wichtig für Sie jedoch ist es, sich genau darüber im klaren zu sein, welche Sorte und Menge Fleisch Ihnen angesichts Ihres Allgemeinzustandes, Ihrer Anamnese und Risikolage schaden könnte. Und zudem sollten Sie wissen, unter welchen Gegebenheiten sich der Verzehr von Fleisch günstig auf Ihre Gesundheit auswirken könnte.

Das sollten Sie wissen

Heranwachsende Kinder sollten zwei- bis dreimal pro Woche mageres Fleisch essen; damit werden sie mit den für Wachstum und Entwicklung unentbehrlichen Aminosäuren, Proteinen und übrigen Nährstoffen versorgt. Ist rotes Fleisch in Ihrer Familie verpönt, ist es ratsam, dem Kind zur Gewährleistung eines gesunden Ernährungszustandes täglich Hühnerfleisch oder Fisch zu geben und dazu reichlich Obst, Gemüse und Milchprodukte.

Eine *wohldurchdachte und überwachte* vegetarische Kost kann den kindlichen Organismus zwar mit allem versorgen, was er braucht, doch meiner Ansicht nach besteht bei rein vegetarisch ernährten Kindern fast immer die übergroße Gefahr einer Fehlernährung. (Siehe »Makrobiotische Kost«.)

Weniger gefährdet sind Erwachsene, deren körperliche Entwicklung abgeschlossen ist. Sie können sich in der Regel auf eine fleischlose Ernährung umstellen – entweder auf eine sorgsam zusammengestellte vegetarische (aber nicht makrobiotische) Kost oder auf einen Speiseplan, auf dem rotes Fleisch durch Fisch und Huhn ersetzt wird.

Vielleicht aber lieben Sie Steak und Schweinefleisch und verspüren nicht die geringste Lust, darauf zu verzichten. Nun denn – zweimal rotes Fleisch pro Woche dürfte Ihnen nicht schaden, vorausgesetzt, Ihr Risiko für koronare Herzkrankheit oder Krebs ist gering.

Unter bestimmten Gegebenheiten kann der Verzehr von Fleisch sogar von therapeutischem Nutzen sein. Ich selbst konnte beobachten, daß einige meiner Patienten mit einem von Natur aus niedrigen HDL-Spiegel (»gutes« Cholesterin) von unter $35\,mg/dl$ durch den Verzehr von magerem Steak in »therapeutischen« Mengen gesundheitlich profitierten. Zwei Portionen (je 100 bis 125 g) mageres Steak pro Woche führten bei einer ganzen Reihe von ihnen zur Erhöhung des HDL-Spiegels.

Wer rotes Fleisch ißt, sollte grundsätzlich zwei Dinge beachten:

■ Begnügen Sie sich mit zwei Portionen Fleisch von jeweils 100 bis 125 g pro Woche.

■ Gehen Sie bei der Zubereitung sorgsam zu Werke. Zu lange und bei zu hoher Temperatur zubereitetes Fleisch erhöht das Risiko für Magenkrebs. Dies ergab eine Studie, die im April 1996 auf einer Konferenz der American Association for Cancer Research (Amerikanische Vereinigung für Krebsforschung) in Washington vorgestellt wurde.

Nach Aussagen der Wissenschaftler wird rotes Fleisch aufgrund seines hohen Anteils an gesättigten Fettsäuren mit Koronarerkrankungen in Zusammenhang gebracht; und zudem stellt es auch einen Risikofaktor für Dickdarmkrebs dar. Bei den in diese Untersuchung einbezogenen nahezu 700 gesunden Personen und Krebspatienten aus Nebraska stieg das Risiko für Magenkrebs um so mehr, je stärker das Fleisch durchgegart war und je mehr Bratensaft mitverzehrt wurde.

Nach Meinung der Forscher ist es am besten, Fleisch kurz durchzugaren, aber nicht übermäßig lang durchzubraten. Und auch die Temperatur sollte relativ niedrig sein, damit es an der Außenseite nicht braun oder gar schwarz wird. Beim Bratvorgang entstehen Karzinogene (krebserregende Substanzen) – Grund genug also, diese Garmethode weitgehend zu meiden.

■ Bei Hackfleisch sieht die Sache etwas anders aus. Den Ergebnissen mehrerer Untersuchungen am Tufts New England Medical Center zufolge sollte man Hamburger und andere Rinderhackgerichte ausreichend durchbraten, um Toxine und bakterielle Schadstoffe unschädlich zu machen, die Durchfall und andere Probleme hervorrufen können. Dies bedeutet, die Hackfleischmasse sollte im Inneren eine Temperatur von 75 °C erreichen beziehungsweise so heiß sein, daß das Fleisch seine rosarote Farbe vollständig verliert, aber nicht verbrennt.

Ich würde Ihnen nahelegen, anstelle von Hackfleisch lieber mageres Lendensteak zu nehmen. Steak hat zumeist einen höheren Nährwert, und zudem kann man sich ganz magere Stücke beim Metzger aussuchen. (Siehe »Aminosäuren« und »Fette«.)

Therapie-Empfehlungen

Soweit Sie keine Probleme mit dem Cholesterin oder anderen Blutfetten haben und Sie nach Meinung des Arztes keiner Hochrisikogruppe für Krebs zuzurechnen sind, können Sie getrost zwei kleine bis mittlere Portionen (je 100 bis 125 g) mageres rotes Fleisch auf Ihren wöchentlichen Speisezettel setzen. Braten Sie Ihr Steak aber nicht braun, sondern garen Sie es einfach nur kurz durch.

Als »Gegengewicht« zu den im Fleisch enthaltenen Fettsäuren und Karzinogenen ist es ratsam, jeden Tag mindestens fünf bis sieben Portionen Obst und Gemüse zu essen. Dies kommt auch der Ballaststoffzufuhr von täglich 20 bis 35 g Fasern zugute.

Bei Problemen mit einem überhöhten LDL-Spiegel (»schlechtes« Cholesterin) tun Sie besser daran, anstelle von rotem Fleisch Fisch und mageres, von Haut und sichtbarem Fett befreites Hühnerfleisch zu essen.

Ist Ihr Anteil an HDL-Cholesterin niedrig, das LDL-Cholesterin aber auch nicht erhöht, können Sie sich jede Woche zwei Portionen ausgesucht mageres Steak »leisten« (Siehe »Das sollten Sie wissen«.)

Bei bestehender oder überstandener Krebserkrankung oder einem durch die Familienanamnese bedingten hohen Krebsrisiko sollte man auf rotes Fleisch gänzlich verzichten.

Zusätzliche Informationen

Siehe »Aminosäuren«, »Atherosklerose«, »Ballaststoffe«, »Cholesterin«, »Fette«, »Krebserkrankungen« und »Protein«.

Folsäure

Folsäure, ein Mitglied des Vitamin-B-Komplexes, wurde in jüngster Zeit als bedeutender Faktor zur Vorbeugung einer Vielzahl von Erkrankungen erkannt. Zu den Vorzügen dieses Nährstoffes zählen unter anderem:

■ Vorbeugung gegen angeborene Defekte.
■ Verminderung des Risikos von Herzinfarkt.
■ Verminderung des Risikos, einen Schlaganfall zu erleiden.
■ Verminderung des Risikos von Dickdarmkrebs.

Hier eine kurze Anmerkung: Erhöhte Konzentrationen der Aminosäure Homocystein im Blut gehen mit einem vermehrten Risiko für die genannten Erkrankungen einher. Nach dem derzeitigen Stand wissenschaftlicher Erkenntnisse beträgt die optimale Tagesdosis 400 µg Folsäure in Kombination mit den Vitaminen B_6 und B_{12}. (Vitamin B_{12} ist besonders wichtig für Personen, die täglich 1000 µg oder mehr Folsäure einnehmen oder über 50 Jahre alt sind.)

Das Thema »Folsäure« besitzt einen überaus hohen Stellenwert, deshalb habe ich mich in den Kapiteln 2 und 3 in allen Einzelheiten damit befaßt. Ausführliche Erläuterungen, Hinweise und Ratschläge zur Nahrungsergänzung sowie besondere Empfehlungen können Sie in den genannten Kapiteln nachlesen.

Ginseng

Seit über tausend Jahren findet die Ginsengwurzel im Fernen Osten, insbesondere in China, als Heilmittel vielfache Anwendung und wird unter anderem auch als Aphrodisiakum eingesetzt, zur Stärkung der geistigen und körperlichen Leistungsfähigkeit und zur Bewältigung von Streß. Von wissenschaftlicher Seite her legt man der Heilkraft der Wurzel gegenüber beträchtliche Skepsis an den Tag, aber neuere medizinische Forschungen bestätigen einige spezifische Wirkungen von Ginseng.

Das sollten Sie wissen

Zu den von der modernen Medizin mehr oder minder anerkannten möglichen positiven Wirkungen der Ginsengwurzel zählen unter anderem:

■ Abschwächung von Hitzewallungen und anderen klimakterischen Symptomen.
■ Stärkung des Immunsystems. (Siehe »Wissenschaftliche Erkenntnisse«.)
■ Verringerung des Risikos für mehrere Krebserkrankungen. (Siehe »Wissenschaftliche Erkenntnisse«.)
■ Manches spricht für die Wirkung von Ginseng als »Adaptogen«. In dieser Eigenschaft soll Ginseng den Organismus vor Streßsituationen schützen und seine Abwehrkräfte stärken.
■ Bekämpfung der für Atherosklerose typischen Verengung der Arterien.

Warnung: Hoch dosiert oder über längere Zeit eingenommen, kann Ginseng allerlei negative Nebenwirkungen zeitigen, wie beispielsweise Kopfschmerzen, Nervosität und Schlaflosigkeit, Schmerzen oder Verklumpungen in den Brüsten, Scheidenblutungen, Durchfall, Hautschädigungen oder Bluthochdruck.

Wissenschaftliche Erkenntnisse

■ Die Abwehrtätigkeit der zu den weißen Blutzellen gehörenden Lymphozyten läßt bei älteren Menschen oftmals nach. Ein in *Panax ginseng* (Ginsengwurzel) vorkommendes Saponinderivat wirkt diesem Rückgang entgegen. (*Mechanisms of Aging,* 31. August 1995, S. 43–53.)
■ Einer Studie der Chiba Universität (Japan) aus dem Jahre 1995 zufolge förderte das in Ginseng enthaltene Saponin die Wundheilung und Gewebeerneuerung beim Menschen. (*British Journal of Pharmacology,* August 1995, S. 1188–1193.)
■ Nach den Ergebnissen einer koreanischen Untersuchung aus dem Jahre 1995 wiesen Personen, die Ginsengextrakte einnahmen, im Vergleich zu jenen, die dies nicht taten, ein geringeres Krebsrisiko auf. Insbesondere galt dies für Krebserkrankungen im Bereich von Lippen, Mundhöhle, Rachen und Kehlkopf, von Speiseröhre, Magen und Dickdarm, Lunge, Leber und Eierstöcken. Ein vermindertes Auftreten von Brust- und Gebärmutterhalskrebs sowie von Harnblasen- und Schilddrüsenkrebs war nicht zu beobachten. (*Cancer Epidemiology and Biomarkers Preview,* Juni 1995, S. 401–408.)
■ Nach Einnahme einer großen Menge Ginsengextrakt auf Äthanolbasis stellten sich bei einer 28jährigen Frau massive Kopfschmerzen ein. Angiogramme ihres Gehirns zeigten Veränderungen der Arterien, wie sie bei Zerebralarteriitis (Entzündung der Gehirnarterien) vorkom-

men. Nach Meinung der Wissenschaftler deutete das Krankheitsbild in diesem Fall auf einen kausalen Zusammenhang zwischen der Einnahme von Ginseng und den Kopfschmerzen der Frau hin. (*Neurology,* April 1995, S. 829–830.)

■ Für die Behauptung, Ginseng könne die sportliche Leistung steigern oder die Leistungsdauer ermüdeter Personen verlängern, fehlt es an fundierten wissenschaftlichen Nachweisen. (*Sports Medicine,* Oktober 1994, S. 229–248.)

■ Aus tierexperimentellen Untersuchungen in Korea ergaben sich Hinweise darauf, daß Ginsengextrakt die Entwicklung von Lungentumoren hemmte. (*Planta Medica,* Dezember 1993, S. 521–54.)

■ Eine Vielzahl von Experimenten mit Kleintieren zeigte, was Ginsengextrakte bewirken können: Steigerung der Ausdauer beim Schwimmen, Vorbeugung gegen streßbedingte Geschwüre und die Bildung von Blutgerinnseln sowie Stärkung des Immunsystems. Möglicherweise tragen all diese positiven Effekte zum Glauben an die »stärkende« oder »adaptogene« Wirkung von Ginseng bei.

Das Problem besteht darin, daß wir über die tatsächlichen Auswirkungen von Ginseng auf den menschlichen Organismus so gut wie nichts wissen – zumindest was einschlägige chemische Untersuchungen angeht. Für gesicherte Erkenntnisse über die zuträglichen und möglicherweise schädlichen Effekte dieser Wurzel sind kontrollierte Langzeit-Doppelblindversuche am Menschen erforderlich.

Nahrungsmittelquellen, Strategien und Fakten

Ginseng kann man als Wurzel kaufen, er ist in Form von Tees, Kapseln und Extrakten, Tabletten und Pulvern erhältlich und sogar Kaugummi, Bonbons, Zigaretten und Getränken beigemischt. Bedauerlicherweise schwanken Qualität und Quantität ganz beträchtlich. Die getrocknete Wurzel des koreanischen Ginseng – »Ren shen« – zählt zu den teuersten Kräuterheilmitteln.

Achten Sie beim Kauf von Ginsengprodukten auf den Wirkstoffgehalt; lassen Sie sich in puncto Anwendung von einer Fachkraft beraten.

Therapie-Empfehlungen

Hin und wieder eine Tasse Ginsengtee (ein- bis zweimal pro Woche) dürfte Ihrer Gesundheit nicht schaden und könnte sogar Ihre Abwehrkräfte gegen Krebs, Immunmangelkrankheiten und andere unter der Überschrift »Das sollten Sie wissen« genannte Beschwerden stärken. Gehen Sie über diese Dosis aber nicht hinaus, und beachten Sie die an anderer Stelle dieses Abschnittes angeführten Warnhinweise.

Übermäßige Hitzewallungen während der Wechseljahre lassen sich durch Ginsengtee oder ein anderes Ginsengprodukt mitunter abschwächen. Allerdings ist das Angebot an Präparaten ziemlich unübersichtlich, und nicht immer kann man sichergehen, ein qualitativ hochwertiges Produkt zu erhalten.

Wer sich entschließt, Ginseng auszuprobieren oder irgendein anderes Pflanzen-

127

präparat, sollte folgende Hinweise beherzigen:

■ Halten Sie die Dosis niedrig.

■ Lassen Sie zwischen den Einnahmen 24 Stunden vergehen; Sie können dann besser feststellen, ob sich in Ihrem Organismus Anzeichen einer Unverträglichkeit bemerkbar machen. Möglicherweise könnte sich auch eine allergische Reaktion einstellen.

■ Suchen Sie bei ungewöhnlichen Reaktionen den Arzt auf. Nehmen Sie die angebrochene Packung mit, damit er genau weiß, was Sie eingenommen haben.

Und denken Sie immer an eines: Ginseng ist nach wie vor eine geheimnisvolle Arznei, deren Nutzen für den menschlichen Organismus bislang noch nicht zweifelsfrei erwiesen ist.

Zusätzliche Informationen

Siehe »Hormone« und »Kräuter«.

Grauer Star (Katarakt)

Grauer Star, eine unter anderem auch auf altersbedingte Veränderungen zurückzuführende Trübung der Augenlinse, ist bei älteren Menschen häufig zu beobachten und kann zu Erblindung führen. Gezielte Ernährungstherapie könnte sich – was eine Vorbeugung oder das Hinausschieben des Problems angeht – als nützlich erweisen.

Auslöser für die Entwicklung von grauem Star sind vermutlich Schädigungen, die dem Zerstörungswerk freier Radikale im Organismus sowie der Einwirkung von Sonnenlicht zuzuschreiben sind. Virusinfektionen, Kontakt mit toxischen Substanzen und genetisch bedingte Erkrankungen sind gleichfalls als Ursachen bekannt. Schätzungsweise fast die Hälfte aller über 75jährigen Menschen leidet an grauem Star. Ohne chirurgische Korrektur kann sich eine Beeinträchtigung des Sehvermögens einstellen.

Übermäßiger Zuckerkonsum sowie Mangel an Riboflavin, Vitamin C, Vitamin E, Selen oder Zink werden ebenfalls mit grauem Star in Verbindung gebracht.

Gewichtigster Aspekt in bezug auf den Zusammenhang zwischen Ernährung und grauem Star ist der Einfluß von Antioxidantien, wie beispielsweise Carotinoide, Vitamin C und Vitamin E; sie alle können zur Vorbeugung beitragen. In einer Studie verglich man die Mengen an Zusatzpräparaten, die 175 Personen mit und 175 Kontrollpersonen ohne grauen Star einnahmen. Nach Feststellungen der Wissenschaftler war die Zufuhr von Vitamin C und E bei den Probanden mit intakten Augen wesentlich höher als bei jenen, die an grauem Star litten.

Die Ergebnisse sprachen für sich: Durch die tägliche Einnahme von 300 mg oder mehr Vitamin C über einen langen Zeitraum läßt sich die Gefahr, grauen Star zu bekommen, bis zu 70 Prozent mindern. Und mit der Zufuhr von 400 I.E. Vitamin E pro Tag kann sich das Risiko halbieren. Noch günstiger erweist sich die Kombination von Vitamin E und Vitamin C. Riboflavin, ein B-Vitamin, kann gleichfalls die körpereigene Abwehr gegen freie Radikale stärken. (Siehe folgenden Abschnitt sowie die ausführlichen Erläuterung zum Thema Antioxidantien in Kapitel 4.)

Das sollten Sie wissen

Es gibt keine Gewähr dafür, daß eine Umstellung der Ernährung das Risiko für grauen Star vollständig ausschaltet. Aber zunehmend mehr Forschungsergebnisse deuten darauf hin, daß der tägliche »Antioxidantien-Cocktail«, den ich in Kapitel 4 dieses Buches empfohlen habe, beachtliche Schutzwirkung ausüben könnte.

Einschlägigen Untersuchungen folgend, sollten Männer täglich mindestens 500 mg und Frauen ein Minimum von 200 mg Vitamin C einnehmen. Nach anderen Angaben können Vitamin E und Beta-Carotin vor grauem Star schützen sowie Bioflavonoide, die in der weißen Innenschale von Orangen und anderen Zitrusfrüchten, in Buchweizen und anderen Nahrungsmitteln enthalten sind. (Siehe »Bioflavonoide«.)

Tierexperimentelle Untersuchungen ergaben, daß ein Mangel an Riboflavin (Vitamin B_2) grauen Star hervorrufen kann. (Siehe »Vitamin B_2«.)

Was den Menschen angeht, beobachtete man im Rahmen der Linxian-China-Studie, daß Personen, denen man Riboflavin und Niacin verabreicht hatte, vor Kernstar (Trübung des Alterskerns der Linse) wesentlich besser geschützt wa-

ren als jene, die diese Vitamine nicht erhalten hatten. Mit einem 44prozentigen Rückgang im Auftreten von grauem Star profitierten die ältesten Testpersonen – die Gruppe der 64- bis 74jährigen – am meisten von dieser Therapie. (*Archives of Ophthalmology*, Vol. 111, September 1993.)

Täglicher Alkoholgenuß schließlich kann mit einem mittleren Anstieg des Risikos für grauen Star einhergehen, und mehrere Fälle von angeborenem grauen Star (Undurchsichtigkeit der Augenlinse) wurden mit Vitamin-D-Mangel in Zusammenhang gebracht.

Nahrungsmittelquellen, Strategien und Fakten

Nahrungsmittel, die der Entstehung von grauem Star entgegenwirken können, sind unter den einzelnen Stichwörtern des Abschnittes »Zusätzliche Informationen« angeführt.

Therapie-Empfehlungen

Um das Risiko für grauen Star auf ein Minimum zu beschränken, ist es ratsam, antioxidative Vitamine wie Vitamin C, E und Beta-Carotin soweit wie möglich aus der täglichen Kost zu beziehen. Halten Sie sich zur Deckung des Bedarfs aber auch an den von mir empfohlenen Antioxidantien-Cocktail. (Siehe Kapitel 4 dieses Buches.)

Für Erwachsene empfehle ich eine tägliche Mindestaufnahme von 500 bis 1000 mg Vitamin C, 400 bis 800 I.E. Vitamin E und – für Nichtraucher – 25000 I.E. Beta-Carotin.

Zusätzliche Informationen

Siehe »Bioflavonoide«, »Vitamin A«, »Vitamin B$_2$« und »Vitamin C« sowie »Vitamin E«.

Hormone

Mit dem Einsetzen der Wechseljahre fragt sich fast jede Frau, ob sie von nun an Hormone nehmen solle. Die meisten Ärzte empfehlen heute eine Hormonersatztherapie (mitunter auch als Östrogentherapie bezeichnet) – eine Maßnahme, für die drei Gründe sprechen:

■ Abschwächung, wenn nicht gar völliges Beseitigen der klimakterischen Erscheinungen – allen voran der Hitzewallungen oder »fliegenden Hitze«, wie man sie oftmals bezeichnet.
■ Verringerung der mit den Wechseljahren verknüpften Herz-Kreislauf-Probleme, die möglicherweise einer Senkung des HDL-Spiegels (des »guten« Cholesterins) zuzuschreiben sind.
■ Vorbeugung oder vielleicht sogar Rückbildung von Osteoporose (erhöhte Knochenbrüchigkeit).

Anmerkung: Seit Jahren ist bekannt, daß durch die Einnahme von Östrogen allein nach der Menopause das Risiko für Gebärmutterkrebs erheblich steigt. Aus diesem Grunde werden heute Östrogen und Gestagene in zyklischem Wechsel verabreicht.
Bis vor kurzem gab es Diskussionen darüber, inwieweit sich die kombinierte Östrogen-Gestagen-Therapie günstig

auf das Herz auswirkt. Ein am 15. August 1996 im *New England Journal of Medicine* veröffentlichter Artikel berichtete über die Ergebnisse der Nurses Health Study – einer 16-Jahre-Langzeitstudie, in die 59 337 Frauen einbezogen waren. Obwohl Herzprobleme bei diesen Testpersonen ohnehin ziemlich selten waren (nur 271 dokumentiere Herzinfarkte), erwies sich die Hormonersatztherapie – Östrogen allein oder in Kombination mit Gestagen – als hilfreich.
Im Vergleich zu den Frauen, die nach der Menopause keine Hormone einnahmen, war die Gefahr für koronare Herzkrankheit bei jenen, die eine kombinierte Hormonersatztherapie durchführten, um 61 Prozent niedriger; und bei den Frauen, die Östrogen allein einnahmen, registrierte man ein um 40 Prozent geringeres Risiko.
Diese Befunde ließen darauf schließen, daß die Kombinationstherapie ebenso wirksam ist wie Östrogen allein, aber für eine definitive Aussage, der zufolge sie tatsächlich besser sei, reichten die Daten nicht aus.
Nach den Ergebnissen einschlägiger Untersuchungen kann die Hormonersatztherapie Frauen nach den Wechseljahren vor Osteoporose schützen und die Häufigkeit von Wirbelsäulen- und Schenkelhalsfrakturen um 70 beziehungsweise 50 Prozent herabsetzen. Am meisten bringt eine solche Therapie, wenn sie in den ersten Jahren nach der Menopause einsetzt, sie ist auch bei der Behandlung einer bereits bestehenden Osteoporose unter Umständen von Nutzen (*Medical Letter,* 34:101, 1992). Mitt-

lerweile gibt es vielversprechende neuartige, zum Teil nichthormonale Medikamente zur Behandlung von Osteoporose – darunter ein Nasenspray, das Calcitonin vom Lachs enthält sowie Natriumfluorid in Retardform.

Trotz dieser Fortschritte ist Hormonersatztherapie nach wie vor das Mittel der Wahl bei der Vorbeugung gegen Osteoporose und koronare Herzkrankheit. Doch die Frage bleibt, inwieweit durch die Einnahme von Östrogen das Krebsrisiko zunimmt. Östrogen in Kombination mit Gestagen setzt die Gefahr von Gebärmutterkrebs auf das Durchschnittsniveau der Gesamtbevölkerung herab, aber beide Formen der Hormonersatztherapie scheinen, der Nurses Health Study nach zu schließen, das Brustkrebsrisiko zu erhöhen.

Aus der Studie ging auch hervor, daß die Zunahme des Brustkrebsrisikos, die mit einer fünfjährigen oder noch längeren postmenopausalen Hormonersatztherapie in Zusammenhang stand, bei älteren Frauen ausgeprägter war. Dieses Resultat deutet darauf hin, daß Frauen über 55 Jahre die vermehrten Risiken einer solchen Therapie sorgsam bedenken sollten, insbesondere nach einer Hormoneinnahme über einen Zeitraum von fünf oder mehr Jahren. (*New England Journal of Medicine,* 332:1589–1593, 1995.)

Lassen Sie mich diese Verbindung zwischen Hormoneinnahme und Brustkrebs in einem Satz zusammenfassen: Östrogen allein, Östrogen plus Gestagen sowie Gestagen allein scheinen allesamt das Risiko für das Ausbrechen von Brustkrebs zu erhöhen.

Nun stellt sich die Frage, ob sich für Frauen nach der Menopause anstelle der Hormonersatztherapie eine andere Alternative bietet.

Ich glaube schon. Von den drei mit Klimakterium und Menopause einhergehenden Hauptproblemen – nämlich Hitzewallungen und Stimmungsschwankungen, vermehrtes Risiko für koronare Herzkrankheit und Gefahr einer Osteoporose – lassen sich die beiden letztgenannten mit Hilfe eines wohldurchdachten Trainingsprogrammes plus vermehrter Calciumzufuhr oftmals in den Griff bekommen.

Hitzewallungen und andere vasomotorische (= von den Nerven des vegetativen Nervensystems ausgehende) Erscheinungen lassen sich durch körperliche Aktivität nicht beseitigen. Aber reichlich Bewegung in Kombination mit einer vernünftigen Ernährung können sich auch hier durchaus als hilfreich erweisen.

Zunächst einmal bin ich davon überzeugt, daß Hitzewallungen bei Frauen in guter körperlicher Verfassung weniger heftig ausfallen und kürzer dauern. Und was die Ernährung angeht, dürfte ein wohldurchdachter Speiseplan bei vielen Frauen nicht nur zur Abschwächung klimakterischer Beschwerden, sondern auch bis zu einem gewissen Grad zur Vorbeugung gegen Brust- und Gebärmutterkrebs beitragen. Als vorteilhaft für diese Strategie könnte sich die vermehrte Zufuhr von »Phytöstrogenen« erweisen – schwach wirksamen, östrogenähnlichen Verbindungen, die in zahlreichen alltäglichen Nahrungsmitteln vorkommen.

Das sollten Sie wissen

Hormonersatztherapie kann Frauen also gegen Erkrankungen abschirmen, die mit dem Einsetzen der Wechseljahre drohen. Eine solche Therapie ist unter Umständen auch nach dem Ende des Klimakteriums erforderlich oder in anderen Situationen mit einem unausgewogenen Östrogen-Gestagen-Haushalt. Neben einer Hormonersatztherapie können vielerlei Hormone pflanzlicher Herkunft, einschließlich der sogenannten Phytöstrogene oder »östrogenen Stoffe«, einen günstigen Einfluß auf das empfindliche hormonale Gleichgewicht im weiblichen Organismus ausüben. Diese spezifische Form der Nahrungsergänzung hat sich insbesondere bei der Abschwächung von klimakterischen Beschwerden, wie beispielsweise Hitzewallungen, als hilfreich erwiesen und könnte auch bei der Vorbeugung gegen Brustkrebs von Nutzen sein. (Siehe »Nahrungsmittelquellen, Strategien und Fakten«.)

Meine Einstellung zur Hormonersatztherapie und Zufuhr von Phytöstrogenen aus der Nahrung wird aus der folgenden, für Frauen mit normalen, gesunden Geschlechtsorganen entwickelten Strategie deutlich.

Warnung: Ehe Sie einen der folgenden Schritte unternehmen, sollten Sie sich der Zustimmung Ihres Arztes vergewissern. Nach operativer Entfernung der Eierstöcke, bei unausgewogenem Hormonhaushalt oder bestehender Osteoporose müssen Sie sich mit ihm auf eine individuell auf Sie zugeschnittene Therapie verständigen.

Schritt 1 Lassen Sie im Alter von 40 Jahren Ihre Knochendichte messen. Beträgt sie weniger als 90 Prozent des für Ihr Alter normalen Wertes, wird Ihnen der Arzt eine Therapie empfehlen, beispielsweise vermehrtes Ausdauertraining mit Gelenkgewichten, eine höhere Zufuhr von Vitamin D und Calcium. Oder er rät Ihnen zur Einnahme eines spezifischen Medikamentes zum Aufbau von Knochenmasse. Liegt der Wert jedoch über 90 Prozent, werden Sie mit einer erneuten Messung der Knochendichte wahrscheinlich bis zum Beginn des Klimakteriums warten können.

Schritt 2 Lassen Sie mit dem Einsetzen der Wechseljahre wieder eine Bestimmung der Knochendichte vornehmen. In diesem Lebensabschnitt nimmt die Östrogen- und Gestagenproduktion langsam ab, und damit wird der weibliche Organismus anfälliger für die bereits erwähnten Erkrankungen und Beschwerden einschließlich koronarer Herzkrankheit, Osteoporose und der unangenehmen Begleiterscheinungen der Wechseljahre wie Stimmungsschwankungen und Hitzewallungen. Beträgt die Knochendichte zu diesem Zeitpunkt noch immer mehr als 90 Prozent, können Sie auf eine Hormonersatztherapie zur Vorbeugung gegen Osteoporose möglicherweise verzichten. Andererseits brauchen Sie vielleicht zusätzliche Hormongaben zur Abschirmung gegen koronare Herzkrankheit, insbesondere bei familiär gehäuftem Auftreten von Koronarerkrankungen oder einer Reihe anderer gewichtiger Risikofaktoren.

Eine eingehende ärztliche Untersuchung wird zeigen, ob die Gefahr einer Koronarerkrankung mit dem Eintreten der Menopause zugenommen hat. So geht beispielsweise das Absinken der Hormonspiegel im weiblichen Organismus unter Umständen mit einem Anstieg des »schlechten« LDL-Cholesterins einher, und oftmals nehmen die HDL-Konzentrationen ab.

Schritt 3 Besteht für Sie nach ärztlicher Meinung kein erhöhtes Risiko für Osteoporose oder koronare Herzkrankheit, machen Ihnen jedoch Hitzewallungen und andere klimakterische Beschwerden zu schaffen, sollten Sie die Einnahme von nichthormonalen Medikamenten in Betracht ziehen oder mit Ihrer Kost mehr pflanzliche Östrogene (Isoflavone) aufnehmen.

Durch den geringen Gehalt an relativ schwach wirksamen östrogenen Stoffen (Phytöstrogenen) in Obst-, Gemüse- und Getreidearten wie Äpfeln, Sojabohnen, Yamswurzeln, Möhren und Mais sowie Gerste und Hafer dürften die Spiegel der körpereigenen Sexualhormone nur wenig ansteigen. Aber dieser Anstieg kann unter Umständen ausreichen, die für die klimakterischen Erscheinungen verantwortlichen Zellrezeptoren zu »beruhigen«.

Wilde Yamswurzel enthält eine dem Progesteron vergleichbare gestagenähnliche Substanz. Entdeckt hat man dies vor mehreren Jahren, als Wissenschaftlern auffiel, daß es in einigen unterentwickelten Ländern eine Art natürlicher Geburtenkontrolle zu geben schien. Später identifizierten sie dann die Yamswurzel als das Nahrungsmittel, dem dieses Phänomen höchstwahrscheinlich zuzuschreiben ist; sie enthält Gestagen, ein in vielen Antibabypillen verwendetes Hormon.

Zur Behandlung von klimakterischen Symptomen verordnen Ärzte heute oftmals örtlich – in der Regel an den Oberschenkelinnenseiten – applizierte Yamswurzelcreme. Viele Frauen mit intakter Gebärmutter, die ein Östrogen-Gestagen-Kombipräparat einnehmen mußten, waren nicht mehr bereit, die damit verknüpften Nebenwirkungen wie Gewichtszunahme, geschwollene Gliedmaßen, Reizbarkeit und Stimmungsschwankungen hinzunehmen. Sie brachen die Hormonersatztherapie ab und verwendeten zur Linderung der mit dem Wechsel einhergehenden Beschwerden ausschließlich Yamswurzelcreme.

Bei Problemen mit der Hormonersatztherapie könnten Sie mit Ihrem Arzt über diese Alternative sprechen. Yamswurzelcreme ist zwar nicht verschreibungspflichtig, doch ich würde davon abraten, sie ohne ärztliche Empfehlung zu verwenden.

Noch ein warnender Hinweis: In manchen Reformhäusern ist Yamswurzelextrakt unter der Bezeichnung DHEA erhältlich. DHEA ist ein hormonaler Naturstoff, der für sich allein wirkt oder im Organismus in ein Sexualhormon oder anderes Steroid umgewandelt wird. In Pflanzen kommt voll synthetisiertes DHEA aber nicht vor, sondern nur eine Vorstufe dieses Hormons, und der Organismus ist auch nicht imstande, aus irgendeinem Pflanzenextrakt DHEA zu synthetisieren. Im Rahmen eines Experimentes mit Ratten erkrankten zudem 14 der 16 mit DHEA behandelten Versuchstiere an Leberkrebs. (*University of California Wellness Letter,* Januar 1996.)

Solange Sie die genannten Nahrungsmittel nicht im Übermaß essen, ist nicht zu befürchten, daß Ihr normaler Hormonhaushalt durch ein Zuviel an Phytöstrogenen aus dem Gleichgewicht gerät. (Siehe »Nahrungsmittelquellen, Strategien und Fakten«.)

Warnung: Informieren Sie Ihren Arzt, wenn Sie die Absicht haben, es mit dieser Nahrungsergänzung zu versuchen. Die Menge der über die normale tägliche Kost aufgenommenen Hormone läßt sich unmöglich bestimmen, deshalb müssen Sie sich in regelmäßigen Abständen untersuchen lassen. Nährstoffe dieser Art können sich individuell ganz unterschiedlich auf den Organismus auswirken.

Wissenschaftliche Erkenntnisse

■ Spezifische chemische Stoffe in bestimmten Nahrungsmitteln wie Sojaprodukten, verschiedenen Gemüsearten, Vollkornmüslis und Samenkernen sowie vermutlich auch in Beeren und Nüssen werden im menschlichen Organismus in hormonähnliche Verbindungen umgewandelt, die einen antioxidativen Effekt sowie eine schwache östrogenähnliche Wirkung hervorrufen können. Dies berichteten finnische Wissenschaftler der Universität Helsinki im Jahre 1995.

Nach weiteren Angaben der Forscher könnten sich diese pflanzlichen Verbindungen aufgrund ihres Wirkmechanismus im Organismus durchaus als natürliche krebsvorbeugende Substanzen erweisen. Epidemiologische Studien erbrachten zudem, daß in Ländern mit niedriger Krebshäufigkeit die Anteile dieser Verbindungen in der heimischen Kost am höchsten sind. (*Environmental Health Perspectives,* Oktober 1995, S. 103–112.)

■ Phytöstrogene (oder Isoflavone) vermindern nicht nur das Risiko für Brust- und Prostatakrebs, sondern bewirken mitunter auch eine Herabsetzung der Gesamtcholesterin-Serumkonzentrationen und gleichzeitig einen Anstieg des HDL-Spiegels.

Unter ihrem Einfluß können sich auch klimakterische Erscheinungen wie Hitzewallungen und Stimmungsschwankungen abschwächen, und mitunter verlangsamt sich auch der Knochensubstanzverlust (Gefahr von Osteoporose) bei Frauen, die die Wechseljahre hinter sich haben. Was jedoch am meisten zählt – all diese positiven Auswirkungen sind im Gegensatz zu einer Hormonersatztherapie nicht mit einem vermehrten Krebsrisiko verknüpft. (*Environmental Nutrition,* April 1995.)

■ Nach einem Bericht des Northern California Cancer Center aus dem Jahre 1995 können in der Nahrung enthaltene Phytöstrogene die negativen Auswirkungen von Fettleibigkeit auf die Entwicklung von Brustkrebs nach der Menopause abschwächen. (*Cancer Causes and Control,* November 1995, S. 567–573.)

■ Der günstige Effekt von Sojaprotein (im Gegensatz zu tierischem Eiweiß) auf die Blutfette, wie beispielsweise die Lipoproteine des Cholesterins, und auf Atherosklerose (der zu Herzinfarkt führenden Verengung der Arterien) ist seit rund 50 Jahren bekannt. Dies berichteten Wissenschaftler der Bowman Gray School of Medicine der Wake Forest University.

Im Rahmen einer wissenschaftlichen Studie mit Rhesusaffen registrierten die Forscher eine 30- bis 40prozentige Verminderung des LDL-Cholesterins sowie einen merklichen Anstieg des HDL-Spiegels durch die in Sojaprotein enthaltenen Phytöstrogene. Zudem verringerte sich das Gesamtcholesterin bei den männlichen und weiblichen Versuchstieren um 20 beziehungsweise 50 Prozent. Ein negativer Einfluß der Phytöstrogene auf die Fortpflanzungsorgane war weder bei den Männchen noch bei den Weibchen zu beobachten. (*Journal of Nutrition,* Januar 1996, S. 43–50.)

■ Bevölkerungsgruppen mit einem hohen Konsum von Sojaprodukten weisen niedrigere Raten von Brust-, Dickdarm- und Prostatakrebs auf. Zurückzuführen ist dies möglicherweise auf die beiden östrogenartigen Isoflavone Genistein und Daidzein.

In einer tierexperimentellen Studie wurde nachgewiesen, daß Genistein und Daidzein bestimmte, durch eine kanzerogene Substanz ausgelöste chemische Reaktionen im Organismus hemmen. (*Cancer Letter,* 16. August 1995, S. 125–133.)

■ 1995 bestätigten australische Wissenschaftler, daß Pflanzen chemische, als Phytöstrogene bezeichnete Verbindungen mit östrogenartiger Wirkung enthalten. Ihre Untersuchungen konzentrierten sich auf 58 Frauen im Durchschnittsalter von 54 Jahren, die die Menopause hinter sich hatten und pro Woche mindestens 14 Hitzewallungen verspürten. Während des gesamten Untersuchungszeitraumes blieb die tägliche Kost der Probandinnen entweder unverändert oder wurde durch Sojamehl beziehungsweise Weizenmehl ergänzt.

Die Ergebnisse sahen so aus: In der Sojamehl-Gruppe gingen die Hitzewallungen um 40 Prozent und in der Weizenmehl-Gruppe um 23 Prozent zurück. Zudem setzte in der Sojamehl-Gruppe die Reaktion besonders rasch ein und hielt länger vor als in den beiden übrigen Gruppen. (*Maturitas,* April 1995, S. 189–195.)

■ In einem 1995 erschienenen Artikel über Osteoporose in Asien merkten die Autoren an, daß der in diesen Ländern übliche, reichliche Verzehr von Sojaprodukten mit einer verminderten Sterblichkeitsrate bei Brust- und Prostatakrebs einhergeht; Ursache hierfür ist der Gehalt an schwach wirkenden Östrogenen in Sojabohnen.

Ob die in dieser Kost enthaltenen schwach wirksamen Phytöstrogene auch die Häufigkeit von Osteoporose mindern, bedarf nach Angaben der Wissenschaftler noch der Klärung. (*Chung Hua I Hsueh Tsa Chih [Taipei],* März 1995, S. 209–213.)

■ Bislang sind rund 300 Pflanzen mit östrogenähnlicher Wirkung bekannt. Sojaprodukte (beispielsweise Tofu) scheinen ausgeprägtere Östrogeneffekte zu zeitigen und finden deshalb am meisten Beachtung.

Phytöstrogene schirmen gegen Brustkrebs ab, indem sie die Bildung von körpereigenem Östrogen teilweise hemmen und damit als eine Art »Östrogenblocker« fungieren. Frauen, die die Menopause hinter sich haben, können also durch Zufuhr von Phytöstrogenen ihren Östrogenspiegel ohne zusätzliche Krebsgefahr anheben.

Bei Männern scheinen Phytöstrogene die Produktion von Testosteron zu hemmen, das die Entwicklung von Prostatakrebs begünstigen kann. All dies geschieht ohne jedes Anzeichen einer »Feminisierung«. (*Tufts Newsletter,* Vol 12, No. 12, Februar 1995.)

■ Nach einer 1995 von der US Food and Drug Administration (FDA) herausgegebenen Studie enthält Leinsamen reichlich Phytöstrogene. Und auch der mit toxisch verursachter Hepatitis in Zusammenhang gebrachte Kreosotebusch *(Larrea tridentata)* besitzt den Östrogenverbindungen ähnliche Inhaltsstoffe, deren Aufnahme in den menschlichen Organismus die FDA aber für bedenklich hält. Ich selbst rate Ihnen: Lassen Sie die Finger von dieser Pflanze! Trotz potentieller Gefahren sind jedoch Produkte mit Auszügen des Kreosotebuschs als Nahrungsergänzung auf dem Markt. (*Proceedings of the Society for Experimental Biology and Medicine,* Januar 1995, S. 6–12.)

■ Leinsamenprodukte besitzen einen hohen Anteil an Phytöstrogenen, die Lignane enthalten und in ihrer Struktur dem menschlichen Östrogen ähneln.

Viele Lignane sollen die Tumorbildung hemmende und antioxidative Eigenschaften sowie ein leichte östrogenähnliche Wirkung besitzen. Derzeit sind Leinsamenprodukte in Form von Nahrungergänzungspräparaten und Lebensmittelzutaten auf dem Markt. Schädliche Auswirkungen wurden bislang nicht dokumentiert, und über eventuelle Langzeiteffekte eines reichlichen Verzehrs von Leinsamen ist derzeit nichts bekannt. (*P.S.E.B.M.,* Vol. 208, 1995.)

■ Ginseng *(Panax ginseng)* wird wegen seiner östrogenähnlichen Wirkung empfohlen. Aber einer in »The Honest Herbalist« (*Peismal Communication,* 29. Januar 1991) veröffentlichten Analyse zufolge existiert bisher kein experimenteller Nachweis für eine derartige Wirkung.

■ Dong quai, die Wurzel einer chinesischen Pflanze, wird von modernen Kräuterexperten für die Behandlung einer Vielzahl von Frauenleiden empfohlen, unter anderem von menstruationsbedingten Unterleibskrämpfen, unregelmäßigen oder verzögerten Regelblutungen und zur Linderung von klimakterischen Beschwerden. Wird er jedoch in größeren Mengen verwendet, ruft Dong quai allerdings unerwünschte Nebenwirkungen hervor, und derzeit reichen die klinischen Nachweise für seine Wirksamkeit noch nicht aus. Aus diesem Grunde kann ich Dong quai nicht empfehlen. (Siehe »The Honest Herbalist«.)

■ Wanzenkraut *(Cimicifuga racemosa)* stammt von der nordamerikanischen Schlangenwurz. Aussagen über seine angebliche östrogene, die Menstruation stimulierende Wirkung ließen sich durch umfangreiche Experimente an Mäusen im Jahre 1960 nicht erhärten. (*Arzneimittel-Forschung,* 10:514–520, 1960.) In späteren Untersuchungen an Ratten konnte man eine schwache östrogene Wirkung nachweisen, aber Studien am Menschen stehen bislang noch aus. Dennoch wird Wanzenkraut in Europa zur Behandlung von prämenstruellem Syndrom (PMS), schmerzhaften Regelblutungen und klimakterischen Beschwerden eingesetzt. Weitergehende Untersuchungen über den potentiellen Nutzen dieser pflanzlichen Droge sind zwar gerechtfertigt, aber derzeit kann ich die Einnahme noch nicht empfehlen. (Siehe »The Honest Herbalist«.)

■ Löwenblattwurzel (blauer Hahnenfuß, Frauenwurzel) ist eine perennierende Pflanze. Als »indianische Kräuterarznei« bekannt, verwendet man sie mindestens schon seit 1813 zur Linderung von vielerlei Beschwerden, unter anderem zur Stimulation der Gebärmutterfunktion und als menstruationsförderndes Mittel.

Warnung: Aufgrund potentieller toxischer Effekte, einschließlich einer Verengung der Herzkranzgefäße, kann Löwenblattwurzel weder als unwirksam noch als harmlos abgetan und sollte nicht zur Selbstbehandlung verwendet werden.

Nahrungsmittelquellen, Strategien und Fakten

Siehe »Das sollten Sie wissen« und den folgenden Abschnitt.

Therapie-Empfehlungen

Zu den Nahrungsmitteln, Kräutern und Pflanzen, die Phytöstrogene und östrogenähnliche Stoffe enthalten und die Sie als Teil einer wohlausgewogenen Kost in Ihren Speiseplan einbeziehen können, zählen unter anderem Sojaprodukte, Vollkornmüslis, Gerste und Hafer, Wilde Yamswurzel, Mais und Möhren, Äpfel, Beeren und Nüsse; und dazu – aber nur unter strenger ärztlicher Kontrolle – Leinsamen und eventuell Wanzenkraut. Ginseng, Dong quai, Bittergras (Sternwurzel, Runzelwurzel), Löwenblattwurzel und Kreosotebusch sind nicht zu empfehlen. (Näheres zu meiner Ansicht über Ginseng finden Sie unter dem gleichnamigen Stichwort.) Was spezifische Präparate oder größere Mengen der oben erwähnten Produkte angeht, sind die Bedürfnisse individuell verschieden, und deshalb ist fachliche Beratung vonnöten – mit einer Ausnahme: Die Zufuhr von 60 g Sojaprotein pro Tag (beispielsweise 120 ml Tofu, 80 ml Sojamehl oder 240 ml Sojamilch) wirkt sich – ohne die Nebenwirkungen einer Medikamententherapie befürchten zu müssen – auf die Gesundheit rundum positiv aus.

Zusätzliche Informationen

Siehe »Atherosklerose«, »Calcium«, »Ginseng«, »Koronare Herzkrankheit«, »Kräuter« und »Osteoporose«.

Immunsystem

Im folgenden finden Sie einige kurze Anmerkungen zum Thema Immunsystem sowie eine Zusammenfassung von neuesten wissenschaftlichen Befunden. Nähere Einzelheiten können Sie in Kapitel 4 nachlesen. Weitere wissenswerte Hinweise finden Sie zudem unter dem am Ende dieses Eintrages angeführten Stichwörtern.

Das sollten Sie wissen

Der Funktionsfähigkeit des Immunsystems kommen vielerlei Dinge zugute, die nichts mit der Ernährung zu tun haben, beispielsweise regelmäßige körperliche Aktivität und ausreichender Schlaf. Aber auch die tägliche Kost kann die körpereigene Abwehrkraft gegen Infektionen und Krankheiten günstig beeinflussen.

An erster Stelle der Abwehrmaßnahmen sollte der in Kapitel 4 empfohlene Antioxidantien-Cocktail stehen.

Würde zum Beispiel das »schlechte« LDL-Cholesterin nicht durch die Einwirkung freier Radikale (instabiler Sauerstoffmoleküle) oxidieren, wäre es gar nicht »schlecht«. Genaugenommen ist LDL-Cholesterin nämlich an vielen normalen Körperfunktionen beteiligt und damit lebenswichtig. Doch die Kombination aus einem Überschuß an LDL und einem Zuviel an freien Radikalen setzt durch eine zerstörerische Wechselwirkung einen Oxidationsprozeß in Gang. Das oxidierte LDL lagert sich in den Gefäßwänden ab, und die daraus entstehenden Plaques führen zu Athero-

sklerose und im weiteren Verlauf zu koronarer Herzkrankheit.

Auf dem Schauplatz dieses Geschehens spielen die antioxidativen Vitamine C und E eine besonders gewichtige Rolle. Sie attackieren die überzähligen freien Radikale, machen sie unschädlich und lassen nur so viele übrig, wie zur Infektionsabwehr und Stärkung des Immunsystems vonnöten sind. Und dies kommt auch den weißen Blutzellen (insbesondere den für die Immunabwehr wichtigen Makrophagen [= Freßzellen]) zugute, weil sie nicht für die Unschädlichmachung von oxidiertem LDL aufgezehrt werden. (Siehe Kapitel 4.)

Über die Zufuhr von Antioxidantien hinaus können Sie Ihr Immunsystem auch durch eine wohlausgewogene, an Gemüse, Obst, Kohlenhydraten und Ballaststoffen reiche Ernährung stärken. (Siehe »Kohlenhydrate« und »Ballaststoffe«.) Und in bestimmten Situationen wirken sich – wie wissenschaftlichen Berichten zu entnehmen ist – auch andere Faktoren möglicherweise günstig auf das Immunsystem aus, zum Beispiel die Drosselung der Proteinzufuhr, der Verzehr von mehrfach ungesättigten Fettsäuren (insbesondere Fischöl) und der Abbau von Übergewicht. (Siehe folgenden Abschnitt.)

Wissenschaftliche Erkenntnisse

■ Zusätzlicher Verzehr von mehrfach ungesättigten Fettsäuren kann einer Schwächung des Immunsystems vorbeugen und damit die Gewebeerneuerung im Gefolge von Verletzungen begünstigen. (*Nutrition,* Januar/Februar 1995, S. 1–11.)

■ Übergewicht ist mit einer Beeinträchtigung der Abwehrmechanismen des menschlichen Immunsystems verknüpft. (*Nutrition Review,* Februar 1994, S. 37–50.)

■ Im Rahmen tierexperimenteller Untersuchungen an der Michigan State University im Jahre 1993 verabreichte man Mäusen drei Wochen lang Fischöl und induzierte dann bei den Tieren eine Blutung. Das Fischöl trug dazu bei, auch nach der Blutung die normale Funktion der Makrophagen (weißen Blutzellen) aufrechtzuerhalten und damit die Abwehrkraft zu stärken. (*Archives of Surgery,* Januar 1993, S. 15–21.)

■ Wissenschaftler der Universität München berichteten 1995, daß ein anhaltend hoher Cholesterinspiegel im Gefolge einer Herztransplantation zu fortwährender LDL-Oxidation führen kann. Das oxidierte LDL wird dann von weißen Blutzellen »vertilgt«, die zerstörerisches körperfremdes Gewebe im Organismus »spüren«. Die mit LDL gesättigten weißen Blutzellen (»Schaumzellen«) setzen sich schließlich in der Arterienwand des transplantierten Herzens fest und häufen sich zu den für die Entwicklung einer Atherosklerose verantwortlichen Plaques an. Nur bei 12 Prozent der in die Studie einbezogenen Patienten, denen man ein Medikament zur Senkung des Gesamt- und LDL-Cholesterins verabreicht hatte, stellte sich eine Gefäßerkrankung ein; im Vergleich dazu waren es bei jenen, die kein derartiges Mittel erhalten hatten, 24 Prozent. (*Kidney International Supplement,* Dezember 1995, S. S52–S55.)

■ Die Drosselung der Proteinzufuhr bewirkte eine Unterdrückung (Suppression) des an Immunantworten beteiligten Renin-Angiotensin-Systems und damit eine Besserung im Zustand von Patienten mit Nierentransplantat-Versagen. (*Kidney International Supplement,* Dezember 1995, S. S102–106.)

Nahrungsmittelquellen, Strategien und Fakten

Siehe »Zusätzliche Informationen«.

Therapie-Empfehlungen

Siehe Abschnitt »Das sollten Sie wissen« sowie Kapitel 4.

Zusätzliche Informationen

Siehe »Ballaststoffe«, »Fette«, »Kohlenhydrate«, »Protein«, »Vitamin C«, »Vitamin E« sowie Kapitel 4.

Jod

Jod, in einer wohlausgewogenen westlichen Kost zumeist reichlich vorhanden, wird im Magen-Darm-Trakt in Jodid umgewandelt. Zusatzpräparate sind nur bei einem Jodmangel vonnöten, der beispielsweise mit einer unter der Bezeichnung Kropf bekannten Vergrößerung der Schilddrüse (blande Struma) einhergeht.

Betroffen von diesem Problem sind weltweit schätzungsweise 200 Millionen

Menschen – zumeist in Afrika, und bis auf 4 Prozent sind alle diese Fälle einem Jodmangel zuzuschreiben. Ursache für die Kropfbildung bei den genannten 4 Prozent (8 Millionen Menschen) ist der überreichliche Verzehr von Vertretern der Kohlfamilie und anderer Nahrungsmittel. Sie enthalten Goitrine – für die Schilddrüse toxische Substanzen. Erstaunlicherweise kann aber auch Jodüberschuß zu Schilddrüsenvergrößerung führen.

Das sollten Sie wissen

Mit ein bis zwei Portionen Meerestieren pro Woche und einer insgesamt ausgewogenen Mischkost, die auch Milchprodukte, Fleisch und Geflügel enthält, dürften Sie den RDA-Tagesbedarf von 150 µg Jod mühelos decken. 1 Gramm jodiertes Speisesalz enthält die Hälfte der täglich notwendigen Menge Jod.

Bei unzureichender Jodzufuhr kann es aber nicht nur zur Kropfbildung kommen, sondern auch zu Hypothyreose – einer Unterfunktion der Schilddrüse. Klinische Anzeichen dieser Erkrankung sind unter anderem körperliche und geistige Trägheit, Schläfrigkeit, Erschöpfung, trockene Haut und stumpfes Haar, Kälteunverträglichkeit, Verstopfung und Gewichtszunahme. In schweren Fällen (Myxödem) sind zudem die Augenlider geschwollen, und das Gesicht ist aufgedunsen.

Beim Auftreten solcher Symptome – einerlei ob mit oder ohne Schilddrüsenvergrößerung – wird der Arzt ein Schilddrüsenhormonpräparat verordnen. Durch ein Defizit an Jod oder Jodid

kann sich ein Kropf entwickeln, aber mit einem Zusatzpräparat läßt sich dieses Problem nicht ohne weiteres beseitigen. Mitunter stellt sich bei Patienten mit normaler Schilddrüsenfunktion und länger bestehendem Kropf durch eine Jodtherapie eine Schilddrüsenüberfunktion (Hyperthyreose) ein.

Durch Verabreichung von Schilddrüsenhormon kann sich ein Kropf zurückbilden; geschieht dies nicht, muß er unter Umständen operativ entfernt werden.

Wissenschaftliche Erkenntnisse

■ Im Rahmen einer 1994 vom Ministerium für Landwirtschaft, Fischerei und Ernährung in London durchgeführten Studie registrierten Wissenschaftler: Zusatzpräparate, die auf der Basis von Kelp (Asche von Seetangarten) hergestellt waren, hatten einen Jodgehalt, der bei Einnahme der von den Herstellern empfohlenen maximalen Tagesdosis auf eine mittlere Zufuhr von 1000 µg pro Tag hinauslief. Diese Menge lag weit über der im Vereinigten Königreich üblichen Nährstoffzufuhr von täglich 140 µg Jod für Erwachsene, überschritt aber nicht die vom Joint Expert Committee on Food Additives festgelegte maximale Toleranzgrenze von 1000 µg pro Tag. (*British Journal of Nutrition,* September 1994, S. 435–446.)

■ Nach Aussagen südafrikanischer Wissenschaftler war Jodmangel in der Nahrung die Hauptursache für endemische Kropferkrankungen bei 6- bis 18jährigen Kindern in Namibia. (*Central African*

Journal of Medicine, März 1994, S. 60–66.)

■ Japanische Wissenschaftler untersuchten in fünf Küstenregionen mit jodreichem Seetang das Auftreten von Schilddrüsenerkrankungen in Relation zur Jodzufuhr. Bei nahezu 10 Prozent der Küstenbewohner, deren Kost einen extrem hohen Anteil an Seetang enthielt, registrierten sie einen Kropf (blande Struma). Diese Form des Kropfes läßt sich durch das Weglassen des Seetangs aus der Nahrung korrigieren und die Schilddrüsefunktion durch die Gabe von Kaliumiodid normalisieren. (*Journal of Clinical Endocrinology and Metabolism,* Februar 1994, S. 393–397.)

Nahrungsmittelquellen, Strategien und Fakten

Ergiebige Jodquellen sind unter anderem Seetang (Kelp), Schalentiere und jodiertes Speisesalz.

Therapie-Empfehlungen

Nehmen Sie ohne ausdrückliche Anweisung des Arztes weder Jod- noch Schilddrüsenpräparate ein. Bei Schilddrüsenproblemen, wie beispielsweise einer Überfunktion (Hyperthyreose), wird unter Umständen eine Radiojodtherapie verordnet.

Zusätzliche Informationen

Siehe »Kochsalz« und »Verstopfung«.

Karpaltunnelsyndrom

Karpaltunnelsyndrom ist eine Schädigung, von der Stenotypistinnen, Locher, Musiker und andere Personen betroffen sein können, deren Tätigkeit mit ausgeprägten, sich ständig wiederholenden Handbewegungen verbunden ist. Zu den Symptomen zählen Schmerzen, Taubheitsgefühl, Prickeln und Brennen oder andere Empfindungsstörungen im Bereich der Mittelhand und/oder des Daumens.

Das sollten Sie wissen

Zu den üblichen Behandlungsmaßnahmen bei Karpaltunnelsyndrom zählen Schonung und Ruhigstellung der Hand, Physiotherapie und gegebenenfalls ein chirurgischer Eingriff. Aber auch Ernährungstherapie kann sich als hilfreich erweisen. Die Einnahme von Pyridoxin (Vitamin B_6) beispielsweise verschaffte schon so manchem Betroffenen eine Linderung.

Warnung: Versuchen Sie es bei Karpaltunnelsyndrom nicht mit Selbstbehandlung, sondern fragen Sie Ihren Arzt nach der Möglichkeit einer Vitamintherapie.

Wissenschaftliche Erkenntnisse

■ Nach den Ergebnissen einer Studie am Department of Neurology des Kaiser Permanente Medical Center in Hayward (Kalifornien) ließen die Schmerzen von Patienten mit leichtem bis mittelgradigem Karpaltunnelsyndrom nach der Behandlung mit Vitamin B_6 (Pyridoxin) nach. (*Journal of the American College of Nutrition,* Februar 1995, S. 73–76.) Verabreicht wurde eine Tagesdosis von 200 mg Pyridoxin über einen Zeitraum von drei Monaten; nennenswerte Nebenwirkungen waren nicht zu beobachten. Die bei der Patientenbefragung ermittelten Werte des Schmerzprotokolls besserten sich zusehends und erlaubten eine genaue Voraussage über die Wiedererlangung der Funktionsfähigkeit. Nach Aussagen der Wissenschaftler könnte Vitamin B_6 die Schmerzschwelle der Patienten angehoben und damit die Besserung bewirkt haben.

Einer Studie der Universität von Michigan zufolge könnte die ärztliche Verordnung von Vitamin B_6 bei Karpaltunnelsyndrom dem Patienten mehr schaden als nützen. Zur Standardbehandlung gehört das Anlegen einer Schiene, die Einnahme entzündungshemmender Medikamente und physikalische Therapie sowie eine Änderung der beruflichen Aktivitäten.

Nach der Untersuchung von 125 Arbeitern zweier Kfz-Zulieferbetriebe konnten die Forscher keinen Zusammenhang zwischen der Vitamin-B_6-Konzentration im Blut und den Symptomen eines Karpaltunnelsyndroms feststellen. Allerdings machten sie im Rahmen dieser Studie auch keinen Versuch, Arbeiter mit den klassischen Symptomen dieser Erkrankung zu behandeln. (*Journal of Occupational and Environmental Medicine,* Mai 1996.)

■ Die Befunde einer am Department of Family Medicine der Universität von Alberta in Edmonton (Kanada) durchgeführten Untersuchung sprachen nicht für den Einsatz von Vitamin B_6 zur Behandlung eines Karpaltunnelsyndroms. (*Canadian Family Physician,* Oktober 1993, S. 2122–2127.) Die Wissenschaftler untersuchten die Auswirkungen des Vitamins auf 32 Patienten, konnten aber weder klinische oder elektroneurographische noch irgendwelche andere nennenswerte Anzeichen einer Besserung erkennen.

■ Einem am 10. Juni 1995 im *British Medical Journal* (S. 1534) abgedruckten Beitrag zufolge können Vitamin-B_6-Präparate Patienten mit Karpaltunnelsyndrom helfen.

Nahrungsmittelquellen, Strategien und Fakten

Eine Auflistung von Nahrungsmitteln mit einem hohen Pyridoxingehalt finden Sie unter dem Stichwort »Vitamin B_6«.

Therapie-Empfehlungen

Für die Behandlung von Karpaltunnelsyndrom mit Pyridoxinpräparaten wird das Vitamin in unterschiedlicher Dosierung verabreicht. Verzichten Sie auf eine Selbstbehandlung; schlagen Sie dem Arzt getrost diese Form der Nahrungsergänzung als Therapiemaßnahme vor.

Zusätzliche Informationen

Siehe »Vitamin B_6«.

Ketogene Kost

Wissenschaftliche Erkenntnisse

Ketogene Kost besteht vorwiegend aus Fett mit einem relativ geringen Anteil an Kohlenhydraten und Protein. Seit den zwanziger Jahren verabreicht man sie epileptischen Kindern, die auf herkömmliche Medikamente nicht ansprechen. Überdies hat sich eine solche Diät auch bei der Behandlung von Krebserkrankungen bis zu einem gewissen Grad als günstig erwiesen.

Das sollten Sie wissen

Nach der dieser Diät zugrunde liegenden Theorie veranlaßt der sehr hohe Fettanteil in der Kost den Organismus dazu, in einem als Ketogenese bezeichneten Stoffwechselvorgang (spezieller Fettstoffwechsel) körpereigenes Protein zur Brennstoffgewinnung zu verwerten. Unter Ketogenese versteht man die Bildung von Ketonkörpern und Harnsäure im Körper.

Am häufigsten verabreicht man diese Diät Kindern zwischen einem und fünf Jahren, die auf Antiepileptika nicht ansprechen. Ihre Mahlzeiten enthalten etwa 80 Prozent Fettkalorien und etwa 20 Prozent Eiweißkalorien.

Süßigkeiten und Zucker sind nicht erlaubt, weil selbst ein minimaler Kohlenhydratanteil die Wirkung dieser Diät zunichte machen kann.

Normalerweise bekommen Kinder diese Kost ein bis drei Jahre lang und werden dann ganz allmählich auf eine Ernährung mit zunehmendem Kohlenhydratanteil umgestellt.

■ Eine an der School of Medicine der Universität Pittsburgh durchgeführte Studie ergab, daß übergewichtige, auf ketogene Diät gesetzte Frauen bei einem in puncto Denkvermögen und geistige Beweglichkeit etwas anspruchsvolleren neuropsychologischen Test schlecht abschnitten. (*International Journal of Obesity Related Metabolism Disorders,* November 1995, S. 811–816.)

■ Ketogene Kost kann bei bestimmten Kindern, die auf einschlägige Medikamente nicht ansprechen, dazu beitragen, epileptische Anfälle in Grenzen zu halten. Dies ergab eine Untersuchung an der Johns Hopkins University. Zu den Vorzügen dieser Kost, insbesondere für Patienten, denen Antiepileptika keine Linderung verschaffen, zählen eine bessere Kontrolle über die Anfälle sowie eine Abschwächung der durch Medikamente hervorgerufenen Nebenwirkungen, die das Verhalten und die kognitiven Funktionen beeinflussen. (*Epilepsia,* 33:1132, 1992.)

■ Bei einem 5jährigen Mädchen mit Anzeichen eines mutmaßlichen epileptischen Syndroms führte die Kombination von Antiepileptika und ketogener Kost zu einer leichten Besserung. (*Epilepsia,* Oktober 1995, S. 1050–1057.)

■ Nach sieben Tagen ketogener Diät ging der Glucosespiegel (Blutzucker) zweier Tumorpatientinnen auf Normalwerte zurück. Dies berichteten Wissenschaftler der School of Medicine der Case Western Reserve University. Und im unmittelbaren Umfeld des Tumors registrierte man bei beiden Testpersonen eine durchschnittliche Abnahme der Glucose(konzentration) von nahezu 22 Prozent. (Glucosemangel hemmt in der Regel das Tumorwachstum.)

Bei einer der Patientinnen stellte sich eine merkliche Stimmungsaufhellung ein, und sie entwickelte im Laufe des Untersuchungszeitraumes neue Aktivitäten. Sie blieb weitere zwölf Monate bei der ketogenen Kost, und in dieser Zeit schritt die Krankheit nicht fort. (*Journal of the American College of Nutrition*, April 1995, S. 202–208.)

■ Üblicherweise erhalten epileptische Kinder, die auf Medikamente nicht ansprechen, ketogene Kost, um ihre Anfälle besser in Schranken zu halten. Aus mehreren Studien geht hervor, daß diese Diät auch das Tumorwachstum hemmen kann; der normale Ernährungszustand des Patienten bleibt dabei aber erhalten. Nach Aussagen von Wissenschaftlern am Nutritional Department der Case Western Reserve University dürfte die vorübergehende Verabreichung einer solchen Diät kindlichen Krebspatienten möglicherweise von Nutzen sein. (*Journal of the American Dietetic Association*, Juni 1995, S. 693–697.)

Nahrungsmittelquellen, Strategien und Fakten

Siehe Erläuterungen unter der Überschrift »Das sollten Sie wissen«.

Therapie-Empfehlungen

Eine ketogene Diät sollte man nur unter strenger ärztlicher Kontrolle durchführen. Diese hochspezialisierte Form der Ernährung kann sich ziemlich negativ auf Ihre oder die Gesundheit Ihres Kindes auswirken, wenn die Zusammensetzung der Fett-, Kohlenhydrat- und Proteinanteile nicht präzise befolgt wird.

Zusätzliche Informationen

Siehe »Fette« und »Kohlenhydrate«.

Knoblauch

Seit eh und je wird Knoblauch hoch geschätzt – zum Würzen von Speisen ebenso wie einstmals der Legende nach zum Fernhalten von Vampiren! Zunehmend mehr Forschungsergebnisse zeigen nun aber, daß an dieser Pflanze mehr »dran« ist als nur ein Kitzel für den Gaumen.

Das sollten Sie wissen

Nach den Ergebnissen verschiedener Studien wirkt sich Knoblauch offenbar auf vielerlei Weise positiv auf die Gesundheit aus. Knoblauch kann:

■ den Gesamt- und »schlechten« LDL-Cholesterinspiegel senken und das »gute« HDL-Cholesterin erhöhen. Überdies weist manches darauf hin, daß Knoblauch möglicherweise antioxidative Wirkung besitzt und ähnlich den Vitaminen E und C freie Radikale unschädlich macht, die zur Oxidation von LDL führen und damit den Aufbau von Plaques an den Gefäßinnenwänden begünstigen.

■ den Blutdruck senken.

- das Immunsystem stärken, Infektionen abwehren und Pilze abtöten sowie antiseptisch auf Mundbakterien wirken.
- zytostatisch wirken (also das Wachstum von Tumorzellen hemmen), insbesondere in Tierversuchen.
- die Blutgerinnung hemmen und damit vor der Entstehung einer Thrombose schützen – eines Blutgerinnsels, das den Blutstrom blockiert, wie dies beispielsweise bei einem Schlaganfall geschehen kann.

Wissenschaftliche Erkenntnisse

- Der tägliche Verzehr einer frischen Knoblauchzehe (etw 3 g) über einen Zeitraum von 16 Wochen führte bei freiwilligen männlichen Versuchspersonen im Alter von 50 Jahren und darüber zu einer Senkung des Cholesterinspiegels um 20 Prozent. Dies ergab eine Untersuchung von Wissenschaftlern der Universität von Kuwait. Des weiteren verminderte sich die Thromboxankonzentration um 80 Prozent. Thromboxane sind körpereigene Gewebshormone, die an der Blutgerinnung (Thrombozytenaggregation) beteiligt sind. Die Forscher gelangten zu dem Schluß, daß frischer Knoblauch – in geringen Mengen und über längere Zeit zugeführt – die Vorbeugung gegen Thrombosebildung begünstigen kann. (*Prostaglandins, Leukocytes and Essential Fatty Acids*, September 1995, S. 211–212.)
- Nach den Ergebnissen von Studien an der Charing Cross & Westminster Medical School in London hemmen wäßrige und alkoholische Knoblauchauszüge die Zusammenballung von Blutplättchen (Thrombozytenaggregation) ganz erheblich.

Anmerkung: Die Hemmung der Blutgerinnung trägt dazu bei, die Bildung von Blutgerinnseln zu verhindern, die die Gefäße verstopfen und damit einen Herzinfarkt oder Schlaganfall auslösen können. (*Current Medical Research and Opinion,* 1995, S. 257–263.)

- Dänische Forscher untersuchten die Auswirkung von Knoblauch auf den Alterungsprozeß menschlicher Körperzellen. Nach ihren Befunden übte die Zugabe von Knoblauchextrakt zu einer normalen Zellkultur einen leichten jungerhaltenden, dem Alterungsprozeß entgegenwirkenden Effekt auf menschliche Zellen aus. Zudem meinten die Wissenschaftler, daß Knoblauch der Gesundheit noch auf andere Weise zuträglich sein könnte: Er wirkt entgiftend, antioxidativ, pilzabtötend sowie antibakteriell und hemmt das Tumorwachstum. (*Journal of Ethnopharmacology,* 8. Juli 1994, S. 125–133.)
- Aussagen von Wissenschaftlern am Department of Anatomy der Universität Cambridge zufolge findet die Rolle von Knoblauch als Lipidsenker (blutfettsenkende Substanz) zunehmend mehr Anerkennung. Tierexperimentelle Untersuchungen ergaben, daß der der cholesterin- und lipidsenkenden Wirkung von Knoblauch zugrundeliegende Mechanismus auf der Aktivität von Tellur(ium) beruhen könnte, das die Enzymbildung in der Leber hemmt. (*Medical Hypotheses,* April 1995, S. 295–297.)

145

Nahrungsmittelquellen, Strategien und Fakten

Aus mehreren wissenschaftlichen Studien sowie klinischen und zufälligen Beobachtungen geht hervor, daß roher Knoblauch bei vielen Menschen offensichtlich eine antibakterielle oder antivirale (virostatische) Wirkung entfaltet. Und was den günstigen Einfluß in bezug auf Herz-Kreislauf- und Krebserkrankungen angeht, zeigt roher oder gekochter Knoblauch gleichermaßen Wirkung.

Doch wieviel ist zuviel? Zumeist ruft der tägliche Verzehr von zwei Knoblauchzehen keinerlei Beschwerden hervor. Bei den für therapeutische Zwecke offenbar notwendigen größeren Mengen (fünf oder mehr Zehen pro Tag) können sich Sodbrennen, Blähungen und ähnliche Magen-Darm-Probleme einstellen.

Knoblauch hemmt die Blutgerinnung, und deshalb sollte man ihn bei der Einnahme von Aspirin oder anderen gerinnungshemmenden Medikamenten (Antikoagulantien) nicht in größeren Mengen verzehren.

In Einzelfällen löst Knoblauch trotz seiner zahlreichen Vorzüge unter Umständen ernsthafte gesundheitliche Probleme aus. Dazu zählen unter anderem Anämie, Gewichtsverlust, Dermatitis und Asthma. Und auch die Erythrozytenresistenz kann sich abschwächen (das heißt, die roten Blutkörperchen zerfallen schneller).

Derlei Nebenwirkungen machen sich aber nur bei einer Minderheit der Knoblauchliebhaber bemerkbar. Seiner heilkräftigen Wirkung in zunehmendem Maße bewußt, befaßt man sich nun eingehender mit der Erforschung seiner chemischen und pharmakologischen Eigenschaften, und deshalb rechne ich damit, daß zuverlässige Nachweise für den gesundheitlichen Nutzen von Knoblauch auf breiter Front bekannt werden.

Therapie-Empfehlungen

Bislang konzentrierten sich die Untersuchungen über Knoblauch auf seine blutfettsenkende Wirkung beim Menschen. In den meisten Forschungsberichten schreibt man ihm in dieser Hinsicht eine positive Rolle zu, aber das Ausmaß des cholesterinsenkenden Effektes wird unterschiedlich bewertet. Ein Problem für die Bewertung ist das Fehlen einer Standardgröße als Vergleichsbasis für die Wirksamkeit der einzelnen Knoblauchzubereitungen.

Dem derzeitigen Wissensstand entsprechend kann ich jedoch folgende Empfehlung geben: Fangen Sie damit an, Ihrer gewohnten Kost als mögliches Vorbeugungsmittel gegen koronare Herzkrankheit, Bluthochdruck und Krebs täglich eine Zehe Knoblauch zuzugeben.

Und hier ein weiterer Vorschlag: Ist eine Erkältung im Anzug, oder haben Sie mit einer Virus- oder bakteriellen Infektion zu tun, dann probieren Sie es einmal mit einer rohen Knoblauchzehe. Wirkt der Nährstoff, haben Sie für sich möglicherweise ein großartiges Vorbeugungsmittel entdeckt. Solange Sie weniger als zwei Zehen pro Tag verzehren, ist es kaum denkbar, daß Sie durch das Ausprobieren dieser ziemlich ungewöhnlichen Arznei Schaden nehmen.

Zusätzliche Informationen

Siehe »Koronare Herzkrankheit«, »Kräuter« und »Krebserkrankungen«.

Kochsalz (Natriumchlorid)

Kochsalz – aus 40 Prozent Natrium und 60 Prozent Chlorid zusammengesetzt – ist an der Regulation des körpereigenen Wasserhaushaltes sowie an vielerlei Nerven-, Muskel- und Zellfunktionen beteiligt und damit ein für den menschlichen Organismus lebenswichtiger Mineralstoff. Jodiertes Salz zählt zudem zu den ergiebigsten Quellen von Jod, das für die Aufrechterhaltung der Schilddrüsenfunktion eine wichtige Rolle spielt. (Siehe »Jod«.)
Kaum jemand braucht sich Gedanken über eine unzureichende Salzzufuhr zu machen! Der Durchschnittsamerikaner nimmt täglich schätzungsweise bis zu 6000 mg Natrium auf – das Äquivalent von 15 000 mg (15 g) Kochsalz! Für einen normalen Ablauf der Körperfunktionen sind aber in der Regel weniger als 1000 mg pro Tag vonnöten beziehungsweise ausreichend.
Die wichtigste Aufgabe – insbesondere für Personen mit Bluthochdruck – besteht also darin, die Kochsalzzufuhr zu drosseln und nicht noch zu erhöhen. (Siehe »Bluthochdruck«.)

Das sollten Sie wissen

Über die genannten Funktionen hinaus wirkt Kochsalz auch als Elektrolyt, das dem Körper durch starkes Schwitzen, Durchfall, Erbrechen oder andere Formen des Flüssigkeitsverlustes entzogen werden kann. Entgegen der weit verbreiteten Meinung, derartige Verluste ließen sich durch die Einnahme von Salztabletten korrigieren, ist diese Maßnahme keineswegs zu empfehlen. Ratsamer ist es, normales Wasser zu trinken oder mit Wasser verdünnte elektrolythaltige Getränke. (Siehe »Elektrolyte«.)
Personen mit Bluthochdruck sollten die Salzzufuhr konsequent einschränken. (Siehe dazu die Erläuterungen im Abschnitt »Nahrungsmittelquellen, Strategien und Fakten«.) Und auch all jenen, die mit dem Blutdruck keine Probleme haben, rate ich, die tägliche Aufnahme von Natrium auf maximal 3000 bis 3500 mg zu begrenzen – eine Dosis, die einer Kochsalzmenge von 7500 bis 8750 mg entspricht.
Ein Grund für diese Empfehlung ist die Tatsache, daß eine Reihe gesundheitlicher Probleme, die nichts mit Bluthochdruck zu tun haben, mit überhöhter Salzzufuhr in Zusammenhang gebracht werden, darunter Calciumverlust und Knochengewebsschädigungen, Schlaganfall, Herzerweiterung, Nierensteine und Asthma. (Siehe folgenden Abschnitt.)

Wissenschaftliche Erkenntnisse

■ Etwa 60 Prozent der Hochdruckpatienten reagieren auf eine hohe Salzaufnahme mit einem weiteren Blutdruckanstieg; auf eine Verminderung der Salzzufuhr hingegen mit Blutdrucksenkung und einem geringeren Bedarf an blutdrucksenkenden Medikamenten. Dies geht aus einem 1995 erschienenen Artikel des Department of Physiology der Uniformed Services University of the Health Sciences in Bethesda (Maryland) hervor.

Wie kommt es nun durch Salzretention (Speicherung) zu einem Blutdruckanstieg? Denkbar wäre es, daß Salzeinlagerung zu Wasserretention und in deren Gefolge zur Ausschüttung einer digitalisähnlichen Substanz führt, die die Kontraktion von Herz und Blutgefäßen verstärkt. Eine andere Erklärung wäre, daß Natrium selbst die Zellen der glatten Gefäßmuskeln durchdringt und die Gefäße sich dadurch zusammenziehen.

Und schließlich gibt es Hinweise darauf, daß salzsensitiver Bluthochdruck durch vermehrte Kalium- und Calciumzufuhr gesenkt werden kann – vielleicht teilweise deshalb, weil diese Mineralstoffe die Ausschwemmung von Salz mit dem Harn begünstigen. (*Journal of the American College of Nutrition,* Oktober 1995, S. 428–438.)

■ Nach einem Forschungsbericht der St. George's Hospital Medical School in London aus dem Jahre 1995 spielt die Kochsalzzufuhr nicht nur im Zusammenhang mit dem Blutdruck eine ausschlaggebende Rolle, sondern wirkt sich unabhängig vom Blutdruck auch anderweitig negativ auf die Gesundheit aus. Zu diesen Problemen, die mit Bluthochdruck nichts zu tun haben, zählen tödlicher Verlauf eines Schlaganfalles, Linksherzhypertrophie (Vergrößerung der linken Herzkammer), Erkrankung der Gehirnarterien und Tod durch Asthma. Durch die Drosselung der Natriumaufnahme vermindert sich auch die Calciumausscheidung, und dies wiederum wirkt der Demineralisation des Knochengewebes und damit der Gefahr eines Schenkelhalsbruches entgegen. (*Clinical Experiments in Pharmacology and Physiology,* März 1995, S. 180–184.)

■ Salzarme Kost kann unter Umständen der drohenden Entwicklung von calciumhaltigen Nierensteinen vorbeugen. Dies berichteten Wissenschaftler der Washington State University. (*Nutrition Review,* Mai 1995, S. 131–139.)

Nahrungsmittelquellen, Strategien und Fakten

Das Salz in unserer täglichen Kost stammt überwiegend aus industriell verarbeiteten Lebensmitteln und Fertigprodukten. So enthalten beispielsweise Brot, Käse, Wurst, aber auch viele Eiscremes und sogar Fertigdesserts ziemlich viel Salz.

In der Tabelle sind einige Beispiele für den Natriumgehalt verschiedener Nahrungsmittel und Fertigprodukte genannt (Wiedergabe mit freundlicher Genehmigung aus *The Balancing Act* von G. Kostas und K. Rojohn, Copyright 1989). Denken Sie bei der Berechnung des Salz- beziehungsweise Natriumgehalts

Nahrungsmittel	Menge	Natrium
Kochsalz	1 TL	2130 mg
Sojasauce	1 EL	1330 mg
Tomatensuppe (Dose)	240 ml	970 mg
Hähnchen (Fast-food), fritiert	90 g	500 mg
Gedeckter Apfelkuchen, tiefgefroren	1 großes Stück	482 mg
Thunfisch naturell	90 g	372 mg
Cheddarkäse	30 g	174 mg
Margarine	1 EL	150 mg
Brot	1 Scheibe	130 mg
Backhähnchen	90 g	86 mg
Apfel, mittelgroß	1 Stück	1 mg

Ihrer Kost daran, daß Kochsalz aus etwa 40 Prozent Natrium und 60 Prozent Chlorid besteht. Den Natriumanteil in Gramm erhalten Sie, indem Sie die Salzmenge in Gramm mit 0,4 multiplizieren. Und der Salzgehalt errechnet sich durch Multiplizieren des Natriumanteils in Gramm mit 2,5.

Therapie-Empfehlungen

Hochdruck-Risikopatienten rate ich in der Regel vom Salzen ihrer Speisen ab. Wer Bedenken wegen seines Blutdruckes hat, sollte sich an eine natriumarme Kost (2000 mg oder weniger pro Tag) halten. Bei normalem Blutdruck kann man zwar etwas großzügiger sein, aber dennoch empfehle ich grundsätzlich, die tägliche Natriumzufuhr auf maximal 3000 bis 3500 mg zu begrenzen. Das von Natur aus in Fleisch und anderen Nahrungsmitteln enthaltene Salz und die bei der Zubreitung häufig verwendeten salzhaltigen Würzstoffe reichen für die Versorgung mit diesem Mineralstoff völlig aus. Und deshalb ist Nachsalzen bei Tisch ganz und gar überflüssig – einerlei, ob der Blutdruck zu hoch ist oder nicht. Bei besonderer Vorliebe für einen Geschmack, der erst durch Salzzugabe »so richtig herauskommt«, sollten Sie es mit einem Salzersatz oder einer anderen Würze versuchen. Derlei Produkte sind zunehmend häufiger in Apotheken und Supermärkten zu finden.

Zusätzliche Informationen

Siehe »Bluthochdruck«, »Calcium«, »Elektrolyte« und »Jod«.

Koffein

Koffein, ein mildes Anregungsmittel, das in Kaffee, Tee, Colagetränken und Schokolade sowie in vielerlei anderen Getränken und Nahrungsmitteln enthalten ist, hat – was seinen Einfluß auf die Gesundheit des Menschen angeht – vielerlei Facetten. In geringen Mengen täglich in den Organismus aufgenommen, scheint Koffein der Gesundheit der meisten Menschen nicht zu schaden und sich sogar günstig auf sie auszuwirken. Doch mit steigendem Koffeingenuß mehren sich auch die Risiken für gesundheitliche Schäden.

Das sollten Sie wissen

In einer im März 1996 in den *Archives of Internal Medicine* der American Medical Association veröffentlichten Studie berichteten Wissenschaftler der Harvard Medical School, daß Frauen, die Kaffee trinken, im Vergleich zu jenen, die dies nicht tun, weniger dazu neigen, Selbstmord zu begehen. Trotz aller Kritik an dieser Untersuchung deckt sich der Befund mit den Ergebnissen einer anderen, 1993 im Rahmen des Kaiser Permanente Medical Care Program durchgeführten Studie, der zufolge man bei Personen, die koffeinhaltige Getränke zu sich nehmen, ein niedrigeres Selbstmordrisiko registrierte.

Und den Resultaten einer einschlägigen Forschungsarbeit aus dem Jahre 1990 nach zu schließen, kann die geringe Menge von 100 mg Koffein pro Tag (weniger als eine Tasse mäßig starker Kaffee) das Gefühl von Wohlbefinden, Energie und Arbeitslust steigern. Nach Angaben der US Food and Drug Administration (FDA) enthält eine 150-ml-Tasse Filterkaffee 100 bis 150 mg (im Durchschnitt 130 mg) Koffein – ein Anteil, der je nach Stärke und Zubereitungsart des Kaffees schwankt. 150 ml gefilterter Kaffee aus der Kaffeemaschine enthalten im Durchschnitt 94 mg Koffein, eine Tasse löslicher Pulverkaffee 74 mg und eine Tasse entkoffeinierter Filter- oder löslicher Pulverkaffee 3 mg Koffein.

Auf der »Haben«-Seite findet sich eine Fülle von positiven klinischen und Erfahrungsberichten, denen zufolge Koffein die geistige Regsamkeit und mitunter auch die sportliche Leistung steigern kann. Andererseits zeitigt dieses Anregungsmittel auch negative Auswirkungen, insbesondere bei einer Zufuhr in größeren Mengen.

Dazu zählen unter anderem:

■ Erhöhung des Cholesterinspiegels durch ungefiltert aufgebrühten Kaffee.

■ Verschlimmerung eines Reizkolons.

■ Verstärkung der Symptome bei Prostatainfektionen.

■ Verstärkung von mit der Antibabypille verknüpften Nebenwirkungen durch die Kombination mit Koffein; dazu zählen vor allem Kopfschmerzen oder innere Unruhe.

■ Atemnot.

■ Kopfschmerzen.

■ Herzarrhythmien.

■ Vermehrtes Auftreten von Brustzysten bei manchen Frauen.

■ Schlaflosigkeit.

■ Vorübergehender Blutdruckanstieg um 5 bis 15 mmHg (Millimeter Quecksilbersäule). Im Rahmen einer französischen Untersuchung registrierte man bei Hochdruckpatienten mit einem täglichen Konsum von fünf oder mehr Tassen Kaffee einen anhaltenden Blutdruckanstieg.

■ Vermehrte Calciumausscheidung mit dem Harn – ein Prozeß, der zu Knochensubstanzverlust und damit zu Osteoporose führen könnte.

■ Beeinträchtigung der Empfängnisbereitschaft. Nach den Befunden einer 1995 an der Johns Hopkins University durchgeführten und im *American Journal of Epidemiology* veröffentlichten Untersuchung vermindert sich bei

Frauen mit einer täglichen Koffeinaufnahme von über 300 mg (das heißt etwa drei Tassen Kaffee oder acht koffeinhaltige Getränke) die Chance einer Schwangerschaft um 26 Prozent.

Wissenschaftliche Erkenntnisse

■ Nahezu 50 Prozent von 288 Männern und Frauen, die von Wissenschaftlern der Universität von Minnesota befragt wurden, gaben an, in Streßsituationen vermehrt Kaffee oder koffeinhaltige alkoholfreie Getränke zu trinken. (*Addictive Behavior,* Juli/August 1996, S. 509–516.) Als den häufigsten Grund für den Koffeingenuß nannten sie Entspannung.

■ In tierexperimentellen Untersuchungen an der Universität von Karatschi (Pakistan) stellten sich nach dem Entzug von Koffein Entzugserscheinungen ein. (*Life Sciences,* 29. September 1995, S. PL285–292.)

■ Koffein verändert den Tonus der Herzkranzmuskulatur im Ruhezustand – eine Erscheinung, durch die bei einem Herzpatienten die Gefahr einer Unterbrechung des Blutstromes zum Herzen steigen kann. (*Journal of Nuclear Medicine,* November 1995, S. 2016–2021.)

■ In Dosen aufgenommen, die üblicherweise in einer Tasse Kaffee enthalten sind, kann Koffein die therapeutische Wirkung von Acetaminophen (Paracetamol) beim Menschen erheblich verstärken. Dies berichteten pakistanische Forscher in *Biopharmacy and Drug Dispositions,* August 1995, S. 481–487.

■ Bei 25 Managern mit einer Durchschnittsaufnahme von 575 mg Koffein (etwa vier bis fünf Tassen Kaffee) pro Tag stieg der systolische Blutdruck während des Kaffeetrinkens an, ging aber wenig später wieder nach unten. Was die tägliche Arbeit der Testpersonen anging, stellte sich nach Koffeinentzug in mancherlei Hinsicht ein Leistungsabfall ein. (*Psychopharmacology,* April 1995, S. 377–384.)

■ Nach Überprüfung der Resultate von 17 Studien berichteten Wissenschaftler in den *Archives of Internal Medicine,* daß Kaffee, Tee und andere koffeinhaltige Getränke keinen anhaltenden Anstieg des Blutdrucks bewirken. Selbst bei Personen, die nicht regelmäßig Koffein in irgendeiner Form zu sich nehmen, hält der nach Koffeingenuß einsetzende Blutdruckanstieg nur kurzzeitig – maximal einen Tag lang – an. Machen sich jedoch bei Koffeinaufnahme eindeutig Herzarrhythmien bemerkbar, muß man auf dieses Anregungsmittel in jedem Fall verzichten – einerlei ob in Form von Kaffee, Tee, Colagetränken oder Schokolade.

■ Den Ergebnissen einer Studie des National Addiction Centre in London zufolge ging der größere Kaffeekonsum von gewohnheitsmäßigen Kaffeetrinkern mit einer Verbesserung der kognitiven (die Wahrnehmung betreffenden) Leistungen einher; bei Teetrinkern war dieses Phänomen weniger ausgeprägt. Überdies schienen ältere Menschen für diese leistungssteigernden Effekte von Koffein empfänglicher zu sein als jüngere Probanden. (*Psychopharmacology,* 1993, S. 45–52.)

Nahrungsmittelquellen, Strategien und Fakten

Zwar schwankt der tatsächliche Koffeingehalt von Tasse zu Tasse und von Lebensmittel zu Lebensmittel. Im großen und ganzen aber können Sie bei den alltäglichen genossenen Getränken sowie beim Verzehr von Schokolade von folgenden Werten ausgehen:

Nahrungsmittel	Menge	Koffein
Kaffee, gefiltert	150 ml (1 Tasse)	130 mg
Tee (Teebeutel)	375 ml (1 Glas)	70 mg
Tee, aufgebrüht	150 ml (1 Tasse)	50 mg
Koffeinhaltiges Getränk	1 Flasche oder Dose	40 mg
Schokolade, Zartbitter	2 Riegel	20 mg

Beachtliche Mengen Koffein finden sich auch in freiverkäuflichen Medikamenten, wie beispielsweise Schmerzmitteln und Pillen gegen Müdigkeit und zur Gewichtskontrolle.

Und hier ein weiterer gewichtiger Aspekt im Zusammenhang mit Koffein, der bereits im Abschnitt »Wissenschaftliche Erkenntnisse« angesprochen wurde: Die Substanz besitzt ein gewisses Suchtpotential. Im Oktober 1994 veröffentlichte das *Journal of the American Medical Association* die Befunde einer vom National Institute on Drug Abuse (Nationales Institut gegen Drogenmißbrauch) geförderten Studie. Demnach waren die wesentlichen Merkmale einer Abhängigkeit im Einzelfall sowohl bei Personen zu beobachten, die pro Tag nur eine einzige Tasse Kaffee tranken, wie auch bei anderen Personen mit einem täglichen Konsum von 25 Tassen. Zu diesen Merkmalen zählten:

1. Entzugserscheinungen nach dem Stoppen der Koffeinzufuhr;
2. allmählich wachsende Toleranz gegenüber den Auswirkungen von Koffein;
3. Koffeingenuß trotz Verschlimmerung von gesundheitlichen oder seelischen Problemen;
4. wiederholte erfolglose Versuche, auf Koffein zu verzichten.

Therapie-Empfehlungen

Ist Koffein für Sie ein liebgewordener Alltagsgenuß, besteht in der Regel keinerlei Notwendigkeit, vollständig darauf zu verzichten – es sei denn, Ihr Arzt verbietet Ihnen dieses Anregungsmittel aus gesundheitlichen Gründen.

Zumindest aber sollten Sie sich beim Koffeingenuß an einen Grundsatz halten, den viele Mediziner befürworten: Begrenzen Sie Ihre tägliche Koffeinaufnahme auf eine Menge in Milligramm, die maximal das Doppelte Ihres Körpergewichtes in Pfund beträgt. Hier ein Beispiel: Bei einem Körpergewicht von 120 Pfund (60 kg) sollte die tägliche Koffeinmenge 240 mg nicht überschreiten. Dies entspricht in etwa dem Genuß von zwei Tassen mäßig starkem Kaffee pro Tag.

In meinen Empfehlungen für meine Patienten gehe ich sogar noch weiter und rate *jedem,* ungeachtet des Körpergewichtes seinen täglichen Kaffee- oder Teekonsum auf maximal zwei Tassen zu begrenzen.

Zusätzliche Informationen

Siehe »Cholesterin« und »Koronare Herzkrankheit«.

Kohlenhydrate

Kohlenhydrate – gemeinsam mit Proteinen und Fetten zu den drei Hauptbestandteilen der Nahrung zählend – stellen die am leichtesten verfügbaren und ergiebigsten Energielieferanten für den Organismus dar. Je höher der Energiebedarf eines Menschen ist, desto mehr Kohlenhydrate sollte seine Kost enthalten.

Im großen und ganzen sollte sich die tägliche Gesamtkalorienaufnahme folgendermaßen zusammensetzen: mindestens 50 bis 70 Prozent komplexe Kohlenhydrate; etwa 10 bis 20 Prozent Proteine und 20 bis 30 Prozent Fette (wobei der Anteil an gesättigten Fettsäuren maximal ein Drittel der Fettkalorien ausmachen sollte). (Siehe Stichwort »Fette«.)

Anmerkung: Kohlenhydrate sind aus Kohlenstoff-, Wasserstoff- und Sauerstoffmolekülen zusammengesetzt. Sie werden unterteilt – je nach Molekülgröße – in Einfachzucker (Monosaccharide), Doppelzucker (Disaccharide) und Vielfachzucker (Polysaccharide). Komplexe Kohlenhydrate sind Mehrfachzucker.

Unter »komplexen Kohlenhydraten« sind nährstoffreiche Produkte zu verstehen, wie beispielsweise Obst, Gemüse und Stärken (zum Beispiel Kartoffeln). Die Rede ist hier also *nicht* von *einfachen* Kohlenhydraten wie Haushaltszucker, Bonbons und anderen Süßigkeiten. Für die Energiegewinnung kann der Organismus komplexe Kohlenhydrate weit besser und nachhaltiger verwerten als einfache Zucker.

Das sollten Sie wissen

Für die Bereitstellung des für Ihre Alltagsaktivitäten erforderlichen Brennstoffes ist ein hoher Anteil an komplexen Kohlenhydraten – mindestens 50 bis 70 Prozent der täglichen Gesamtkalorienaufnahme – vonnöten. Diese Nahrungsmittel liefern den Hauptanteil an natürlichen Vitaminen, Mineralstoffen und anderen, vom Organismus benötigten Nährstoffen.

Komplexe Kohlenhydrate sind zudem die ergiebigste Quelle für Ballaststoffe, und diese wiederum beugen der Entwicklung von Krebs- und Koronarerkrankungen, Divertikulitis und vielerlei anderen Krankheiten vor. (Siehe Stichwörter »Ballaststoffe, lösliche« und »Ballaststoffe, nichtlösliche«.)

Die meisten komplexen Kohlenhydrate besitzen einen hohen Wasseranteil. Zur Aufrechterhaltung einwandfreier Körperfunktionen einschließlich der Tätigkeit von Darmtrakt und Harnorganen sollten Sie täglich mindestens zwei Liter Flüssigkeit aufnehmen. Mit Leitungswasser allein dürften Sie sich wohl kaum begnügen, und deshalb müssen Sie sich

153

für eine ausreichende Flüssigkeitszufuhr auch an Obst und andere komplexe Kohlenhydrate halten.

Normalerweise kommt man mit einem Anteil von 50 bis 70 Prozent komplexen Kohlenhydraten in der täglichen Kost gut zurecht – es sei denn, Sie sind körperlich *sehr* aktiv oder haben einen besonders hohen Stoffwechselumsatz; in diesem Fall benötigen Sie unter Umständen mehr. Bei relativ anspruchsvoller sportlicher Aktivität verspüren Sie vielleicht das Bedürfnis, den Kohlenhydratanteil um 10 oder mehr Prozent aufzustocken. Bewerkstelligen läßt sich dies auf zweierlei Art und Weise.

Zum einen können Sie einfach den Kohlenhydratanteil Ihrer täglichen Kost erhöhen. Vielleicht legen Sie an Leistungsfähigkeit zu, wenn Ihre gewohnte Ernährung grundsätzlich 65 oder gar 70 Prozent komplexe Kohlenhydrate enthält.

Als Erwachsener, der an kraftraubenden Sportwettkämpfen oder an anderen Konkurrenzen mit hohem Energieaufwand regelmäßig teilnimmt, könnten Sie es im Vorfeld des Wettbewerbes mit der sogenannten »vermehrten Kohlenhydratzufuhr« versuchen.

Vermehrte Kohlenhydratzufuhr ist eine Methode, die erstmals von Langstreckenläufern praktiziert wurde und heute vielen Athleten zur Aufstockung ihrer körpereigenen Brennstoffvorräte dient. Sinn dieses Verfahrens ist es, die Muskulatur mit Glykogen »vollzupacken« – der Speicherform von Glucose, die dem Körper bei Wettkämpfen zu einem Maximum an Energie und Leistungsfähigkeit verhilft.

Der vermehrten Kohlenhydratzufuhr (zur Glykogenbereitstellung) lagen mehrere Theorien zugrunde. Ein Konzept, das sich als strapaziös entpuppte, bestand darin, die Muskelglykogendepots wenige Tage vor dem Wettkampf restlos zu entleeren und dann durch den Verzehr gewaltiger Mengen von Teigwaren und anderen komplexen Kohlenhydraten wieder zu füllen. Man war der Ansicht, daß der Abbau der Glykogenreserven die Muskulatur in die Lage versetzt, anschließend maximale Vorräte an Glykogen zu speichern. Mittlerweile sind sich aber die Fachleute ziemlich einig, daß diese Methode den Organismus allzu sehr schwächt und damit zum Bumerang wird.

Ein bekömmlicheres und risikoärmeres Verfahren ist die drei bis vier Tage vor dem Wettbewerb einsetzende Aufstockung der Kohlenhydratzufuhr auf 70 bis 75 Prozent der Gesamtkalorienaufnahme. Auf diese Weise wird vermehrt Glykogen gebildet, ohne daß der Organismus in seinem Ernährungszustand aus dem Gleichgewicht gerät.

Anmerkung: Für sporttreibende Kinder und Teenager ist diese Form der vermehrten Kohlenhydratzufuhr meiner Ansicht nach ungeeignet. Gegen eine kohlenhydratreiche Ernährung mit einem Anteil von üblicherweise 60 bis 65 Prozent der Gesamtkalorienzufuhr ist natürlich nichts einzuwenden. Doch in der Entwicklung befindliche Knochen und Muskeln, Nerven und Gehirngewebe benötigen auch reichlich Proteine und ein gewisses Maß an ungesättigten Fettsäuren. Häufige übermäßige Kohlenhydratzufuhr während »seiner«

Sportsaison kann einen jungen Menschen dazu verleiten, an der Zufuhr von untentbehrlichen Proteinen und Fetten zu sparen – und dies nicht selten mit verhängnisvollen Auswirkungen.

Wissenschaftliche Erkenntnisse

■ Nach einem Bericht der Medical School der Universität Kapstadt in Observatory (Südafrika) über eine Studie mit durchtrainierten Radfahrern ist die Aufnahme von Kohlenhydraten während sportlicher Aktivität notwendig, um ein längeres Ausdauertraining geringer bis mittlerer Intensität durchzustehen. (*Pflügers Archives,* Oktober 1995, S. 971–977.)
Alle Radfahrer, die Kohlenhydrate aufgenommen hatten, schafften ein dreistündiges Ausdauer-Testtraining. Ein Drittel der Probanden einer Vergleichsgruppe hingegen, denen man nur aromatisiertes Wasser verabreicht hatte, brach das Testtraining vorzeitig ab.
■ Eine fettarme, mit Kohlenhydraten und Ölsäuren (einfach ungesättigte Fettsäuren, die beispielsweise in Olivenöl vorkommen) angereicherte Diät kann zu einer merklichen Verbesserung der Blutfettwerte (Lipidwerte) führen. (*Arctic Medical Research,* Oktober 1995, S. 160–169.)
■ Wissenschaftler des Medical Center an der McMaster University in Hamilton (Ontario, Kanada) befaßten sich in einer Vergleichsstudie mit der Fähigkeit von Ausdauersportlern und -sportlerinnen, ihre Muskelglykogendepots durch vermehrte Kohlenhydratzufuhr aufzu-

stocken. Zu diesem Zweck mußten die Teilnehmer vier Tage lang den Kohlenhydratanteil von 55 bis 60 Prozent der täglichen Gesamtkalorienaufnahme auf 75 Prozent erhöhen. (*Journal of Applied Physiology,* April 1995, S. 1360–1368.)
Und hier die Ergebnisse: Bei den Männern stiegen die Muskelglykogenspiegel um 41 Prozent – verbunden mit einem entsprechenden Leistungszuwachs. Im Gegensatz dazu konnten die Frauen weder ihre Glykogendepots aufstocken noch bessere Zeiten herausholen. Die Wissenschaftler gelangten zu dem Schluß, daß Frauen – zumindest im Rahmen dieses Tests – nicht in der Lage waren, durch vermehrte Kohlenhydratzufuhr ihre Muskelglykogenspeicher in dem Maße aufzufüllen wie Männer.
■ Die Steigerung der Kohlenhydratzufuhr auf 72 Prozent während der letzten drei Tage vor einem Testtraining zeitigte bei durchtrainierten Radsportlern folgende Auswirkungen:
1. Die Muskelglykogenvorräte der Radfahrer nahmen vor dem Testtraining zu.
2. Ihre Leistungsfähigkeit verbesserte sich.
3. Sie konnten längere Distanzen bewältigen als bei einer an Kohlenhydraten ärmeren Kost.
(*International Journal of Sports Nutrition,* März 1995, S. 25–36.)

Nahrungsmittelquellen, Strategien und Fakten

An komplexen Kohlenhydraten reiche Nahrungsmittel sind unter anderem: frisches Gemüse (vor allem Brokkoli,

Möhren, Kohl, Rosenkohl, Blumenkohl und Süßkartoffeln) und Kartoffeln sowie Bohnenkerne, Erbsen, Linsen und Mais; frisches Obst (vor allem Zitrusfrüchte, Netzmelone, Äpfel und frische Säfte); Reis, Teigwaren, Vollkornbrot und -müslis sowie Getreidekleie.

Anmerkung: Diese Auflistung ist *keineswegs* vollständig. Vielerlei andere Obst- und Gemüsesorten sowie Vollkornprodukte liefern dem Organismus gleichfalls die tagtäglich benötigten komplexen Kohlenhydrate. Aber die hier genannten Nahrungsmittel zählen zu *meinen* persönlichen »Favoriten«, die mich erfahrungsgemäß nicht nur optimal mit Energie versorgen, sondern auch mit den notwendigen Vitaminen und Mineralstoffen.

Um in etwa den prozentualen Anteil der täglich aufgenommenen Kohlenhydratkalorien zu errechnen, gehen Sie am besten so vor:

Ermitteln Sie zunächst den Energiewert der einzelnen Nahrungsmittel beziehungsweise Zutaten. Diese Angaben finden Sie in den Nährwerttabellen von Kochbüchern, Ernährungsratgebern und ähnlicher Literatur.

Sobald Sie diesen Wert der kohlenhydratreichen Nahrungsmittel kennen, müssen Sie noch deren ungefähren Protein-Kohlenhydrat-Relation berücksichtigen. In der Regel enthalten:

■ Früchte etwa 95 Prozent Kohlenhydrate und 5 Prozent Proteine.
■ Fruchtsaft etwa 97 Prozent Kohlenhydrate und 3 Prozent Proteine.
■ Gemüse etwa 60 Prozent Kohlenhydrate und 40 Prozent Proteine.

■ Gemüsesaft etwa 80 Prozent Kohlenhydrate und 20 Prozent Proteine.
■ Vollkornmüsli etwa 80 Prozent Kohlenhydrate und 20 Prozent Proteine. Allerdings schwanken diese Werte je nach Zusammensetzung des Produktes und der Nährstoffe, mit denen es angereichert ist. Am besten werfen Sie einen Blick auf die Nährstoffangaben auf der Packung.

Und hier nun ein einfaches Rechenexempel:

Nehmen wir einmal an, 240 ml gekochte Hafergrütze enthalten laut Tabelle 145 Kalorien. Multiplizieren Sie diese Zahl mit 80 Prozent (0,80), und schon haben Sie den ungefähren Kohlenhydratanteil vieler Getreidemüslis – in diesem Fall 116 Kohlenhydratkalorien. (Der exakte Wert beträgt etwas mehr als 110, aber die errechneten 116 Kalorien liegen im Toleranzbereich.)

Hilfreich ist es, mehrere Tage lang sämtliche Kohlenhydratwerte Ihres Speiseplanes einzeln aufzulisten, so daß Sie einen Überblick über den prozentualen Anteil von Kohlenhydraten in Ihrer täglichen Kost gewinnen. (Natürlich ist es wichtig, mit den Protein- und Fettanteilen ebenso zu verfahren. Hilfestellung hierfür finden Sie unter den Stichwörtern »Aminosäuren« und »Fette«.)

Überdies würde ich vorschlagen, die Kohlenhydratwerte Ihrer Lieblingsnahrungsmittel und -gerichte zu errechnen und in einer Liste festzuhalten, in der Sie später nur nachzusehen brauchen. Innerhalb kurzer Zeit wissen Sie dann von den meisten Produkten, wie viele Kohlenhydratkalorien sie ungefähr enthalten und welchen prozentualen Anteil diese ausmachen. Damit tun Sie sich dann beim Abschätzen der täglichen Kohlenhydratzufuhr leichter.

Und hier noch eine Methode für jene, die die Sache gern »wissenschaftlich« angehen möchten: Zur exakteren Berechnung der Anzahl von Kohlenhydratkalorien sollten Sie zunächst den Kohlenhydratanteil eines Produktes in Gramm ermitteln; dazu ziehen Sie am besten die bereits zuvor erwähnten Nährwerttabellen zu Rate.

Als nächstes müssen Sie wissen, daß 1 Gramm Kohlenhydrate etwa 4 Kalorien entspricht. Damit können Sie nun eine *wirkliche* Berechnung vornehmen. Angenommen, Sie möchten die Anzahl der Kohlenhydratkalorien einer Orange wissen. Aus der Nährwerttabelle ersehen Sie, daß eine Orange durchschnittlicher Größe etwa 15 g Kohlenhydrate und insgesamt 62 Kalorien enthält. Nun brauchen Sie nur eine einfache Multiplikation vorzunehmen, und schon wissen Sie, daß 60 Kalorien von Kohlenhydraten stammen: 15 g × 4 Kalorien/g = 60 Kalorien. Demnach beträgt der Kohlenhydratanteil bei einer Orange zwischen 96 und 97 Prozent der Gesamtkalorien ([60 × 100] : 62 = 96,77).

Ähnlich läßt sich der prozentuale Anteil der Kohlenhydratkalorien an der Gesamtkalorienaufnahme eines Tages berechnen. Stellen Sie zunächst sämtliche Nahrungsmittel für einen bestimmten Tag zusammen. Addieren Sie nun die Gesamtkalorien, danach die Kohlenhydratkalorien, und ermitteln Sie aus diesen beiden Werten den Kohlenhydratanteil. Hier ein Beispiel:

Angenommen, Sie nehmen an einem Tag insgesamt 2800 Kalorien auf, von denen 1550 aus Kohlenhydraten stammen. In diesem Fall machen Kohlenhydrate 55 Prozent der Gesamtkalorienaufnahme aus. Und so wird's gemacht: Dividieren Sie zur Ermittlung des prozentualen Anteils 1550 durch 2800 und multiplizieren Sie den Quotienten mit 100.

Einerlei, wie Sie Ihre Berechnungen anstellen – wichtig ist der Versuch, den prozentualen Kohlenhydratanteil an der Gesamtkalorienzufuhr »in den Griff« zu bekommen. Meines Erachtens ist dies ein idealer Weg, drei Dinge sicherzustellen: Aufrechterhaltung eines hohen Energieniveaus, ausreichende Versorgung mit wichtigen Nährstoffen und Ausgewogenheit der Ernährung.

Therapie-Empfehlungen

Bei einem durchschnittlichen Energiebedarf sollte man darauf bedacht sein, 60 Prozent der täglich zugeführten Kalorien aus kohlenhydratreichen Nahrungsmitteln zu beziehen.

Sind Sie sportlich sehr aktiv oder verlangt Ihr Alltagsleben einen hohen Energieaufwand, ist es ratsam, den Anteil an Kalorien aus komplexen Kohlenhydraten auf 65 bis 70 Prozent aufzustocken.

Hilfreich für das Einschätzen der optimalen Kohlenhydratzufuhr ist aufmerksame Selbstbeobachtung: Machen sich im Rahmen gewohnter Aktivitäten Ermüdungserscheinungen oder Gereiztheit bemerkbar, empfiehlt es sich, die Aufnahme von komplexen Kohlenhydraten nach und nach zu steigern, bis sich die ursprüngliche Energie wieder einstellt.

Fühlen Sie sich nach Erreichen eines 75prozentigen Kohlenhydratanteils nach wie vor abgeschlagen oder unwohl, sollten Sie Ihren Arzt aufsuchen. Vermutlich haben Ihre Beschwerden in diesem Fall nichts mit der Ernährung zu tun, sondern wurzeln in anderen Problemen, beispielsweise Schlafmangel, Übertraining, einem Zuviel an Streß oder einer bislang nicht erkannten gesundheitlichen Störung oder Erkrankung.

Zusätzliche Informationen

Siehe »Aminosäuren«, »Ballaststoffe, lösliche«, »Ballaststoffe, nichtlösliche«, »Fette«, »Ketogene Kost« und »Protein«.

Kopfschmerzen

Kopfschmerzen treten mitunter auf, nachdem Sie etwas Bestimmtes gegessen oder getrunken haben, oder – umgekehrt – wenn Sie versäumen, dies zu tun. Nähere Erläuterungen dazu finden Sie im folgenden Abschnitt.

Das sollten Sie wissen

Ernährungsbedingte Kopfschmerzen sind ein sehr individuelles Problem. Manche Menschen reagieren negativ auf bestimmte Nahrungsmittel oder Getränke, die andere Leute in keiner Weise belasten. Bei ständig wiederkehrenden Kopfschmerzen sollten Sie deshalb un-

bedingt darauf achten, wann sich die Symptome einstellen und ob Sie kurz zuvor etwas Bestimmtes gegessen oder getrunken haben. Durch aufmerksames Beobachten kommen Sie eher dahinter, ob zwischen Ihrer Ernährung und den Kopfschmerzen ein Zusammenhang besteht.

Kopfschmerzen können neben anderen Faktoren von folgenden Lebensmitteln, Getränken und Kräutern hervorgerufen werden:

■ *Koffein.* Manche Menschen reagieren derart empfindlich auf Koffein, daß bereits eine minimale Menge Kopfschmerzen oder andere Reaktionen hervorruft. Bei anderen wiederum liegt die Wurzel des Übels weniger in einer Überempfindlichkeit, als vielmehr im übermäßigen Genuß dieses Anregungsmittels. Und gewohnheitsmäßige Kaffee- oder Teetrinker, die versuchen, Koffein von einem Augenblick zum andern von ihrer »Getränkekarte« zu streichen, verspüren zumeist mindestens ein bis zwei Tage lang Kopfschmerzen und andere Entzugserscheinungen.

■ *Lebensmittelzusatzstoffe,* einschließlich sulfithaltiger Substanzen.

■ *Aspartam,* ein synthetischer Süßstoff (beispielsweise in Nutrasweet®). Vor seiner Zulassung im Jahre 1981 wurde Aspartam von der FDA eingehender getestet als jeder andere Lebensmittelzusatzstoff zuvor. Trotz dieses aufwendigen Prüfungsverfahrens lagen bis 1987 über 3000 Verbraucherbeschwerden vor. Zu den negativen Erscheinungen, über die geklagt wurde, zählten unter anderem Kopfschmerzen, Schwindel, Übelkeit und Hautausschläge. Nach Auswertung von 517 Berichten über aspartambedingte Symptome gelangten die Centers for Disease Control jedoch zu dem Schluß, daß diese Erscheinugen nicht mit dem Genuß von Aspartam in Zusammenhang zu bringen waren. (*Environmental Nutrition,* Dezember 1987.)

■ *Wein.* (Siehe Stichwort »Wein«.)
■ *Ginseng.* (Siehe Stichwort »Ginseng«.)

Ein weiterer Auslöser für Kopfschmerzen ist *Hunger.* Bekommen Sie zum Beispiel am Spätnachmittag Kopfschmerzen und haben um diese Zeit auch einen niedrigen Blutzuckerspiegel, weil Sie zwischendurch nichts essen, können Sie fast sicher sein, daß Ihre Malaise etwas mit Ihrer Ernährung zu tun hat. Versuchen Sie einmal, mit einer fett- und kalorienarmen Flüssigkeit – beispielsweise etwas Obst – bis zur nächsten Mahlzeit über die Runden zu kommen.

Therapie-Empfehlungen

Nehmen Sie bei regelmäßig wiederkehrenden Kopfschmerzen, einschließlich Migräne, Ihren Ernährungsfahrplan einmal unter die Lupe. Treten die Schmerzen unmittelbar im Zusammenhang mit dem Genuß eines bestimmten Nahrungsmittels oder Getränkes auf, sollten Sie das fragliche Produkt probehalber einmal weglassen. Fragen Sie auch Ihren Arzt, ob eventuell wissenschaftliche Daten über einen Zusammenhang zwischen dem mutmaßlichen Übeltäter und den Kopfschmerzen vorliegen.

Zusätzliche Informationen

Siehe »Ginseng«, »Koffein« und »Wein«.

Koronare Herzkrankheit

Nähere Erläuterungen zum Thema »Koronare Herzkrankheit« finden Sie in verschiedenen Abschnitten dieses Buches. Beachten Sie insbesondere die Einträge »Atherosklerose«, »Ballaststoffe« und »Cholesterin«, und werfen Sie auch einen Blick auf die im Register unter »Koronare Herzkrankheit« angeführten Stichwörter.

Krämpfe

Muskelkrämpfe haben vielerlei – unter anderem auch ernährungsbedingte – Ursachen. Leiden Sie während oder nach dem Sport, nachts nach mehreren Stunden Bettruhe oder in anderen Situationen an Krämpfen, ist es ratsam, die Ernährung einmal unter die Lupe zu nehmen.

Das sollten Sie wissen

Bei Krämpfen während oder nach dem Training oder anderen kraftraubenden oder ungewohnten körperlichen Aktivitäten könnten sehr wohl ernährungsbedingte Faktoren im Spiel sein. Zunächst einmal führt hohe körperliche Belastung oftmals zu übermäßiger

Schweißabsonderung und damit zum Verlust von Mineralstoffen, wie beispielsweise Kalium und Kochsalz (Natriumchlorid). Dieser Mineralstoff- oder Elektrolytverlust kann Funktionsstörungen in der Muskulatur und in deren Gefolge Krämpfe hervorrufen. Vermeiden läßt sich das Problem durch eine reichliche diätetische Mineralstoffzufuhr mehrere Stunden vor und nach anspruchsvoller körperlicher Aktivität. (Siehe »Nahrungsmittelquellen, Strategien und Fakten«.)

Ein weiterer Auslöser für Krämpfe nach kraftraubendem Training ist die Bildung von Milchsäure – der Beweis dafür, daß die Muskelglykogenspeicher vollständig erschöpft sind. Abhilfe kann hier eine an komplexen Kohlenhydraten reiche Kost schaffen mit einem Kohlenhydratanteil von mindestens 50 bis 60 Prozent der täglichen Gesamtkalorienzufuhr. Vor einem besonders anspruchsvollen Wettkampf, beispielsweise einem Langstreckenlauf, könnten Sie es auch mit »vermehrter Kohlenhydratzufuhr« versuchen. (Nähere Erläuterungen hierzu siehe »Kohlenhydrate«.)

Kennzeichnend für nächtliche Muskelkrämpfe sind rasche, unwillkürliche Kontraktionen der Beinmuskulatur – in der Regel des Wadenmuskels. Diese Krämpfe können Minuten dauern, aber auch mehrere Stunden anhalten, und oftmals ist noch 12 bis 24 Stunden danach eine Art Muskelkater zu spüren. Schätzungsweise 20 Prozent der erwachsenen Bevölkerung macht dieses Problem zu schaffen, und die Mehrheit der Betroffenen sind ältere Menschen. Bislang ist die genaue Ursache nicht bekannt, vermutlich aber liegt die Wurzel des Übels in einer mangelhaften Durchblutung und der dadurch bedingten unzureichenden Sauerstoffversorgung der Muskulatur.

Viele freiverkäufliche Präparate zur angeblichen Vorbeugung gegen Beinkrämpfe enthalten Chinin und Vitamin E. Obwohl seit Jahrzehnten als Muskelrelaxans (muskelentspannendes Mittel) verordnet, zeitigt Chinin Nebenwirkungen, die die Vorzüge überwiegen können, insbesondere bei Personen über 60. Zu diesen negativen Auswirkungen zählen unter anderem Ohrenklingen, Schwerhörigkeit und Sehstörungen, Hautausschläge, Übelkeit und Durchfall. Möglicherweise wird die FDA über kurz oder lang den freien Verkauf von chininhaltigen Präparaten untersagen.

Vitamin E hingegen – in der Regel in Tagesdosen von ein- bis zweimal 400 I.E. zugeführt – hat sich als ebenso wirksam wie Chinin erwiesen und ist bei oraler Einnahme kaum toxisch.

Claudicatio intermittens (intermittierendes Hinken oder »Schaufensterkrankheit«) ist eine weitere Anomalie, die beim Gehen krampfartige Schmerzen in den Beinen hervorruft. Diese Erkrankung, deren Symptome beim Stehenbleiben nachlassen, beruht zumeist auf einer Durchblutungsstörung der Beine. In Einzelfällen scheint Vitamin E Linderung zu verschaffen.

Im Grunde genommen wirkt Vitamin E nicht toxisch. Dennoch klagen manche Menschen bei der Einnahme von mehr als 600 I.E. pro Tag über Magen-Darm-Beschwerden, etwa schmerzhafte

Blähungen und Krämpfe. Überdies sollte hochdosiertes Vitamin E nicht in Kombination mit blutgerinnungshemmenden oder blutverdünnenden Medikamenten eingenommen werden. Hervorgerufen werden Krämpfe mitunter auch durch Diuretika – harntreibende Mittel, die man zum Beispiel für die Behandlung von Bluthochdruck einsetzt. Diese Medikamente bewirken eine Senkung des körpereigenen Flüssigkeitsspiegels und damit gleichzeitig die vermehrte Ausscheidung von Mineralstoffen, Salzen und anderen Nährstoffen. In den Griff bekommen läßt sich dieses Problem durch Herabsetzen der Dosis oder Umstellung auf andere Medikamente oder durch die vermehrte Zufuhr von Flüssigkeit und Elektrolyten, insbesondere von Kalium.

Warnung: Nicht selten sind Krämpfen auch Ursachen zuzuschreiben, die nichts mit der Ernährung zu tun haben. Bei Krämpfen, die zu Entkräftung führen oder sich nach mehrtägiger Umstellung des Ernährungsfahrplanes nicht bessern, sollten Sie den Arzt aufsuchen.

Auftreten von Beinkrämpfen bei älteren Menschen durch Einnahme von Vitamin E oder Chininsulfat oder durch Stretch-Übungen vermindern. Zwar gibt es keine Therapie, auf die alle Menschen gleichermaßen ansprechen, aber für viele Patienten erweisen sich eine oder mehrere dieser Maßnahmen als hilfreich. (*American Family Physician,* 1. November 1995, S. 1794–1798.)

■ Im Rahmen einer anderen Studie hingegen warnten Wissenschaftler vom Veterans Medical Center in Dayton (Ohio) zur Vorsicht. Chinin erweise sich zwar für die Behandlung von Krämpfen als wirksam, sollte aber nur in niedriger Dosierung zugeführt werden, insbesondere im Falle von älteren Menschen und Nierenpatienten. Die bei dieser Untersuchung allabendlich verabreichten Dosen bewegten sich zwischen 200 und 300 mg Chinin. Patienten mit Lebererkrankungen sollten – so die Warnung der Forscher – überhaupt kein Chinin erhalten. (*Journal of Clinical Pharmacology,* Juni 1995, S. 588–593.)

Wissenschaftliche Erkenntnisse

■ Leberzirrhose kann mit Muskelkrämpfen einhergehen. Ursache hierfür ist vermutlich die mit dieser Erkrankung verknüpfte verminderte Blutzirkulation. (*Hematology,* Februar 1996, S. 264–273.)

■ Nach den Ergebnissen einer 1995 an der East Carolina University School of Medicine in Greenville (North Carolina) durchgeführten Studie läßt sich das

Nahrungsmittelquellen, Strategien und Fakten

An komplexen Kohlenhydrate reiche Nahrungsmittel sind im Eintrag »Kohlenhydrate« angeführt. Lieferanten wichtiger Elektrolyte, wie beispielsweise Kalium, sind unter anderem Orangensaft, Bananen, Avocados und Trockenfrüchte, Kartoffeln, Magerjoghurt und Lendensteak.

Den Tagesbedarf an Vitamin E allein durch Nahrungsmittel zu decken, die unter dem gleichnamigen Stichwort genannt sind, ist – wie Sie dort nachlesen können – unmöglich. Deshalb empfehle ich normalerweise jedermann die tägliche Einnahme von 400 bis 800 I.E. Vitamin E in Form eines Ergänzungspräparates. (Weitere Einzelheiten und Empfehlungen zur Vitamin-E-Zufuhr für Männer und Frauen unterschiedlichen Alters finden Sie in Kapitel 4 sowie im Eintrag »Vitamin E«.

Therapie-Empfehlungen

Um sich gegen das Auftreten von Muskelkrämpfen zu wappnen, sollten komplexe Kohlenhydrate mindestens 50 bis 60 Prozent Ihrer täglichen Gesamtkalorienaufnahme ausmachen. Bei kraftraubender sportlicher Aktivität ist es ratsam, diesen Anteil noch aufzustocken. (Siehe Stichwort »Kohlenhydrate«.)

Achten Sie zudem auf die Zufuhr der empfohlenen Tagesdosis von Vitamin E und anderen wichtigen Antioxidantien. (Siehe Kapitel 4 und Stichwort »Vitamin E«.)

Warnung: Bei massiven Muskelkrämpfen brauchen Sie eventuell Chinin oder Vitamin E in hoher Dosierung. Nehmen Sie diese Präparate aber nur unter ärztlicher Kontrolle ein.

Zusätzliche Informationen

Siehe »Kohlenhydrate«, »Magnesium«, »Vitamin B_6 (Pyridoxin)« und »Vitamin E« sowie Kapitel 4.

Kräuter

Seit Jahrtausenden verwendet man in nicht-westlichen Kulturen Pflanzenextrakte und Kräuterarzneien erfolgreich für die Behandlung einer Vielzahl von gesundheitlichen Beschwerden, Krankheiten und Gebrechen. Zwar können diese natürlichen Heilmittel die wissenschaftlich fundierten Heilverfahren und Pharmaka der heutigen westlichen Medizin niemals ersetzen, sie erweisen sich aber in vielen Fällen als wirkungsvolle Ergänzung moderner Gesundheitsprogramme.

Ein Problem ist derzeit noch der Mangel an zuverlässigen, wissenschaftlich gesicherten Erkenntnissen über viele dieser Kräuterarzneien und traditionellen Heilverfahren. Mit ihrer Erforschung steht die westliche Wissenschaft gerade erst am Anfang. Eine weitere Schwierigkeit besteht darin, daß die US Food and Drug Administration (FDA; amerikanische Gesundheitsbehörde) auf Herstellung und Verkauf solcher Präparate keinerlei Einfluß nimmt. Im Klartext heißt dies – der Verbraucher weiß oftmals gar nicht so recht, was er eigentlich bekommt.

Hinweis: Vor der Zulassung eines Medikamentes verlangt die FDA eine umfangreiche klinische Erprobung am Menschen. Mit derlei Untersuchungen ist jedoch kaum zu rechnen, nachdem die Pharmaindustrie solcherart Forschungsvorhaben in der Regel nicht finanziert.

Aber selbst angesichts dieser Gegebenheiten ist so manches Kräutlein für Ihr individuelles Ernährungs- und Gesundheitsprogramm gewachsen und kann es auf vielfältige Weise bereichern.

Das sollten Sie wissen

In den folgenden Ausführungen finden Sie eine Zusammenstellung von Kräutern, die sich als hilfreich erweisen könnten, sowie von einigen Pflanzen, die unter Umständen auch Schaden anrichten. Zusammengetragen wurde diese Übersicht von Ärzten der Cooper-Klinik aus einer Vielzahl von Quellen, einschließlich wissenschaftlicher Berichte aus der medizinischen Literatur und Untersuchungen der Zeitschrift *Consumer Reports*.

Kräuter, die hilfreich sein können

Baldrian (*Valeriana officinalis*)
■ Schlaffördernd.
■ Beruhigend; Anwendung bei nervöser Unruhe.
■ Wirkt über eine vom Zentralnervensystem ausgehende Bahn.
■ Einnahme in Form von Tee, Tinktur oder Kapseln.
■ Riecht sehr unangenehm.

Ginkgobaum (*Ginkgo biloba*)
■ Kreislaufanregend und förderlich für die Behandlung von peripherer Verschlußkrankheit.
■ Fördert einigen Studien zufolge die Durchblutung des Gehirns.
■ Verbessert die Konzentrations- und Merkfähigkeit, insbesondere bei älteren Menschen.

■ Fördert die Durchblutung der Beine und wird deshalb mitunter zur Vorbeugung gegen Krämpfe angewendet.
■ Wirkt als »Radikalenfänger« antioxidativ und begünstigt die Hemmung der Lipidperoxidation von Zellmembranen (eine zu Atherosklerose oder Arterienverengung führende Zellschädigung durch freie Radikale).

Ingwer (*Zingiber officinale*)
■ Wird in Form von Tee oder Kapseln eingenommen.
■ Hilft gegen Übelkeit, hat aber einer neueren Studie zufolge offenbar keinen Einfluß auf den postoperativen Brechreiz chirurgischer Patienten.
■ Kann sich bei Reisekrankheit als hilfreich erweisen, wenn das Präparat 20 Minuten vor Reiseantritt und anschließend nach Bedarf alle zwei bis drei Stunden eingenommen wird.
■ Bei mäßiger Dosierung (2 bis 4 g) keine Nebenwirkungen. Wirkt in sehr hohen Dosen unter Umständen blutgerinnungshemmend und kann eine Dämpfung des Zentralnervensystems und Herzarrhythmien hervorrufen.

Kamille, Echte Kamille (*Chamomilla recutita*)
■ Verwendet werden die Blüten.
■ Anwendung bei Verdauungsstörungen, schmerzhaften Monatsblutungen sowie Bagatellinfektionen und -erkrankungen.
■ Einnahme in Form eines kräftigen, aus den getrockneten Blüten frisch aufgebrühten Tees, der in einem zugedeckten Gefäß lange ziehen sollte. Der Tee

enthält aber nur 10 bis 15 Prozent des in der frischen Pflanze vorkommenden ätherischen Öls.

■ Sollte bei einer Allergie gegen Kreuzkraut, Maßliebchen, Astern oder Chrysanthemen gemieden werden. Berichte über negative Nebenwirkungen von Kamille sind in der wissenschaftlichen Literatur aber nicht bekannt.

Knoblauch (*Allium sativum*)
■ Senkt einen überhöhten Cholesterinspiegel.
■ $\frac{1}{2}$ bis 1 Knoblauchzehe pro Tag kann einer Studie aus dem Jahre 1993 zufolge den Gesamtcholesterinspiegel um 9 Prozent herabsetzen.
■ Der Wirkstoff heißt Allicin.
■ Im Darm lösliche Mantel- oder Filmtabletten (magensaftresistente Tabletten) schwächen den unangenehmen Geruch ab.
■ Wirkt blutgerinnungshemmend. Sollte bei Einnahme von Aspirin, Warfarin oder anderen blutverdünnenden Medikamenten gemieden werden.
■ Kann Sodbrennen und Blähungen hervorrufen.
(Einzelheiten siehe Stichwort »Knoblauch«.)

Mariendistel, Frauendistel
(*Silybum marianus*)
■ Anwendung bei Hepatitis und Leberzirrhose.
■ Untersuchungen am Menschen sind ermutigend, aber noch nicht ausreichend beweiskräftig.
■ Der Wirkstoff Silymarin übt eine gewisse Schutzwirkung auf die Leberzellmembranen aus.

■ Die Verabreichung erfolgt vorzugsweise via Injektion.

Mutterkraut
(*Chrysanthemum parthenium*)
■ Mindert Häufigkeit und Heftigkeit von Migräne. Nach einer britischen Studie deutet manches darauf hin, daß tägliche Einnahme die Behandlung von Migräne begünstigt.
■ Kann bei Regelstörungen, Magenschmerzen und insbesondere Fieberzuständen helfen.
■ Erhältlich in Form von Tabletten und Kapseln; bei Tabletten merkliche Unterschiede in der Wirkung.

Sägepalme (*Sabal serrulata*)
■ Anwendung bei gutartiger Prostatavergrößerung, aber ohne offizielle Zulassung durch die FDA.
■ Bis in die fünfziger Jahre wurde sie häufig verordnet.
■ Beeinträchtigt den Testosteronstoffwechsel (»antiandrogene« Wirkung) und wirkt leicht entzündungshemmend.
■ Fördert den Harnfluß bei Männern mit gutartiger Prostatavergrößerung.

Sonnenhut (*Echinacea* spp.)
■ Lindert Halsschmerzen und fördert die Wundheilung.
■ Stärkt das Immunsystem.
■ Unterstützt die körpereigene Abwehr durch Förderung der Phagozytose (das Vertilgen von schädlichen oder krankmachenden Partikeln durch sogenannte »Freßzellen«).
■ Sollte bei einer Allergie gegen Maßliebchen sowie bei Tuberkulose, Störun

gen des Kollagenstoffwechsels und Multipler Sklerose gemieden werden.

Weißdorn (*Crataegus* spp.)
■ Anwendung bei Herzleiden.
■ Erweiterung der Blutgefäße durch bestimmte Inhaltsstoffe, gefolgt von einer Abnahme des Gefäßwiderstandes und damit Verbesserung der Durchblutung.
■ Blutdrucksenkend.
■ Wirkt entspannend auf die glatte Muskulatur der Koronargefäße (Herzkranzgefäße).
Warnung: Weißdorn sollte eine konventionelle Therapie *nicht* ersetzen.
Anmerkung: Für ein derart nützliches Heilkraut mit einem so hohen Wirkungspotential ist es dringend erforderlich, weitere wissenschaftliche Untersuchungen durchzuführen.

Mit Vorsicht anzuwenden – Kräuter, die schaden könnten

Aufgeblasene Lobelie
(*Lobelia inflata*)
■ Verursacht in einer hohen Dosierung Erbrechen.
■ Energiesteigernd und anregend.
■ Macht leicht euphorisch; ähnlich dem beim Marihuanarauchen entstehenden Gefühl, »high« zu sein.
■ Pharmakologisch dem Nikotin ähnlich, aber in der Wirkung schwächer. Die Droge vermittelt angeblich das Gefühl von geistiger Klarheit, Glück und Wohlbefinden.
■ In hoher Dosierung blutdrucksenkend, mit anschließender Steigerung der Herzfrequenz und Hautblässe; in Einzelfällen bis hin zu Koma und Tod.

Warnung: Von einer Anwendung ohne Konsultation des Arztes ist abzuraten.

Beinwell (*Symphytum officinale*)
■ Äußerlich angewendet bei Bagatellverletzungen der Haut.
■ Darreichungsformen: Tee, Tinktur, Kapseln und Lotion.
Warnung: Innerliche Anwendung ist nachweislich mit Gesundheitsrisiken verknüpft.
■ Leberschäden mit erhöhtem Risiko einer Zirrhose sind dokumentiert.
■ Bei Einnahme während der Schwangerschaft vermehrtes Risiko einer Leberschädigung für das Kind.
■ In tierexperimentellen Untersuchungen Nachweis von Schädigungen im Bereich von Lunge, Nieren und Magen-Darm-Trakt.
■ In der Volks- und Hausmedizin äußerliche Anwendung in Form von Umschlägen zur Wundheilung.
■ Die Zubereitungen unterliegen in einigen Ländern gesetzlichen Beschränkungen.

Meerträubchen
(*Ephedra sinica*; chines.: Ma huang)
■ Energiesteigernd; appetitzügelnd (Gewichtskontrolle).
■ Krampflösend und lindernd bei Bronchialasthma.
■ Enthält Ephedrin sowie Pseudo ephedrin.
■ Kann Blutdruck und Herzfrequenz erhöhen, Herzklopfen hervorrufen und zu Schlaganfall führen.
■ Riskant für Personen mit Herzleiden, Bluthochdruck, Diabetes oder Schilddrüsenerkrankungen.

- Aufgrund von Todesfällen, die mit der Einnahme von Ephedrinpräparaten in Verbindung gebracht wurden, sind ephedrinhaltige Kräuterprodukte in Florida verboten und in mehreren anderen Staaten nur beschränkt erhältlich. Zahlreiche Appetitzügler sowie verschreibungspflichtige und freiverkäufliche Medikamente gegen Allergien, Erkältungen und Asthma enthalten den Wirkstoff von Meerträubchen.

Warnung: Meiden Sie alle Kräutermittel, die diese Substanz enthalten. Ephedrinhaltige Präparate sollten Sie nur nach Absprache mit Ihrem Arzt einnehmen.

Yohimbe (*Pausinystalia johimbe*)
- Der Wirkstoff ist in der Rinde des gleichnamigen afrikanischen Baumes enthalten.
- Gilt als Aphrodisiakum und potenzsteigernd.
- Entgegen herkömmlichen Behauptungen vermutlich wirkungslos.
- Überdosierung kann zu abnorm niedrigem Blutdruck und gesteigerter Nervenstimulation, zu Magen-Darm-Verstimmungen, Lähmungserscheinungen oder gar zum Tode führen.
- Bei niedrigem Blutdruck, Diabetes sowie Erkrankungen im Bereich von Herz, Leber und Nieren sollte die Einnahme von Yohimbe gemieden werden.

Wissenschaftliche Erkenntnisse

- Schwedische Wissenschaftler der Universität Uppsala untersuchten die Wirksamkeit von Pflanzen, die in der traditionellen schwedischen Medizin zur Behandlung von entzündlichen Erkrankungen und Wunden verwendet werden. Nach ihren Befunden zeitigten folgende Pflanzen eine mehr oder minder ausgeprägte Wirkung: Bachnelkenwurz (*Geum rivale*), Beinwell (*Symphytum* x *uplandicum*), Besenheide (*Calluna vulgaris*), Bittersüß, Bittersüßer Nachtschatten (*Solanum dulcamara*), Blutwurz (*Potentilla erecta*), Echte Nelkenwurz (*Geum urbanum*), Haselnußstrauch (*Corylus avellana*), Preiselbeere (*Vaccinium vitis-idaea*), Salweide (*Salix caprea*), Vogelknöterich (*Polygonum aviculare*) und Wacholder (*Juniperus communis*). (*Journal of Ethnopharmacology*, Oktober 1995, S. 61–76.)

Therapie-Empfehlungen

Einen Überblick über verschiedene Kräuterarzneien und deren relative Risikofreiheit und Wirksamkeit finden Sie im Abschnitt »Das sollten Sie wissen«. Gegen das Ausprobieren der genannten ungefährlichen Kräuter für die Behandlung bestimmter gesundheitlicher Probleme ist meiner Ansicht nach nichts einzuwenden. Halten Sie sich aber immer vor Augen, daß diese Substanzen verdünnte Drogen sind. Sie besitzen ein beachtliches Wirkungspotential und können – insbesondere in hoher Dosierung – Risiken bergen.

Zu Ihrem eigenen Schutz ist es ratsam, vor dem ersten Versuch mit Kräuterarzneien den Arzt von Ihrem Vorhaben zu unterrichten und sich »grünes Licht« geben zu lassen. Wichtig ist dies vor allem, um bei bestehenden gesundheitlichen Beschwerden Wechselwirkungen zwischen Kräutermitteln und anderen Medikamenten von vorneherein auszuschließen.

Überdies sollten Sie die unter dem Stichwort »Ginseng« bereits angeführten Warnhinweise beherzigen:

■ Halten Sie die Dosis niedrig.

■ Lassen Sie zwischen den Einnahmen 24 Stunden vergehen; Sie können dann besser feststellen, ob sich in Ihrem Organismus Anzeichen einer Unverträglichkeit bemerkbar machen.

■ Suchen Sie bei ungewöhnlichen Reaktionen unverzüglich den Arzt auf. Nehmen Sie die angebrochene Packung mit, damit er genau weiß, was Sie eingenommen haben.

Zusätzliche Informationen

Siehe »Ginseng«, »Hormone« und »Knoblauch«.

Kreatin-Zusatzpräparate

Kreatin ist eine chemische Substanz, die vorwiegend im Muskelgewebe vorkommt und als Enzym in den Muskelzellen wirkt. Es katalysiert die Bildung von energiereichem Kreatinphosphat und spielt damit für die Muskelkontraktion eine wichtige Rolle. Als natürlich vorkommende Verbindung ist Kreatin in beachtlichen Mengen in Fleisch und Fisch enthalten und sollte daher nicht als Arzneidroge angesehen werden.

Sportler und Bodybuilder verwenden zuweilen Kreatin-Zusatzpräparate zur Förderung von Muskelkraft und Leistungsfähigkeit.

Das sollten Sie wissen

Kreatinpräparate und ihre Wirkung wurden bislang noch nicht allzu eingehend erforscht, aber manche der vorläufigen Befunde sind interessant.

Im Rahmen einer Studie, die am Department of Physiology and Pharmacology der University of Nottingham Medical School am Queen's Medical Center (Großbritannien) durchgeführt wurde, erhielt eine Gruppe von Radsportlern fünf Tage lang 4mal täglich 5 g eines Kreatinpräparates. Einer zweiten Gruppe von Probanden verabreichte man ein Placebo. Als weiterer Bestandteil des Tests absolvierten die Teilnehmer täglich drei 30-Sekunden-Radsprints bei maximaler Belastung.

Bei der Placebogruppe zeigten sich weder in der sportlichen Leistung noch in der Körperchemie Veränderungen. Anders hingegen bei den Radfahrern, die das Kreatinpräparat eingenommen hatten. Sie steigerten ihre Spitzenleistung während der ersten beiden Sprints ganz erheblich, während im dritten Testsprint keine Verbesserung zu beobachten war. Überdies registrierte man bei ihnen geringere Ammoniakansammlungen im Blut – ein Anzeichen für die im Vergleich zur Placebogruppe länger anhaltende und effizientere Energiebereitstellung in den Zellen.

Die Wissenschaftler gelangten zu folgendem Schluß: Kreatinzufuhr kann während der ersten beiden von drei aufeinanderfolgenden 30-Sekunden-Episoden maximaler körperlicher Belastung die sportliche Leistung steigern. (*European Journal of Applied Physiology*, 1994, S. 268–276.)

Nahrungsmittelquellen, Strategien und Fakten

Erhältlich ist Kreatin in Form von Pulver und Tabletten. Seine Wirksamkeit scheint sich in einer Verbesserung explosiver Leistungen während wiederholter kurzzeitiger Episoden maximaler körperlicher Belastung widerzuspiegeln. Überdies beschleunigt Kreatin die Regenerierung nach sportlicher Aktivität und erlaubt es damit dem Sportler, länger und intensiver zu trainieren.

Im Rahmen der Studien, die einen positiven Einfluß von Kreatin aufzeigten, wurden grundsätzlich 4mal täglich – frühmorgens, mittags, nachmittags und abends – 5 g verabreicht, und zwar gelöst in jeweils 250 ml eines Getränkes (das heißt fünf Tage lang jeweils 20 g). Zur Bewahrung der Muskelkreatinreserven genügt dann eine Erhaltungsdosis von täglich 2 g. Aber auch durch die zusätzliche Einnahme von Kreatin werden Muskelkreatindepots nicht über die natürlichen Normgrenzen hinaus aufgestockt.

Derzeit steht Kreatin bei keinem internationalen Sportverband auf der schwarzen Liste verbotener Substanzen. Und daran dürfte sich auch kaum etwas ändern, nachdem es als natürlich vorkommende chemische Verbindung in jeder normalen Ernährung enthalten ist. (*International Journal of Sports Nutrition*, 5:S100–110, 1995.)

Werfen Sie aber zunächst einen Blick in den folgenden Abschnitt, ehe Sie zum nächstbesten Kreatinpräparat greifen.

Therapie-Empfehlungen

Obwohl sich die Zufuhr von Kreatin offenbar positiv auswirkt und keine Risiken birgt, ist über mögliche Langzeiteffekte zuwenig bekannt, um die Einnahme eines Zusatzpräparates generell zu empfehlen. Überdies kenne ich aus meiner eigenen Praxis zumindest einen Fall, bei dem Kreatin einen negativen Einfluß ausgeübt haben könnte.

Einer meiner Patienten nahm im Rahmen seines Krafttrainings mehrere Monate lang Kreatin ein – mit Erfolg, wie sich zeigte, denn er legte an Muskelmasse und Kraft gleichermaßen zu. Aus irgendeinem Grunde aber – möglicherweise hervorgerufen durch das Kreatin – stellte sich bei ihm eine mittelgradige bis schwere Schilddrüsenunterfunktion ein. Nach Absetzen des Kreatinpräparates stabilsierte sich sein Zustand zwar, aber sein Organismus normalisierte sich erst wieder mit Hilfe eines Schilddrüsenmedikamentes.

Ob dies reiner Zufall war oder eine mögliche Nebenwirkung von Kreatin, ist nicht bekannt. Ehe Sie jedoch zu einem solchen Präparat greifen, sollten Sie sich unbedingt von einem Sportmediziner beraten lassen. Regelmäßige ärztliche Untersuchungen und Bluttests geben zudem Aufschluß darüber, ob sich Ihr

Organismus in einem gesunden und stabilen physiologischen Gleichgewicht hält.

Zusätzliche Informationen

Siehe »Aminosäuren« und »Kräuter«.

Krebserkrankungen

Krebserkrankungen, die gegenüber koronarer Herzkrankheit als Todesursache Nummer eins in den Vereinigten Staaten zunehmend aufholen, treten oftmals familiär gehäuft auf. Aufgrund genetischer Veranlagung oder umweltbedingter Faktoren sind manche Menschen anfälliger für diese mörderische Krankheit als andere.

Gene, Umfeld und Lebensbedingungen besiegeln aber – was eine Krebserkrankung angeht – nicht notwendigerweise von vornherein Ihr Schicksal. Bestimmte Vorsichtsmaßnahmen, insbesondere eine gegen Krebs vorbeugende Ernährung, können das individuelle Krebsrisiko erheblich vermindern. Die folgenden Erläuterungen machen deutlich, was Sie in puncto Ernährung tun können, um sich gegen Krebs abzuschirmen. Weitere Einzelheiten zu diesem Thema, vor allem im Hinblick auf Nahrungsmittel und Strategien, finden Sie unter anderen Stichwörtern, auf die in diesem Kapitel verwiesen wird, und unter »Zusätzliche Informationen«.

Das sollten Sie wissen

Um sich vor Krebs zu schützen, sollten Sie folgende Ratschläge zur Ernährung beherzigen:

1. Drosseln Sie die Zufuhr von Fett; insbesondere gesättigte Fettsäuren sollten weniger als 8 Prozent der täglichen Gesamtkalorienaufnahme ausmachen.

2. Essen Sie mehr Obst, Gemüse und Vollkornprodukte. Nach den Ergebnissen mehrerer Untersuchungen ist bei Vegetariern eine niedrigere Krebshäufigkeit zu beobachten.

In Dutzenden von Studien wurde nachgewiesen, daß eine an Gemüse sehr reiche Kost mit einem geringeren Krebsrisiko verknüpft ist. Wer sehr viele Carotinoide zu sich nimmt, läuft zudem weniger Gefahr, an Lungenkrebs zu erkranken. Offensichtlich sind es die Konzentrationen an Carotinoiden oder anderen, eng mit ihnen verwandten pflanzlichen Inhaltsstoffen, die gewisse Voraussagen über das mögliche Entstehen oder Nicht-Entstehen von Lungenkrebs erlauben. (*American Journal of Clinical Nutrition,* 1994, S. 1162S–1165S.)

3. Essen Sie reichlich Ballaststoffe, insbesondere nichtlösliche Fasern. (Siehe »Ballaststoffe, nichtlösliche«.) Der Verzehr von wasserlöslichen Fasern (wie beispielsweise in Hafergrütze und Zitrusfrüchten) und solchen, die sich nicht in Wasser lösen (zum Beispiel die Zellstoffasern in Weizenkleie) können zur Vorbeugung gegen Krebs beitragen. Wesentlich günstiger in dieser Beziehung sind die nichtlöslichen Ballaststoffe.

In erster Linie vermindert eine ballaststoffreiche Kost (mindestens 20 bis 35 g Fasern pro Tag) das Risiko für Brustkrebs und Krebserkrankungen im Bereich der weiblichen Sexualorgane sowie von Mundhöhle, Magen und Dickdarm.

4. Achten sie auf die vermehrte Zufuhr der antioxidativen Vitamine C, E und Beta-Carotin. (Nähere Einzelheiten und Empfehlungen zur Dosierung finden Sie in Kapitel 4.)

Vitamin C vermindert die Gefahr einer Krebserkrankung im Bereich von Mundhöhle, Kehlkopf, Speiseröhre und Bauchspeicheldrüse. Vitamin E wird mit einem geringeren Risiko für eine ganze Reihe von Krebsformen in Verbindung gebracht, einschließlich Prostata-, Dickdarm- und Mastdarmkrebs. Aus einschlägigen Studien ergab sich weiterhin ein Zusammenhang zwischen Beta-Carotin und dem Schutz vor einer Krebserkrankung von Haut (Melanom), Speiseröhre und Lunge sowie Harnblase und Mastdarm.

Anmerkung: Folsäure – in Teil II unter dem gleichnamigen Stichwort kurz angesprochen und in Kapitel 2 und 3 ausführlich diskutiert – wurde im Rahmen mehrerer Untersuchungen mit einem verminderten Auftreten von Mastdarm- und Dickdarmkrebs sowie Dickdarm-Adenomen in Verbindung gebracht.

5. Begrenzen Sie den Verzehr von gepökelten, geräucherten und sauer eingelegten Lebensmitteln auf ein Minimum. Ein Zuviel an sauer eingelegtem Gemüse, Kartoffeln, eingesalzenem Fisch und Nahrungsbestandteilen, die die Schleimhaut angreifen, erhöht die Gefahr von Magenkrebs.

6. Verbannen sie Lebensmittel mit einem hohen Anteil an Hormonen und möglicherweise krebserzeugenden Substanzen weitestgehend von Ihrem Speisezettel. Insbesondere die Beimengung von Hormonen in Fertigprodukten kann zum Risikofaktor für Krebsformen werden, bei denen der Hormonhaushalt eine Rolle spielt, beispielsweise für Brust-, Gebärmutter- und Prostatakrebs. Andere potentiell karzinogene (krebserzeugende) Substanzen sind Pestizid- und Düngerrückstände in der Nahrung sowie Schadstoffe, die beim Braten und Grillen über offenem Feuer entstehen.

7. Mäßigen Sie sich in puncto Alkoholgenuß und begnügen Sie sich mit geringen Mengen. (Siehe »Alkohol«.)

Nahrungsmittelquellen, Strategien und Fakten

Was die ernährungstherapeutische Vorbeugung gegen Krebs angeht, sollten Sie sich weitgehend an Ihre tägliche Kost halten. Im Klartext heißt dies: viel Obst, Gemüse und Vollkornprodukte – die wichtigsten Lieferanten von Ballaststoffen und Antioxidantien (insbesondere Vitamin C und Beta-Carotin), die der Entwicklung von Krebs entgegenwirken. Als besonders günstig für die Abschirmung gegen Krebserkrankungen gelten Kreuzblütler-Gemüse, allen voran Blumenkohl, Rosenkohl, Weißkohl und Brokkoli sowie Zwiebeln. In bezug auf Prostatakrebs scheinen Tomaten und Tomatenprodukte eine gewisse Schutzwirkung zu besitzen.

Antioxidantien in ausreichender Menge allein aus der Nahrung zu beziehen dürfte problematisch sein; dies gilt insbesondere für Vitamin E. Und deshalb tut man gut daran, die tägliche Kost durch zusätzliche Einnahme von Vitamin C, Beta-Carotin und Vitamin E in Form von Präparaten zu ergänzen. (Siehe Kapitel 4 und »Zusätzliche Informationen«.)

Therapie-Empfehlungen

Halten Sie sich an die unter der Überschrift »Das sollten Sie wissen« angeführten, von mir als grundsätzliche Empfehlungen zusammengestellten Hinweise zur Ernährung. Einzelheiten zur Dosierung von Antioxidantien sowie andere Besonderheiten, die es zu beachten gilt, können Sie in Kapitel 4 und unter den unter »Zusätzliche Informationen« genannten Stichwörtern nachlesen.

Zusätzliche Informationen

Siehe »Ballaststoffe, lösliche«, »Ballaststoffe, nichtlösliche«, »Fette«, »Fleisch«, »Kreuzblütler-Gemüse«, »Vitamin A« und Vitamin E«.

Kreuzblütler-Gemüse

Mit ihrem botanischen Namen heißen die Kreuzblütler *Brassicacea* (früher *Cruciferae*). Dieser Familie gehören 380 Gattungen mit rund 3000 Arten an. Kreuzblütler-Gemüse, allen voran Brokkoli, Rosenkohl, Blumenkohl und Weißkohl, gelten heute als schlagkräftige

Waffe im Kampf gegen Krebs. Überdies schreibt man ihnen auch eine gewisse Schutzfunktion in bezug auf Koronarerkrankungen, Divertikulitis und Verstopfung zu. Ihren Namen verdanken die zur Familie der *Cruciferae/Brassicaceae* gehörenden Gemüsesorten der kreuzständigen Anordnung ihrer Blütenblätter.

Das sollten Sie wissen

Der regelmäßige Verzehr von Gemüse der Kreuzblütlerfamilie – mehrmals wöchentlich oder besser noch täglich – wird mit einer geringeren Häufigkeit einer Vielzahl von Erkrankungen in Zusammenhang gebracht, wie beispielsweise Dickdarmkrebs, Krebserkrankungen im Bereich von Mundhöhle, Rachen, Speiseröhre und Schilddrüse sowie möglicherweise Koronarerkrankungen.

Indol-3-Karbinol, ein chemischer Bestandteil von Kreuzblütler-Gemüsen, gilt als ein wesentlicher Faktor bei der Vorbeugung gegen Brustkrebs.

Wissenschaftliche Erkenntnisse

■ Untersuchungen an der Universität von Minnesota zufolge gibt es Hinweise darauf, daß Säuglinge, deren Mütter während der Stillzeit Kreuzblütler-Gemüse verzehren, weniger unter kolikartigen Erscheinungen zu leiden haben. (*Journal of the American Dietary Association,* Januar 1996, S. 46–48.)

■ Erhöhte Konzentrationen von entgiftenden Enzymen könnten eine Erklärung für den Zusammenhang zwischen reichlichem Verzehr von Kreuzblütler-Gemüse und einem verminderten Risiko für die Entwicklung eines kolorektalen Karzinoms (Dickdarm-Mastdarm-Krebs) sein. Dies berichteten Wissenschaftler des Universitätshospitals St. Radboud in Nijmwegen (Niederlande). (*Carcinogenesis*, September 1995, S. 2125–2128.) Mit 300 g gekochtem Rosenkohl pro Tag verzehrten die Teilnehmer der Studie eine beachtliche Menge Kreuzblütler-Gemüse.

■ Im Rahmen tierexperimenteller Untersuchungen am Department of Nutritional Sciences der Universität von Alabama bewirkte Indol-3-Karbinol einen merklichen Rückgang von Mammakarzinomen (Brustkrebs). (*Anticancer Research*, Mai/Juni 1995, S. 709–716.) Nach Meinung der Wissenschaftler könnte sich Indol-3-Karbinol für die Chemoprävention (Vorbeugung durch chemische Substanzen) von Brustkrebs als nützlich erweisen.

■ In anderen Tierversuchen an der Universität von Südflorida registrierten die Forscher nach Verabreichung einer an Weißkohl beziehungsweise Brokkoli reichen Nahrung einen Anstieg von GSH (Glutathion-Sulfhydryl) – eines körpereigenen Antioxidans, dem krebshemmende Eigenschaften zugeschrieben werden. (*Nutrition and Cancer*, 1995, S. 77–83.)

■ Wissenschaftler der National Institutes of Health berichteten über einen mit dem vermehrten Verzehr von rohem Obst, Gemüse (einschließlich Kreuzblütlersorten) und Ballaststoffen einhergehenden Rückgang des Risikos für Speiseröhrenkrebs. (*Journal of the National Cancer Institute*, 18. Januar 1995, S. 104–109.)

■ Die Ergebnisse von Untersuchungen mit Indol-3-Karbinol deuten darauf hin, daß die vermehrte Zufuhr solcher Gemüsesorten zur Vorbeugung gegen Brustkrebs und andere hormonabhängige Krebserkrankungen beitragen kann. (*Steroids*, September 1994, S. 523–527.)

■ Im National Cancer Center der National Institutes of Health untersuchte man über 1000 Patienten mit Mund- und Rachenhöhlenkrebs auf einen möglichen Zusammenhang zwischen Ernährung und Erkrankung. Nach den von den Wissenschaftlern erhobenen Befunden war das Risiko einer weiteren Krebserkrankung bei den Patienten, die am meisten Gemüse, darunter auch Kreuzblütlersorten, aßen, um 40 bis 60 Prozent niedriger. (*Nutrition and Cancer*, 1994, S. 223–232.)

■ Eine 1994 an der Universität Mainz durchgeführte tierexperimentelle Studie ergab, daß – mit Ausnahme von Chinakohl – sämtliche Kreuzblütler-Gemüsearten einschließlich Brokkoli und Blumenkohl einen ausgeprägten bis mittelgradigen antimutagenen Einfluß ausüben. Anders gesagt – sie könnten die Gene vor Mutationen schützen, die für das Wachstum von Tumorzellen charakteristisch sind. (*Food Chemical Toxicology*, Mai 1994, S. 443–459.)

■ In einer schwedischen Untersuchung aus dem Jahre 1993, in der die Risiken eines papillären Schilddrüsenkarzinoms erforscht wurden, erkannte man einen zu geringen Verzehr von Kreuzblütler-

Gemüsesorten als wichtigen Risikofaktor. Dies berichtete das *American Journal of Epidemiology* (1. Oktober 1993, S. 482–491).

Nahrungsmittelquellen, Strategien und Fakten

Die wichtigsten Vertreter der Kreuzblütler-Gemüse, die Sie in Ihren Speiseplan aufnehmen sollten, sind Brokkoli, Rosenkohl, Blumenkohl und Weißkohl sowie Steckrüben und andere Speiserüben. Sie sind reich an komplexen Kohlenhydraten, enthalten Substanzen, die der Entwicklung von Krebs entgegenwirken, wie beispielsweise Indol-3-Karbinol, und zudem eine Fülle weiterer Nährstoffe, die der Abwehr von Krankheiten und der Gesunderhaltung des Organismus zugute kommen. Hier einige Beispiele für den beachtlichen Nährstoffgehalt dieser Gemüsesorten:

■ 90 g roher Brokkoli enthalten rund 2,5 g Protein und 4,5 g komplexe Kohlenhydrate, die zusammen etwa 25 Kalorien ergeben. Überdies liefert diese Portion über 1300 I.E. Vitamin A, 85 mg Vitamin C und 65 µg Folsäure; dazu 42 mg Calcium, 22 mg Magnesium und 290 mg Kalium sowie verschiedene andere Vitamine, Mineralstoffe und Aminosäuren.
■ 240 ml roher Rosenkohl versorgen Sie mit 7,5 g Kohlenhydraten und 3 g Protein (zusammen etwa 40 Kalorien); darüber hinaus mit 800 I.E. Vitamin A, 74 mg Vitamin C und 55 µg Folsäure sowie 35 mg Calcium und 20 mg Magnesium.
■ Blumenkohl enthält im Vergleich zu Brokkoli und Rosenkohl wesentlich weniger Vitamin A, dafür aber mehr Kalium.
■ In 240 ml Weißkohl finden sich weniger Nährstoffe als in den übrigen Kreuzblütler-Gemüsesorten – vermutlich aufgrund seines höheren Wassergehaltes.

Alle diese Gemüse enthalten Bitterstoffe, schmecken also leicht bitter und sind deshalb bei manchen Menschen nicht sonderlich beliebt. Etwas Phantasie bei der Zubereitung schafft hier Abhilfe: Verwenden Sie das Gemüse in gemischten Salaten mit einem schmackhaften Dressing, braten Sie es unter ständigem Rühren kurz an oder »übertönen« Sie den bitterlichen Geschmack durch die Beigabe von Saucen.

Therapie-Empfehlungen

Essen Sie täglich mindestens eine reichliche Portion (240 ml) Kreuzblütler-Gemüse. Wegen ihres hohen Nährstoffgehaltes sollten Sie Brokkoli und Rosenkohl den Vorzug geben, gefolgt von Blumenkohl an dritter und Weißkohl an vierter Stelle.
Wechseln Sie die Woche über möglichst ein wenig ab – beispielsweise an drei Tagen Brokkoli, zweimal Rosenkohl und an einem Tag Blumenkohl. Oder stellen Sie ein »buntes Allerlei« dieser Gemüsesorten täglich auf den Tisch. Durch abwechslungsreiche Vielfalt auf dem Speisezettel können Sie sich die Vorzüge der Kreuzblütler-Gemüse voll zunutze machen.

Zusätzliche Informationen

Siehe »Ballaststoffe, lösliche«, »Ballaststoffe, nichtlösliche«, »Kohlenhydrate«, »Koronare Herzkrankheit«, »Krebserkrankungen« und »Vitamin C«.

Kupfer

Kupfer erfüllt mehrere wichtige Funktionen im Organismus, in erster Linie aber als Bestandteil von Enzymen. Am Eisenstoffwechsel (Verwertung von Eisen) entscheidend beteiligt, spielt es eine Schlüsselrolle bei der Bildung des in den Erythrozyten enthaltenen roten Blutfarbstoffes Hämoglobin. Überdies wirkt Kupfer der Degenerierung von Knochengewebe und damit der Entstehung von Osteoporose entgegen und ist als Antioxidans von großem Nutzen. Es spielt eine Rolle für die Pigmentierung von Haut und Haaren. Die ausreichende Versorgung des Organismus mit Kupfer wird auch mit einem niedrigeren Gesamtcholesterinspiegel und einem höheren Anteil an »gutem« HDL-Cholesterin in Verbindung gebracht. Ähnlich dem Eisen ist Kupfer für zahlreiche, mit der Atemtätigkeit und Energiefreisetzung verknüpfte chemische Reaktionen unentbehrlich.

Alles in allem enthält der Organismus schätzungsweise 100 mg dieses Spurenelementes, und mit etwa 1,5 bis 3 mg ist der Tagesbedarf ziemlich gering. Kupferhaltige Nahrungsmittel dürften deshalb zu seiner Deckung ausreichen. (Siehe »Nahrungsmittelquellen, Strategien und Fakten«.)

Das sollten Sie wissen

Wichtig ist die Aufrechterhaltung eines ausgewogenen Kupferhaushaltes. Ein Zuwenig an Kupfer in Blut und Körpergeweben kann vielerlei Probleme hervorrufen, unter anderem:

- Chorea (sogenannter Veitstanz), eine oftmals mit rheumatischem Fieber einhergehende Nervenkrankheit. Kennzeichnend für diese Erkrankung sind unwillkürliche Muskelzuckungen im Bereich von Gesicht und Gliedmaßen.
- Fehl- und Frühgeburten.
- Kupfermangelanämie.
- Osteoporose und andere Knochenerkrankungen.
- Überhöhter Cholesterinspiegel.

Ein Zuviel an Kupfer im Organismus geht mit erhöhter Anfälligkeit für Infektionen, Übelkeit und Kopfschmerzen, für Lebererkrankungen, Leukämie und Herzinfarkt einher sowie mit einem vermehrten Auftreten von Viruserkrankungen und rheumatoider Arthritis.

Bei Einnahme von Kupferpräparaten besteht die Gefahr einer Überdosierung und damit einer Störung des empfindlichen Gleichgewichtes im Kupferhaushalt. Deshalb tut man am besten daran, sich zur Deckung des Tagesbedarfes ausschließlich an die tägliche Kost und reichlich Trinkwasser zu halten. (Siehe »Nahrungsmittelquellen, Strategien und Fakten«.)

Wissenschaftliche Erkenntnisse

■ Eine 1995 durchgeführte Untersuchung an 47 gesunden fünf- bis neunjährigen deutschen Kindern ergab, daß sich ihre durchschnittliche Kupferaufnahme aus der täglichen Kost im unteren Bereich der von deutschen Ernährungsberatungs-Institutionen empfohlenen Tagesdosis bewegte. (*Annals of Nutritional Metabolism*, 1995, S. 271–278.)
Die tägliche Nährstoffzufuhr der in die Studie einbezogenen Kinder betrug im Durchschnitt 1578 Kalorien; davon 46,5 g Protein, 67,3 g Fette, 174,7 g Kohlenhydrate, 5,3 mg Zink und 0,7 mg Kupfer.
Anmerkung: Nach den Befunden der Studie lag auch die tägliche Zinkaufnahme der Kinder unterhalb der empfohlenen Nährstoffzufuhr.

■ Im Rahmen einer von britischen Wissenschaftlern am King's College Hospital in London durchgeführten Untersuchung stellte man einen Zusammenhang zwischen Leberzirrhose im Kindesalter und überhöhten Kupferkonzentrationen in der Leber fest. Die Folge ist eine fortschreitende Lebererkrankung mit hoher Sterblichkeitsrate. (*Journal of Hepatology*, November 1995, S. 538–543.)

Nahrungsmittelquellen, Strategien und Fakten

Eine Fülle von Nahrungs- und Lebensmitteln gewährleistet die ausreichende Versorgung des Organismus mit Kupfer.

Besonders reich an diesem Spurenelement sind geröstete Weizenkeime (0,7 mg pro 240 ml), Rinderleber (mit 3 mg pro 120 g sehr hoch) sowie Mandeln, Cashewkerne, Paranüsse, Pekannüsse, Pistazien und Walnüsse. Kupfer findet sich zudem in verschiedenen Samen und Kernen (insbesondere Kürbiskernen und Sesamsamen), in Buchweizenmehl, Weizenvollkornmehl, Weizenkleie und braunem Reis, Vollmilch, Trinkschokolade und Blockschokolade sowie in getrockneten Hülsenfrüchten, Dörrobst (Birnen, Pfirsichen und Pflaumen), Feigen und Rosinen. Hinzu kommen glattblättrige Kohlgemüse, Feuerbohnen und Limabohnen, Kartoffeln, Sojabohnensprossen und Yamswurzel, Gemüsesaft (Cocktail), Schwarze Bohnensuppe sowie Erbsen- und Tomatensuppe. Auch Fleisch und Meeresfrüchte liefern Kupfer: Rinderkamm, Rindersteaks aus verschiedenen Teilstücken, Schinken und das Fleisch von Enten, Gänsen, Fasanen und Wachteln sowie Muscheln, Krebse, Austern, Hummer und Schnecken.
Warnung: Überhöhte Kupferkonzentrationen im Organismus können der Aufnahme dieses Spurenelementes aus Kochtöpfen und Wasserleitungen zuzuschreiben sein. Ratsam ist es deshalb, keine kupfernen Töpfe und Pfannen zu verwenden und die Qualität des häuslichen Trinkwassers regelmäßig überprüfen zu lassen. Durchgeführt werden solche Analysen von einschlägigen Labors (zumeist in den »Gelben Seiten« oder anderen Branchen-Telefonbüchern unter dem Stichwort »Wasseruntersuchungen« zu finden).

Therapie-Empfehlungen

Decken Sie Ihren Kupferbedarf möglichst mit Ihrer täglichen Kost. Lassen Sie die Finger von Zusatzpräparaten – es sei denn, Ihr Arzt rät Ihnen aus gutem Grunde zu einer vermehrten Zufuhr.

Zusätzliche Informationen

Siehe »Cholesterin«.

Langlebigkeit

Die Lebensspanne zu verlängern ist ein lang gehegter Wunschtraum vieler Wissenschaftler und Ernährungsfachleute. Mittlerweile ist man diesem Ziel schon ein Stückchen näher gekommen – insbesondere im Hinblick auf eine gesündere Lebensweise und vernünftigere Ernährung sowie die Erforschung der Auswirkungen einer »Minderernährung«. Darunter versteht man eine merkliche Drosselung der Kalorienzufuhr in der Hoffnung, dadurch das Leben zu verlängern.

Das sollten Sie wissen

Rauchen, sitzende beziehungsweise bewegungsarme Lebensweise und Fettleibigkeit sind die drei gewichtigsten, sich ungünstig auf den Alterungsprozeß auswirkenden Negativfaktoren.
Wer nicht raucht und passivem Mitrauchen aus dem Wege geht, hat wesentlich bessere Chancen auf ein längeres Leben und jüngeres Aussehen. Ein aktives Leben, zu dem auch regelmäßiges Aus-

dauer- und Krafttraining zählt, wird aller Wahrscheinlichkeit nach Ihrer Lebenserwartung zugute kommen und dazu beitragen, bis zum Tode körperlich und geistig »auf Draht« zu bleiben. Und mit dem Beibehalten Ihres Idealgewichtes (ein in puncto Lebensverlängerung nicht zu unterschätzender Aspekt) wirken Sie nicht nur jugendlicher, sondern schalten auch einen gewichtigen Risikofaktor für Erkrankungen aus.
Ein weiterer, möglicherweise wichtiger Punkt zum Thema Ernährung und Langlebigkeit ist die regelmäßige Zufuhr relativ hoher Dosen von Antioxidantien. Am gesündesten ist es, sie aus der täglichen Kost zu beziehen; reicht dies nicht aus, sollten Sie zu Ergänzungspräparaten greifen. Zu den wirksamsten Antioxidantien zählen Vitamin E, Vitamin C und Beta-Carotin. Und wer gesund bleiben und lange leben möchte, tut zudem gut daran, regelmäßig Folsäure einzunehmen. Einzelheiten zu diesen Themen finden Sie in den Kapiteln 2 bis 4.
Und schließlich weist zunehmend mehr darauf hin, daß eine deutliche Drosselung der gewohnten täglichen Gesamtkalorienaufnahme um bis zu 30 Prozent sich lebensverlängernd auswirken kann. (Siehe folgenden Abschnitt.)

Wissenschaftliche Erkenntnisse

■ Die Einschränkung der Kalorienzufuhr erhöht bei einer Vielzahl biologischer Spezies die Lebenserwartung, verlangsamt den Funktionsabbau und verringert die Häufigkeit altersbedingter Erkrankungen. Dies berichteten Ärzte des Health Science Center der Universität von Taxas in San Antonio im Jahre 1995. Die biologischen Mechanismen, die einer möglichen Lebensverlängerung durch verminderte Nahrungszufuhr zugrunde liegen, sind nicht bekannt, aber wissenschaftliche Daten deuten darauf hin, daß eine geringere Kalorienaufnahme die Zellfunktionen günstig beeinflußt und damit die Bildung schädlicher Abbauprodukte des Zellstoffwechsels hemmt. (*Clinical Geriatric Medicine,* November 1995, S. 553–565.)

■ Das Nachlassen der Eierstockfunktion, mit dem das Klimakterium beginnt, beschleunigt sich normalerweise in den letzten zehn Jahren vor Eintritt der Menopause. Langfristige Einschränkung der Kalorienzufuhr kann diesen Prozeß aber verzögern. In Untersuchungen am Tier und Menschen suchen Wissenschaftler am Health Science Center der Universität von Texas in San Antonio den Gründen für Veränderungen von »Gehirnsekreten« oder Neurohormonen auf die Spur zu kommen, die möglicherweise die Lebensverlängerung bei Tieren aufgrund einer verminderten Nahrungzufuhr verursachen. (*Neurobiology of Aging,* September/Oktober 1995, S. 837–843.)

Therapie-Empfehlungen

Siehe »Zusätzliche Informationen«.

Therapie-Empfehlungen

Meine Vorschläge für eine Ernährung, die Ihre Chancen auf ein längeres Leben verbessern, lassen sich in wenigen Punkten zusammenfassen:

■ Behalten Sie Ihr Idealgewicht bei.
■ Achten Sie auf eine wohlausgewogene Kost. (Siehe dazu die Erläuterungen unter den Stichwörtern »Aminosäuren«, »Fette«, »Folsäure«, »Kohlenhydrate« und »Protein«.)
■ Nehmen Sie täglich den empfohlenen »Antioxidantien-Cocktail« ein. (Näheres dazu in den Kapiteln 2 bis 4.)
■ Versuchen Sie, weniger Kalorien aufzunehmen, als Sie Ihrem Empfinden nach brauchen.

Warnung: Hüten Sie sich davor, zuviel an Gewicht zu verlieren. Bei Frauen sollte der Körperfettanteil nicht unter 12 Prozent und bei Männern nicht unter 7 Prozent absinken.

Mit der Drosselung der Kalorienzufuhr sollten sich auch weder Ermüdung noch Antriebsschwäche einstellen. Fühlen Sie sich nach einer Woche kalorienreduzierter Kost abgeschlagen, zerfahren oder reizbar, dürfte dies an einer zu geringen Kalorienaufnahme liegen.

Normalerweise – und dies gilt für die meisten Menschen – sollte man täglich nicht weniger als 1200 bis 1500 Kalorien aufnehmen – es sei denn, Sie machen unter fachkundiger Kontrolle eines Arztes oder Ernährungstherapeuten eine spezielle Diät.

Zusätzliche Informationen

Siehe »Folsäure«, »Kohlenhydrate«, »Kreuzblütler-Gemüse«, »Vitamin A«, »Vitamin C«, »Vitamin E« sowie die Kapitel 2 bis 4.

Luzerne (Alfalfa)

Luzerne ist als Futterpflanze (frisch oder als Heu) für Rinder und Schafe bestens bekannt, sie kann aber auch vom Menschen verzehrt werden. Bereits in der Zeit um 1000 v. Chr. wurde Luzerne im Nahen Osten als Kulturpflanze angebaut; heute sind die Vereinigten Staaten der weltweit größte Produzent. Verzehrt werden die Sprossen und das Kraut.

Luzernekraut enthält etwa 16 Prozent Protein, 8 Prozent Mineralstoffe wie Kalium, Magnesium, Calcium und Eisen sowie in geringfügigen Mengen die Vitamine A, E, D und K.

Das sollten Sie wissen

Als Bestandteil Ihrer Nahrung sollten Sie Luzerne besser nicht überbewerten.

Mitunter ist zu hören, Luzerne sei eine Art »Wunderkraut«, doch für derlei Behauptungen fehlt es an wissenschaftlichen Belegen. So heißt es beispielsweise, die Pflanze wirke Erkrankungen wie Arthritis, Darmgeschwüren, Verstopfung und Hämorrhoiden, Bluthochdruck, schlechtem Atem und sogar Krebs entgegen.

Und auch die acht in Luzerne enthaltenen Enzyme sollen sich angeblich förderlich auf die Nahrungsumsetzung und Verdauung auswirken. Im Einzelfall mag sich Luzerne als hilfreich erweisen, aber für einen generellen Nutzen wurde bislang kein Nachweis erbracht. Mitunter kann – wie aus dem folgenden Abschnitt zu ersehen ist – ein Zuviel sogar schaden.

Wissenschaftliche Erkenntnisse

■ Ausführungen von N.R. Farnsworth zufolge (*American Journal of Clinical Nutrition,* November 1995) wird die Einnahme von Luzernetabletten beziehungsweise einer an Luzernesamen oder -sprossen reichen Kost mit dem vermehrten Auftreten von systemischem Lupus erythematodes (SLE) – einer Autoimmunkrankheit – in Verbindung gebracht. Und auch ein inaktiver SLE kann durch Luzernetabletten aktiviert werden.

■ Nach einem Bericht in der *Chicago Tribune* vom 23. Juni 1995 schrieb man den Ausbruch einer Salmonellenerkrankung vom Typ »Salmonella Stanley« in zehn Staaten dem Verzehr von Luzernesprossen zu. 17 Bewohner der Region Chicago wurden von dieser durch Kopfschmerzen, Fieber, Erbrechen und Durchfall gekennzeichneten bakteriellen Erkrankung erfaßt. Vier Patienten mußten stationär behandelt werden. Nach Angaben der Centers for Disease Control in Atlanta läßt sich durch sorgfältiges Waschen der Luzernesprossen vor dem Verzehr das Risiko einer Salmonellenvergiftung auf ein Minimum begrenzen.

■ Im Rahmen weiterer Studien ergab sich ein Zusammenhang zwischen dem Verzehr von Luzerne und Blutanomalien sowie einer Beeinträchtigung der Vitamin-E-Verwertung durch den Organismus.

Nahrungsmittelquellen, Strategien und Fakten

Falls Sie den Geschmack mögen, können Sie getrost hin und wieder eine Tasse Luzernetee trinken oder eine Handvoll Luzernesprossen über den Salat streuen oder als Zutat untermischen. Meiden Sie aber Luzernetabletten, weil sie eventuell einen viel zu hohen Wirkstoffgehalt besitzen.

Therapie-Empfehlungen

Die in Luzerne enthaltenen Fasern (Ballaststoffe) und anderen Nährstoffe können zu einem guten Allgemeinzustand beitragen. Angesichts des derzeitigen Wissensstandes wäre es jedoch falsch, der Pflanze »Zauberkräfte« zuzuschreiben, durch die sämtliche Malaisen von selbst heilen.

Zusätzliche Informationen

Siehe »Vitamin D«, »Vitamin E« und »Vitamin K«.

Magnesium

Krankheiten wie Diabetes, Nierenleiden und Schilddrüsenüberfunktion gehen oftmals mit einem Magnesiummangel einher. Auch bei länger anhaltendem Streß, sportlicher Aktivität oder Durchfall besteht die Gefahr eines Magnesiumverlustes. Über einen Mangel an diesem Mineralstoff bei normaler Ernährung wurde bislang aber noch nicht berichtet.

Verantwortlich für ein Magnesiumdefizit mit oder ohne Symptome sind vielerlei krankhafte Zustände, die im wesentlichen in sechs Kategorien unterteilt sind: Die Unfähigkeit des Organismus, Magnesium aus dem Magen-Darm-Trakt zu resorbieren, übermäßige Flüssigkeits- und Elektrolytverluste, Nierenfunktionsstörungen, Mangel- oder Fehlernährung, Alkoholkrankheit sowie Situationen, die spezifische therapeutische Maßnahmen erfordern, wie beispielsweise Absaugen (Drainage) via Magensonde oder intragastrale (in den Magen führende) beziehungsweise intravenöse Zufuhr magnesiumarmer Lösungen.

Auffälligste und typischste Anzeichen eines Magnesiummangelsyndroms sind Übelkeit, Muskelzuckungen, Muskelkrämpfe, Reizbarkeit und Verwirrungszustände, etwa Halluzinationen.

Das sollten Sie wissen

Die RDA-Werte für die tägliche Magnesiumzufuhr betragen 350 mg für Männer und 280 mg für Frauen; werdende und stillende Mütter benötigen eine höhere Dosis und sollten sich dabei von ihrem Arzt beraten lassen.

Wie bereits erwähnt, ist Magnesiummangel einer Vielzahl von Ursachen zuzuschreiben, unter anderem der unzureichenden Zufuhr durch die tägliche Kost. Überdurchschnittlich viel Magnesium geht zudem durch heftiges Schwitzen während des Sports verloren oder wird durch Diuretika (harntreibende Mittel) mit dem Harn ausgeschieden. Verschiedene Erkrankungen wie Bluthochdruck, Diabetes und Herzleiden zehren mitunter gleichfalls die körpereigenen Magnesiumreserven auf.

Wieder auffüllen lassen sich die Magnesiumdepots durch eine an diesem Mineralstoff reiche Ernährung oder/und die Einnahme eines Ergänzungspräparates. (Siehe »Nahrungsmittelquellen, Strategien und Fakten«.)

Wissenschaftliche Erkenntnisse

■ Nach einer statistischen Erhebung in Belgien betrug die mittlere tägliche Zufuhr von Magnesium 271 mg. Diese Dosis war ähnlich hoch wie in den meisten anderen Ländern und entsprach in etwa der RDA-Empfehlung für gesunde Frauen (280 mg pro Tag), lag aber unter dem RDA-Wert für gesunde erwachsene Männer (350 mg pro Tag). (*Z. Lebensm. Unters. Forsch.*, September 1995, S. 213–217.)

■ Eine kritische Beurteilung der einschlägigen wissenschaftlichen Literatur durch Angehörige des Department of Nutrition der Universität von Kalifornien (Davis) im Jahre 1995 ergab, daß amerikanische Babykost das heranwachsende Kleinkind wahrscheinlich ausreichend mit Magnesium versorgt. Magnesiummangel und -intoxikation (Vergiftung) sind bei Säuglingen selten und in der Regel Folge von Hormonstörungen beziehungsweise einer hochdosierten Magnesiumeinnahme der Mutter. (*Magnesium Research,* März 1995, S. 99–105.)

■ Magnesium, Calcium, Phosphor und Eisen sind für das Inganghalten einer Vielzahl körpereigener Prozesse von großer Bedeutung, beispielsweise für die Knochenmineralisation und störungsfreie Enzymaktivität sowie für die Entwicklung und Gesunderhaltung von Muskulatur und Nerven. Dies geht aus einem Bericht der Universität von Massachusetts aus dem Jahre 1995 hervor.

Sportler scheinen zumeist ausreichend mit Magnesium und Phosphor versorgt zu sein, aber jene Athleten, die sich an eine kalorienreduzierte Kost halten, dürften unter Umständen nicht genügend Magnesium aufnehmen. Aus mehreren Studien ergaben sich Hinweise auf einen indirekten Zusammenhang zwischen Magnesiumhaushalt einerseits und dem Zuwachs an Kraft sowie einem verminderten Auftreten von Muskelkrämpfen andererseits. (*Medical Science Sports and Exercise,* Juni 1995, S.831–843.)

■ Einer 1995 am City Hospital der Universität Nottingham (Großbritannien) durchgeführten Studie zufolge ist Magnesium an einer Vielzahl biologischer Abläufe beteiligt, die teilweise der Entwicklung von Asthma und einer chronischen Verlegung der Atemwege vorbeugen können.

Die Wissenschaftler befaßten sich eingehend mit der Hypothese, wonach Magnesiumzufuhr mit einer Verbesserung der Lungenfunktion und einer Abschwächung von Keuchatmung verknüpft sei. Nach ihren Befunden bewirkte die Erhöhung der täglichen Magnesiumaufnahme um 100 mg eine erhebliche Verbesserung der Atemfunktion.

Sie gelangten zu folgendem Schluß: Im normalen Organismus besteht unabhängig von anderen Einflüssen eine Beziehung zwischen Magnesiumaufnahme einerseits und Lungenfunktion sowie Keuchatmung andererseits. Unzureichende Magnesiumzufuhr kann demnach Auslöser für Asthma und chronisch obstruktive (= blockierende) Atemwegserkrankungen sein. (*Lancet*, 6. August 1994, S. 357–362.)

■ Im Rahmen einer 1994 durchgeführten schwedischen Untersuchung führte die tägliche Verabreichung von 365 mg Magnesium an Patienten mit leichtem bis mittelgradigem Bluthochdruck, die mit Betablockern behandelt wurden, teilweise zu einer merklichen Herabsetzung des systolischen Blutdrucks.

■ Nach den Befunden einer Studie des Staatlichen Hospitals in Oslo aus dem Jahre 1994 wiesen zahlreiche ansonsten gesunde ältere Patienten einen beachtlichen Magnesiummangel auf. Die Einnahme eines Magnesiumpräparates wirkte sich auf ihren Magnesiumhaushalt und die Nierenfunktion gleichermaßen positiv aus. (*Journal of the American College of Nutrition*, Februar 1994, S. 45–50.)

■ Übermäßige orale Magnesiumzufuhr ist bei normaler Nierenfunktion nicht schädlich, kann aber bei einer Niereninsuffizienz zu Hypermagnesiämie (= überhöhtem Magnesiumblutspiegel) führen. Typische Symptome hierfür sind unter anderem Übelkeit, Erbrechen und niedriger Blutdruck sowie – bei Verschlechterung des Zustandes – Bradykardie (zu niedrige Herzfrequenz). Überdies können sich Veränderungen im Elektrokardiogramm (EKG) und Depressionen einstellen. In ihrer schwersten Form führt Hypermagnesiämie unter Umständen zu Atemdepression (verminderte Ansprechbarkeit des Atemzentrums auf Atemantriebe), Koma und Tod.

■ Magnesium spielt möglicherweise auch eine Rolle bei der Vorbeugung gegen Migräne. Es gibt Hinweise darauf, daß die Einnahme von Magnesium bei den ersten Anzeichen einen Migräneanfall stoppen kann und daß dieser Mineralstoff die Häufigkeit von Migräneanfällen herabsetzt. (*Environmental Nutrition*, November 1994.)

Nahrungsmittelquellen, Strategien und Fakten

Ergiebige Magnesiumquellen sind unter anderem Kakao und Schokolade, die meisten Nüsse (zum Beispiel Mandeln enthalten 380 mg pro 240 ml), Mais und Naturreis, Mais- und Weizenvollkorngebäck, Kleieflocken, geröstete Weizenkeime (360 mg pro 240 ml) sowie andere Getreide und Getreideprodukte, Hülsenfrüchte (beispielsweise Erbsen und Linsen), Sojabohnensprossen, Limabohnen und dunkelgrüne Blattgemüse, Kelp (Seetang; 100 mg pro Eßlöffel), getrocknete Feigen und Birnen sowie Bananen, Fisch und Schalentiere.

Therapie-Empfehlungen

Sie sollten Ihren Magnesiumbedarf mit der täglichen Kost decken. (Siehe »Nahrungsmittelquellen, Strategien und Fakten«.) Darüber hinaus ist jedoch die zusätzliche Einnahme eines Magnesiumoxid- oder Magnesiumcarbonat-

Präparates (50 bis 100 mg pro Tag) vertretbar, insbesondere dann, wenn Sie Sport treiben, stark schwitzen oder ein blutdrucksenkendes Medikament einnehmen oder wenn Sie zu einer der anfangs erwähnten Risikogruppen zählen. Ratsam ist es jedoch, vor Anwendung eines Zusatzpräparats den Arzt zu befragen, vor allem bei Einnahme irgendwelcher Medikamente.

Warnung: In Berichten vom NIH-Workshop zum Thema »Zusatzpräparate und Sport« (Bethesda, Maryland, 3.–4. Juni 1966) wurde warnend darauf hingewiesen, daß die zusätzlich Zufuhr von Magnesium in Dosen über 500 mg pro Tag oftmals Durchfall und andere Magen-Darm-Beschwerden hervorruft.

Zusätzliche Informationen

Siehe »Calcium«, »Elektrolyte« und »Koronare Herzkrankheit«.

Makrobiotische Kost

Makrobiotisch bedeutet soviel wie »langlebig«. Bedauerlicherweise werden makrobiotische Ernährungweisen, an die sich viele Menschen halten, dieser Bezeichnung keineswegs gerecht. Diese radikal vegetarische Kost wird mit Wachstumsverzögerungen bei Kindern und Vitamin- und Mineralstoffdefiziten bei Erwachsenen in Verbindung gebracht. Aus der makrobiotischen Kost sind neben tierischen Nahrungsmitteln auch – soweit wie nur irgend möglich – sämtliche Fette verbannt. Und bei den ganz extremen Versionen sind auch Milchprodukte im Speiseplan gestrichen. Diese Form der Ernährung ist nicht zu empfehlen.

Wissenschaftliche Erkenntnisse

■ Wissenschaftler am Akademischen Hospital der Freien Universität Brüssel berichteten über einen Fall von alimentärer (ernährungsbedingter) Rachitis bei einem Kleinkind, das makrobiotisch ernährt wurde. Rachitis ist die Folge eines Vitamin-D-Mangels. (*Journal of Belgian Radiology,* Oktober 1995, S. 276–277.)

■ Einen Mangel an Cobalamin (Vitamin B_{12}) registrierten norwegische Forscher bei makrobiotisch ernährten Kleinkindern. (*Pediatric Research,* August 1994, S. 194–201.)

■ Wissenschaftler aus den Niederlanden untersuchten den Wachstumsverlauf makrobiotisch ernährter Kinder, vom Säuglingsalter bis zum zehnten Lebensjahr. Nach ihren Befunden waren Wachstumsverzögerungen einschließlich Minderwuchs und mangelhafter Entwicklung der Muskulatur einzig und allein auf Nährstoffdefizite zurückzuführen.

Aufgrund dieser Ergebnisse stellten sie die Ernährung der Kinder um und ergänzten sie durch Fette, Fisch und mehr Milchprodukte. Im Gefolge dieser Umstellung kehrte die Entwicklung der Kinder in normalere Bahnen zurück. (*European Journal of Clinical Nutrition,* Februar 1994, Supplement 1, S. S103–112.)

■ An der Landwirtschaftlichen Universität von Wageningen (Niederlande) befaßten sich Wissenschaftler mit makrobiotisch ernährten Kindern, deren Kost sich vorwiegend aus Vollkornprodukten, Hülsenfrüchten wie Erbsen und Linsen sowie Gemüse zusammensetzte. Die Kinder litten an vielerlei Mangelerscheinungen; es fehlte ihnen an Energie und der ausreichenden Versorgung mit Protein, Calcium und den Vitaminen B_{12}, D und Riboflavin (Vitamin B_2). Die Folgen waren Wachstumsverzögerungen, Muskelschwund und eine verlangsamte psychomotorische Entwicklung.

Bei den erwachsenen Familienmitgliedern zeigten sich gleichfalls Nährstoffdefizite. So enthielt beispielsweise die Brustmilch der makrobiotisch ernährten Mütter dieser Kinder nur sehr geringe Konzentrationen von Vitamin B_{12}, Calcium und Magnesium.

Die Wissenschaftler empfahlen eine Ergänzung der makrobiotischen Kost mit Fett (mindestens 20 bis 25 g pro Tag), ölhaltigem Fisch (mindestens 100 bis 150 g pro Woche) und Milchprodukten (mindestens 150 bis 250 g pro Tag). (*American Journal of Clinical Nutrition*, Mai 1994, S. 1187S-1196S.)

Therapie-Empfehlungen

Verzichten Sie auf eine makrobiotische Ernährung. Kinder sind durch eine solche Kost in Wachstum und Entwicklung bedroht und sollten keinesfalls auf diese Weise ernährt werden. Auch Erwachsene setzen sich durch das für die Gesunderhaltung von Knochen- und Muskelgewebe nicht ausreichende Nährstoffangebot einem Risiko aus.

Zusätzliche Informationen

Siehe »Ballaststoffe«, »Kohlenhydrate« und »Kreuzblütler-Gemüse«.

Mediterrane Kost

Kernpunkt der mitunter auch als »Mediterrane Ernährungspyramide« bezeichneten mediterranen Kost (Mittelmeerküche) ist eine Ernährungsweise, die bis Anfang der sechziger Jahre vorwiegend für Süditalien, Griechenland und auf Kreta typisch war. Die Lebenserwartung in diesem Kulturkreis rangierte weltweit ganz vorn, und die Häufigkeit von Koronarerkrankungen, bestimmten Krebsformen und anderen ernährungsbedingten chronischen Krankheiten war sehr niedrig. Zum Alltagsleben der Einheimischen gehörte regelmäßige körperliche Aktivität. Die Anzahl von Dicken und Fettleibigen hielt sich in Grenzen.

Das sollten Sie wissen

Kennzeichnend für die mediterrane Kost ist der überaus reichliche Verzehr von pflanzlichen Nahrungsmitteln, beispielsweise Obst, Gemüse und Getreide, Kartoffeln, Bohnen, Nüssen und Samenkernen sowie Brot. Als täglicher Nachtisch kommt frisches Obst auf den Tisch, und der Hauptlieferant von Fett ist Olivenöl.

Für den Verzehr anderer Nahrungsmittel gelten in etwa folgende Anhaltspunkte:

Milchprodukte – zumeist Käse und Joghurt – in geringen bis bescheidenen Mengen; maximal vier Eier pro Woche und wenig rotes Fleisch. Hinzu kommen – normalerweise zu den Mahlzeiten – täglich ein bis zwei Glas Wein. Alles in allem enthält diese Kost wenig gesättigte Fettsäuren (maximal 7 bis 8 Prozent der täglichen Kalorienzufuhr), aber der Gesamtanteil an Fettkalorien liegt bei etwa 25 bis über 40 Prozent der täglichen Kalorienaufnahme. (Eine detaillierte Beschreibung von Dr. W. C. Willett von der Harvard School of Public Health und Kollegen wurde in der Juniausgabe 1995 des *American Journal of Clinical Nutrition* [S. 402S–1406S] veröffentlicht.)

Anhänger dieser Ernährungsweise essen in der Regel nur wenige Male im Monat rotes Fleisch – im Durchschnitt 30 g pro Tag; ansonsten 120 bis 180 g Geflügel drei- bis viermal wöchentlich und drei- bis siebenmal in der Woche 120 bis 180 g Fisch. Dazu gibt es jeden Tag Bohnen, Nüsse oder Hülsenfrüchte.

Als Ergänzung zu diesem Ernährungsprogramm wird tägliche körperliche Aktivität empfohlen. Und wem der Sinn danach steht, darf jeden Tag ein bescheidenes Quentchen Wein trinken.

Von dem hohen Fettanteil und den etwas großzügigen Zugeständnissen in puncto Alkohol abgesehen, halte ich diese Ernährungsweise im großen und ganzen für zuträglich. Dennoch würde ich empfehlen – wie bereits an anderer Stelle auch –, den Fettanteil auf maximal 20 bis 30 Prozent der täglichen Gesamtkalorienaufnahme zu begrenzen. Und einem vermehrten Alkoholkonsum gewissermaßen Tür und Tor zu öffnen, halte ich gleichfalls für bedenklich. Auch wenn sich mehreren Studien zufolge geringer bis mäßiger Alkoholgenuß im einen oder anderen Fall als förderlich erweisen kann, wiegen die mit einem Zuviel an Alkohol verknüpften Gefahren schwerer als mögliche Vorteile. (Siehe dazu die Stichwörter »Alkohol« und »Wein«.) Aber das Hauptgewicht auf Obst, Gemüse, Getreide und einfach ungesättigte Fettsäuren wie in Olivenöl zu legen, kann ich nur gutheißen.

Wissenschaftliche Erkenntnisse

■ Einer Studie der Universität Mailand aus dem Jahre 1995 zufolge stehen die Gefahr von Brustkrebs und die Zufuhr von Oliven- und anderen Pflanzenölen in umgekehrter Beziehung zueinander. Anders gesagt – je mehr Olivenöl eine Frau verzehrt, desto geringer ihr Risiko. Bei Butter oder Margarine hingegen war keine Schutzwirkung zu beobachten. (*Cancer Causes and Control*, November 1995, S. 545–550.)

■ Im Rahmen einer wissenschaftlichen Untersuchung in Mailand an über 200 Personen mit Kehlkopfkrebs zeigte sich, daß die Patienten, die reichlich Olivenöl, Gemüse, Zitrusfrüchte und Orangensaft verzehrten, auf die Krebstherapie erfolgreicher ansprachen. Jene, die viel Butter aßen und Vollmilch tranken, hatten ein höheres Krebsrisiko. Nach Aussagen der Wissenschaftler stellte sich nach Analyse der Eßgewohnheiten heraus, daß die Überlebensrate der Krebspatienten, deren Ernährungsweise weitgehend der mediterranen Kost entsprach, um 36 Prozent zunahm. Sie gelangten zu dem Schluß, daß die Ernährung möglicherweise tatsächlich die Mechanismen des Tumorwachstums störend beeinflussen kann, und wiesen darauf hin, daß sich gezielte diätetische Maßnahmen unter Umständen günstig auf die Überlebenschancen von Patienten mit Kehlkopfkrebs auswirken könnten. (*International Journal of Cancer,* 26. Januar 1996, S. 308–313.)

■ Es ist denkbar, daß natürliche, in Olivenöl vorkommende Antioxidantien dazu beitragen, gegen die Oxidation von »schlechtem« LDL-Cholesterin vorzubeugen – der Hauptursache für die Entwicklung einer Atherosklerose oder Arterienverengung. Dies geht aus einer im September 1995 in *Atherosclerosis* (S. 25–32) veröffentlichten italienischen Studie hervor.

■ Einer Untersuchung an der Akadamie für Volksgesundheit in Athen zufolge besteht ein Zusammenhang zwischen der vermehrten Zufuhr von Olivenöl und einem merklich geringeren Risiko für Brustkrebs. Nach Meinung der Wissenschaftler stehen der Konsum von Obst und Gemüse und die Gefahr von Brustkrebs in umgekehrter Beziehung zueinander. Das heißt, je mehr man davon ißt, desto besser der Schutz. Überdies bekräftigten sie Hinweise, wonach der Verzehr von Olivenöl das Brustkrebsrisiko herabsetzen kann, die Zufuhr von Margarine hingegen die Gefahr einer Erkrankung zu vergrößern scheint. (*Journal of the National Cancer Institute,* 18. Januar 1995, S. 110–116.)

Nahrungsmittelquellen, Strategien und Fakten

Siehe dazu die Erläuterungen im Abschnitt »Das sollten Sie wissen«.

Therapie-Empfehlungen

Wandeln Sie die mediterrane Kost insofern ab, als Sie den Fettanteil auf 20 bis 25 Prozent der täglichen Gesamtkalorienaufnahme begrenzen. Mindestens ein Drittel der Fettkalorien sollten einfach ungesättigte Fettsäuren sein, die in den Pflanzenölen des Mittelmeerraumes, wie beispielsweise Olivenöl, enthalten sind.

Zusätzliche Informationen

Siehe »Alkohol«, »Atherosklerose«, »Ballaststoffe«, »Cholesterin«, »Fette«, »Kohlenhydrate«, »Koronare Herzkrankheit« und »Wein«.

Melatonin

Melatonin gilt seit einiger Zeit als das Wundermittel schlechthin. Es soll bei Schlafstörungen und Jet-Lag (zeitliche Verschiebung des gewohnten Schlaf-Wach- und Körperrhythmus) helfen, soll den Alterungsprozeß verzögern und sich sogar förderlich auf den Sexualtrieb auswirken. Doch wie dies bei derlei »Wundermitteln« zumeist der Fall ist, ergeben sich bei näherer Erforschung dieser Substanz durch Ärzte und Wissenschaftler ebenso viele Fragen wie Antworten.

Das sollten Sie wissen

Nach dem derzeitigen Stand der Erkenntnisse ergibt sich folgendes Bild: Melatonin, ein in der an der Gehirnbasis sitzenden Zirbeldrüse gebildetes Hormon, ist am Schlaf-Wach-Rhythmus des Organismus beteiligt. Es ist ein Abkömmling der Aminosäure Tryptophan und kann die Freisetzung von Serotonin und Dopamin im Gehirn beeinflussen.

Bei einem einwandfrei funktionierenden Melatoninmechanismus steigt der Spiegel des Hormons am späten Abend rasch an, erreicht nach Mitternacht sein Maximum und sinkt mit dem Einsetzen der Morgendämmerung wieder ab.

Ältere, an Schlafstörungen leidende Menschen weisen oftmals erniedrigte Melatoninkonzentrationen im Blut auf. Überdies kann der Melatoninzyklus bei längeren Flugreisen durch den raschen Übergang von einer Zeitzone in die andere durcheinander geraten. Aus diesem Grunde wird Melatonin oftmals zur Überwindung des Jet-Lag eingenommen.

Dennoch kann ich, sofern Ihnen der Arzt Melatonin nicht eigens verschreibt, die Einnahme aus vielerlei Gründen nicht empfehlen:

■ Meiner Ansicht nach sind die Forschungsergebnisse noch nicht ausreichend untermauert. Die wichtigsten Erkenntnisse wurden offenbar nur im Rahmen tierexperimenteller Studien und nicht durch Untersuchungen am Menschen gewonnen.

■ Eine optimale Dosierung steht noch nicht fest. Die üblicherweise bei Schlafstörungen empfohlene Dosis von 2 bis 3 mg kann sich für viele Personen als viel zu hoch erweisen. Ich kenne Menschen, denen die ärztlich kontrollierte Einnahme von minimalen 0,5 mg Melatonin zur Beseitigung ihrer Schlafstörungen ausreichte.

■ Für die Herstellung von Melatoninpräparaten gibt es keine FDA-Vorschriften. Dementsprechend unterschiedlich sind die einzelnen Produkte in Qualität und Wirksamkeit.

Ein Fernsehbeitrag von CNN befaßte sich jüngst mit der Bewertung von fünf verschiedenen Präparaten in Tablettenform. Bei vier der fünf Produkte entsprach der Melatoninanteil ziemlich genau der in der Werbung angegebenen Menge, während er bei dem fünften Präparat von dem auf der Packung angegebenen Wirkstoffgehalt weit entfernt war.

■ Melatonin ruft unter Umständen unangenehme Nebenwirkungen hervor, wie beispielsweise Kopfschmerzen, Katergefühl oder Stimmungsschwankungen bis hin zu Depressionen.

■ Selbst die Fachleute raten bei vielen Personen- beziehungsweise Patientengruppen von einer Melatoninzufuhr ab. Nach ihrer Empfehlung zählen dazu unter anderem Kinder, werdende oder stillende Mütter und Paare mit Kinderwunsch, geistig oder psychisch gestörte Menschen, Personen, die Steroide einnehmen, an massiven Allergien leiden oder HIV-positiv sind sowie AIDS- und Krebskranke, insbesondere jene, die von Leukämie oder anderen, mit dem Immunsystem verknüpften bösartigen Tumoren befallen sind.

Derzeit rate ich also von Melatonin ab – es sei denn, Ihr Arzt verordnet Ihnen ein Präparat zur Überwindung von Schlaflosigkeit oder Jet-Lag und überwacht die Einnahme.

Was die künftige Entwicklung angeht, bleibt abzuwarten, was die neuesten Forschungsergebnisse bringen und in welche Richtung sie weisen.

Wissenschaftliche Erkenntnisse

Ein Bild von den mit Melatonin verknüpften Erwartungen vermittelt Ihnen der folgende Überblick über bisherige Befunde:

■ Nach den vorläufigen Ergebnissen einer italienischen Studie über die Behandlung von Patienten mit Gehirntumor und sehr schlechter Prognose für den weiteren Verlauf deutet manches darauf hin, daß Strahlentherapie in Kombination mit Melatonin möglicherweise die Lebensspanne verlängern und die Lebensqualität verbessern kann. (*Oncology*, Januar/Februar 1996, S. 43–46.)

■ Einer 1995 in Italien durchgeführten Studie zufolge kann Melatonin in Kombination mit anderen Therapiemaßnahmen die Immunabwehr von Krebspatienten nach chirurgischen Eingriffen stärken. (*Journal of Biological Regulation of Homeostatic Agents,* Januar/März 1995, S. 31–33.)

■ In Kombination mit anderen Behandlungsmaßnahmen setzt Melatonin möglicherweise die Rückbildung von Tumoren in Gang und trägt damit vielleicht zur Lebensverlängerung von Patienten mit Dickdarm- und Mastdarmkrebs bei. (*Oncology,* Mai/Juni 1995, S. 243–245.)

■ Eine Melatonintherapie kann bei Brustkrebspatientinnen unter Umständen eine Tumorrückbildung bewirken. (*British Journal of Cancer,* April 1995, S. 854–856.)

■ Die nächtlichen Melatoninkonzentrationen von depressiven MS-Patienten (Multiple Sklerose) waren niedriger als jene von Patienten einer Kontrollgruppe. (*International Journal of Neuroscience,* Februar 1993, S. 227–240.)

Eine persönliche Anmerkung: Die Steuerung der Melatoninspiegel bei depressiven MS-Patienten könnte sich für Arzt und Patient als therapeutische Möglichkeit erweisen, die es wert ist, ausprobiert zu werden.

■ Eine hohe Melatoninkonzentration im Blut übt im Hinblick auf Multiple Sklerose möglicherweise eine Schutzwirkung aus, während ein Rückgang der Melatoninfreisetzung unter Umständen mit einem vermehrten Risiko für MS oder mit der Verschlimmerung einer bereits bestehenden Erkrankung verknüpft ist. (*International Journal of Neuroscience,* Februar 1993, S. 209–225.)

Eine persönliche Anmerkung: Die Erforschung der Auswirkungen von Melatonin auf MS-Patienten sollte mit Nachdruck vorangetrieben werden!

Nahrungsmittelquellen, Strategien und Fakten

Zu den glühendsten Verfechtern einer Melatonintherapie zählt Dr. Russel J. Reiter vom Department of Cellular and Structural Biology am Health Science Center der Universität von Texas in San Antonio.

In verschiedenen Zeitschriftenartikeln und anderen Publikationen tritt er für Melatonin als potentes Antioxidans ein, das das Hydroxylradikal – das wohl aktivste und zerstörerischste aller freien Radikale – unschädlich machen kann. In seiner Eigenschaft als »Radikalenfänger«, so Dr. Reiter, kann Melatonin möglicherweise den Alterungsprozeß verzögern sowie Zentralnervensystem und Körperzellen gegen den Ansturm von freien Radikalen abschirmen.

Des weiteren ist Dr. Reiter davon überzeugt, daß Melatonin die körpereigene Produktion von Glutathion-Peroxidase stimuliert, die bei der Unschädlichmachung von freien Radikalen eine bedeutsame Rolle spielt. Nach Befunden mehrerer tierexperimenteller Untersuchungen kann Melatonin dank seines breitgestreuten Einflusses gegen grauen Star vorbeugen und eine Schädigung der in den Zellen lokalisierten DNS merklich eingrenzen.

Therapie-Empfehlungen

Melatonin birgt also offenbar eine Fülle von Möglichkeiten. Am vielversprechendsten scheinen derzeit zwei Vorgehensweisen zu sein – die kontrollierte wissenschaftliche Erforschung und eine streng überwachte Applikation von Melatonin im Rahmen eines Arzt-Patienten-Verhältnisses.

Was die Einnahme freiverkäuflicher Präparate angeht, rate ich eher zur Vorsicht und empfehle Ihnen, auf diese hochwirksame Substanz zu verzichten, es sei denn, Sie bekommen Sie vom Arzt verordnet.

Anmerkung: In Deutschland wurde der Verkauf von Melatonin verboten.

Zusätzliche Informationen

Siehe »Multiple Sklerose« und »Schlaflosigkeit«.

Multiple Sklerose

Es gibt Hinweise darauf, daß Multiple Sklerose (zumeist kurz MS genannt) – eine chronische Erkrankung des Zentralnervensystems, die zu Lähmungserscheinungen, Gehunfähigkeit und anderen Problemen führen kann – möglicherweise durch die Ernährung ausgelöst oder beeinflußt wird.

Das sollten Sie wissen

Wissenschaftler der Universität Ferrara verglichen im Rahmen einer Studie die Ernährungsweise von MS-Kranken und einer Kontrollgruppe gesunder Personen.

Bei Kindern und Erwachsenen registrierten sie einen Zusammenhang zwischen der Erkrankung und einem reichlichen Verzehr von Brot und Teigwaren, Butter, Schweineschmalz, Pferdefleisch und Suppen aus Hülsenfrüchten sowie Kaffee und Tee. Erwachsene MS-Kranke wiesen ein ausgeprägtes Ernährungsmuster mit einer Vorliebe für Eier, Wein und Mineralwasser auf.

Die Forscher gelangten zu dem Schluß, daß manche, in einem ganz bestimmten Alter verzehrte Nahrungsmittel ursächlich an der Entwicklung einer Multiplen Sklerose beteiligt sein könnten. (*Acta Neurologica*, August 1994, S. 189–197.)

In einer früheren Untersuchung der Neurologischen Abteilung der Universität Rijeka (Kroatien) analysierten Wissenschaftler Ernährungsfaktoren, die in Kroatien – einer Hochrisikoregion für Multiple Sklerose – diese Krankheit hervorrufen könnten. Ihren Befunden zufolge hatten die Betroffenen einen hohen Konsum an nichtpasteurisierter Milch, tierischen Fetten, Räucherfleisch und Schweineschmalz.

Nach Ansicht der Forscher stellen ganz besonders diese Nahrungsmittel Risikofaktoren dar, die den Schweregrad einer mit MS einhergehenden Demyelinisation beeinflussen können. (Unter Demyelinisation versteht man die auch als Entmarkung bezeichnete Zerstörung der Markscheide von Nerven, ein für diese Erkrankung charakteristisches Geschehen.) (*Neuroepidemiology*, 1993, S. 234-240.)

Und den Ergebnissen einer italienischen Studie nach zu schließen kann das Hormon Melatonin, das in der an der Gehirnbasis liegenden Zirbeldrüse gebildet wird, möglicherweise zur Linderung oder Behandlung von Multipler Sklerose eingesetzt werden. Nähere Einzelheiten dazu finden Sie unter dem Stichwort »Melatonin«.

Wissenschaftler der Oregon Health Sciences University untersuchten 144 MS-Patienten, deren Ernährung seit 34 Jahre nur wenig gesättigte Fettsäuren enthielt. (Die tägliche Zufuhr an gesättigten Fettsäuren betrug maximal 20 g – das Äquivalent von 180 Kalorien.) Der überwiegende Anteil an Fetten stammte aus Pflanzenölen.

Diejenigen, die zu Beginn der Studie nur geringfügig behindert waren, hatten von dieser Ernährung am meisten profitiert; sie schafften es besser, körperlich aktiv zu bleiben, und wiesen eine wesentlich niedrigere Sterblichkeitsrate auf. (*Lancet*, 336:37, 1990.

Im Rahmen einer Forschungsstudie wurde MS-Patienten mit geringfügigen Behinderungen Fischöl verabreicht. Bei ihnen verliefen die folgenden Krankheitsschübe zumeist weniger heftig und folgenschwer und dauerten nicht so lange wie bei einer Kontrollgruppe von anderen beziehungsweise massiver geschädigten MS-Kranken. (*Journal of Neurology*, 52:18, 1989.)

Wissenschaftliche Erkenntnisse

In einem interessanten Brief berichtete mir ein MS-Patient von der dramatischen Besserung seines Zustandes nach Einnahme von Nitroglycerin. Zuvor hatte er sich völlig erschöpft gefühlt und Schwierigkeiten beim Gehen gehabt. Im Gefolge der regelmäßigen Zufuhr von Nitroglycerin stellten sich Energie und Mobilität wieder ein.

Eine Überlegung zu diesem erfolgreichen Einsatz von Nitroglycerin stammt von einem Mitarbeiter der National Multiple Sclerosis Society (Staatliche Multiple Sklerose-Gesellschaft). Während über eine Auswirkung von Nitroglycerin auf Multiple Sklerose bislang nichts bekannt sei, könne seiner Meinung nach Stickoxid mit seinem günstigen Einfluß auf Immun- und Nervensystem an diesem Geschehen beteiligt gewesen sein.

Ich selbst vertrete den Standpunkt, daß die Einbeziehung einer solchen Therapiemaßnahme in die klinische Behandlung von MS gewiß noch verfrüht ist. Doch es steht zu hoffen, daß bei künftigen einschlägigen Forschungsvorhaben derlei Beobachtungen berücksichtigt werden.

Nahrungsmittelquellen, Strategien und Fakten

Siehe Erläuterungen unter der Überschrift »Das sollten Sie wissen«.

Therapie-Empfehlungen

Meiner Ansicht nach kann es einem Patienten mit Multipler Sklerose keineswegs schaden, sich fettarm zu ernähren und die im Abschnitt »Das sollten Sie wissen« genannten Nahrungsmittel zu meiden. Viele der Produkte, die möglicherweise MS auslösen oder verschlimmern können, wie beispielsweise Schweineschmalz oder andere fettreiche Erzeugnisse, haben in einer gesunden Ernährung gleich welcher Art ohnehin nichts verloren.

Zusätzliche Informationen

Siehe »Ballaststoffe«, »Fette«, »Koffein«, »Kohlenhydrate« und »Melatonin«.

Olestra

Olestra ist ein im Januar 1996 von der U.S. Food and Drug Administration zugelassener, zur Herstellung von Kartoffelchips, Crackern und anderem Knabberzeug verwendeter Fettersatzstoff. Entwickelt und auf den Markt gebracht wurde Olestra (Handelsname: Olean) von der Firma Procter & Gamble.

Die gute Neuigkeit besteht darin, daß mit Olestra hergestellte Lebensmittel wesentlich kalorienärmer sind als die üblichen Produkte. So enthält beispielsweise eine Durchschnittsportion »normaler« Kartoffelchips 10 g Fett und 150 Kalorien, dieselbe Menge mit Olestra hergestellter Chips hingegen 0 g Fett und nur 70 Kalorien.

Die negative Seite dieses Fettersatzes ist die Tatsache, daß Olestra Nebenwirkungen hervorrufen kann, zum Beispiel Bauchkrämpfe, Blähungen und weichen Stuhl. Im Rahmen einer Untersuchung bekam die Hälfte der Probanden nach dem Verzehr von 90 g mit Olestra hergestellten Kartoffelchips Durchfall. In anderen Untersuchungen führten bei manchen Testpersonen schon 30 g Chips zu Durchfall und Krämpfen. Überdies bewirkt Olestra eine chemische Reaktion, die die Resorption einiger Vitamine und anderer Nährstoffe hemmt. Probleme stellen sich insbesondere bei der Resorption der Vitamine A, D, E und K ein sowie der in Möhren und Süßkartoffeln enthaltenen Carotinoide.

Das sollten Sie wissen

Obwohl in über 150 Lang- und Kurzzeit-studien keine Schädigung durch Olestra nachzuweisen war, widerstrebt es mir, meinen Patienten und Lesern guten Gewissens »grünes Licht« für den Verzehr dieses Produktes zu geben. Überdies mache ich mir Gedanken wegen der Gefahr einer unzureichenden Resorption von Vitaminen und anderen Nährstoffen und einem daraus resultierenden Nährstoffmangel.

Gehört aber fettfreies Knabberzeug zu Ihrer gewohnten Kost, werden Sie an Olestra auf Dauer wohl nicht vorbeikommen. Am besten tun Sie daran, die Nährstoffangaben auf der Verpackung von Knabberzeug und anderen fettfreien Produkten genau durchzulesen und zu versuchen, den Verzehr von olestrahaltigen Lebensmitteln auf maximal eine Portion pro Tag zu begrenzen. Achten Sie auch auf die regelmäßige Einnahme Ihres Antioxidantien-Cocktails, um den Nachschub an unentbehrlichen Nährstoffen sicherzustellen, insbesondere von Beta-Carotin, das durch Einwirkung von Olestra verlorengehen kann. (Siehe Kapitel 4.)

Ich selbst halte mich lieber immer an eine Ernährung aus natürlichen Erzeugnissen, wie beispielsweise Obst, mit wenig oder ohne Fett zubereitetes Gemüse oder Ballaststoffe. (Siehe »Ballaststoffe«, »Fettleibigkeit«, »Kohlenhydrate« und »Kreuzblütler-Gemüse«.)

Wissenschaftliche Erkenntnisse

■ In der Ernährung der westlichen Welt, insbesondere der Vereinigten Staaten, machen Fette und Öle 38 Prozent der Gesamtkalorienaufnahme aus. Angesichts des hohen Kaloriengehaltes von Fetten ist man bestrebt, Fettersatzstoffe wie Olestra (Zucker-Polyester) zu entwickeln. Nach Ansicht von Wissenschaftlern am Department of Food Science and Technology der Universität von Georgia können solche »Designer-Fette« zukunftsweisend für die Herstellung medizinischer (therapeutisch nutzbarer) Lipide sein, die normalerweise in der Natur nicht vorkommen. (*Critical Review of Food Sciences and Nutrition,* September 1995, S. 405–430.)

■ Im Rahmen einer am Western General Hospital in Edinburgh durchgeführten Studie nahmen gesunde Testpersonen 36 Tage lang täglich 24 g Olestra zu sich. Der Fettersatzstoff beeinträchtigte weder den normalen Gärungsprozeß der Ballaststoffe im Darm noch die Darmflora. (*European Journal of Clinical Nutrition,* September 1995, 627–639.)

■ In tierexperimentellen Untersuchungen brachte das Erhitzen von Olestra vor dem Verzehr keine Veränderung der Resorptionseigenschaften des Fettersatzes. (*Fundamental Applied Toxicology,* Februar 1995, S. 229–237.)

■ Einer Studie von Procter & Gamble zufolge erwies sich Olestra weder als toxisch noch als karzinogen (krebserregend) – es wurde mit einem 10prozentigen Anteil an einem Tierfutter zwei

Jahre lang an Versuchstiere verfüttert. (*Food Chemical Toxicology*, September 1994, S. 789–798.)

■ Die Aufnahme von Olestra in Mengen bis zu 30 g bei einer Mahlzeit mit einem Fettanteil von 45 g verändert bei gesunden Personen die Magen-Darm-Passage des Nahrungsbreis nicht wesentlich. Dies geht aus einer Studie der Mayo-Klinik in Rochester aus dem Jahre 1993 hervor. (*Digest of Disease and Science*, Juni 1993, S. 1009–1014.)

Olestra kann dem Organismus die fettlöslichen Vitamine A, D, E und K entziehen sowie Carotinoide, wie beispielsweise Beta-Carotin. Nach den Ergebnissen einer Studie führte der tägliche Verzehr von 16 Olestra-Kartoffelchips über einen Zeitraum von acht Wochen zu einer 50prozentigen Herabsetzung der Carotinoidkonzentration im Blut. In einer anderen Untersuchung registrierte man beim Verzehr von sechs Chips pro Tag ein Absinken der Beta-Carotin-Spiegel um 20 Prozent.

Um diesem Problem entgegenzuwirken, soll Olean (Olestra) mit den Vitaminen A, D, E und K, aber nicht mit Carotinoiden angereichert werden. Fragen nach dem möglichen Zusammenhang zwischen Beta-Carotin-Mangel und einem vermehrten Risiko für Lungenkrebs und koronare Herzkrankheit werden sich mit dem zunehmenden Konsum von Olestra bald klären lassen.

Therapie-Empfehlungen

Halten Sie sich an meine Erläuterungen unter der Überschrift »Das sollten Sie wissen«. Und hier zu Ihrem Schutz noch ein weiterer Hinweis: Stellen sich nach dem Verzehr von olestrahaltigen Lebensmitteln irgendwelche der eingangs erwähnten Symptome ein, lassen Sie diese Produkte am besten sofort weg. Eine Überempfindlichkeit gegenüber Olestra ist durchaus denkbar, und dann hat dieser Fettersatzstoff auf Ihrem Speseplan nichts zu suchen.

Zusätzliche Informationen

Siehe »Ballaststoffe«, »Fette« und »Fettleibigkeit«.

Osteoporose

An Osteoporose, einem krankhaften Knochensubstanzverlust, der zu häufigen Frakturen führt, leiden schätzungsweise 25 Millionen Amerikaner. Besonders betroffen von diesem Problem sind ältere Frauen (in zunehmendem Maße auch ältere Männer), deren Knochen durch den Verlust an Mineralien und Knochengewebsdichte in Mitleidenschaft gezogen werden.

Zu den für die Gesunderhaltung der Knochen wichtigen ernährungsbedingten Faktoren zählen der Ausgleich von Calcium- und Vitamin-D-Mangel sowie eine vermehrte Zufuhr von Eiweiß (Protein) und Phosphor. Eine bedeutsame Rolle in diesem Zusammenhang spielen auch Mineralstoffe wie Magnesium und Kalium sowie andere Nährstoffe, zum Beispiel Flavonoide. (*British Journal of Biomedical Science*, Dezember 1994, S. 358– 370.)

Das sollten Sie wissen

Um der Entwicklung eines krankhaften Knochensubstanzverlustes vorzubeugen oder bei bereits bestehender Erkrankung einer Zerstörung der Knochen entgegenzuwirken, sollten Sie in Ihrer Ernährung und Lebensweise folgende Ratschläge zu beherzigen:

1. Dies ist die wichtigste Maßnahme: Nehmen Sie täglich mindestens 1000 bis 1500 mg Calcium auf. In erster Linie sollten Sie sich dabei an calciumreiche Nahrungsmittel halten, wie beispielsweise Milchprodukte, Sardinen (aus der Dose) und Rübenblätter. Höchstwahrscheinlich müssen Sie aber zur Deckung eines solchen Tagesbedarfes doch zu einem Zusatzpräparat greifen. (Siehe Stichwort »Calcium«.)

2. Trainieren Sie drei- bis viermal wöchentlich – zum Beispiel beim Gehen, Joggen oder bei der Gymnastik – mit leichten Gelenkgewichten. Eine moderate Belastung der Knochen regt die Knochenbildung an.

Warnung: Bei bereits bestehender Osteoporose kann sportliche Aktivität zu Knochenbrüchen führen. Befragen Sie deshalb Ihren Arzt, ehe Sie ein Training gleich welcher Art aufnehmen.

3. Ziehen Sie eine Hormonersatztherapie – das heißt die regelmäßige Einnahme von Östrogen und Gestagen – in Erwägung. Nach operativer Entfernung der Eierstöcke, während des Klimateriums und nach der Menopause ist eine solche Therapie gegebenenfalls angebracht. (Siehe »Hormone».)

Hier noch einige Hinweise für den Fall, daß eine Hormonersatztherapie für Sie in Betracht kommt:

■ Frauen sollten im Alter von 40 Jahren ihre Knochendichte messen lassen. Beträgt sie weniger als 90 Prozent des für Ihr Alter normalen Wertes, wird Ihnen der Arzt möglicherweise ein Knochenaufbaumedikament oder eine andere Spezialtherapie verordnen.

■ Haben Sie mit 40 Jahren noch gesunde Knochen, wird Ihnen der Arzt vermutlich empfehlen, sich bis zum Eintritt der Menopause vor allem calciumreich zu ernähren und sportlich zu betätigen.

Zum Zeitpunkt der Menopause sollte dann eine weitere Bestimmung der Knochendichte vorgenommen werden. Beträgt sie nach wie vor mehr als 90 Prozent des altersabhängigen Normalwertes, reicht es zur Gesunderhaltung wahrscheinlich aus, weiterhin reichlich Calcium zuzuführen und sportlich aktiv zu bleiben. Sollten klimaterische Beschwerden wie Hitzewallungen Ihr einziges Problem sein, könnten Sie Ihre tägliche Kost noch durch Nahrungsmittel ergänzen, die Phytöstrogene enthalten, beispielsweise Yamswurzel und Sojabohnen. (Siehe »Hormone«.)

In diesem Lebensabschnitt beginnen viele Frauen mit einer Hormonersatztherapie – um der Gefahr einer Osteoporose entgegenzuwirken oder aus anderen Gründen, zum Beispiel zur Vorbeugung gegen koronare Herzkrankheit oder zur Abschwächung massiver klimaterischer Beschwerden. (Einzelheiten hierzu finden Sie gleichfalls unter dem Stichwort »Hormone«.) Auf alle Fälle müssen Sie sich vom Arzt beraten lassen.

Wissenschaftliche Erkenntnisse

■ Der hohe Vitamin-K-Gehalt der Knochen deutet auf eine wichtige Funktion dieses Nährstoffes hin, doch welche Bedeutung diesem Vitamin tatsächlich zukommt, bedarf noch der Klärung. Ältere Menschen und Personen mit osteoporosebedingten Knochenbrüchen weisen verminderte Vitamin-K-Konzentrationen im Blut auf. Demnach spielt Vitamin-K-Mangel bei Osteoporose möglicherweise eine Rolle, aber dieser Punkt muß noch näher erforscht werden. (*Journal of Nutrition,* Juli 1995, S. 1812–1821.)

■ Stillende Mütter können einen durch das Stillen bedingten Knochensubstanzverlust oder den Abbau an Knochenmasse durch angemessene, vollwertige Ernährung, längeres Abstillen und – bei mehreren Kindern – ausreichende Abstände zwischen den Geburten abschwächen. (*International Journal of Gynecology and Obstetrics,* Dezember 1994, S. S11–21.)

■ Nach einem Bericht der Universität Portsmouth (Großbritannien) aus dem Jahre 1994 sind auf Osteoporose zurückzuführende Frakturen eine bemerkenswert häufige Erkrankungs- und Todesursache. Besonders betroffen davon sind Frauen.

Für den Aufbau eines Maximums an Knochenmasse ist ein ausreichendes Calciumangebot untentbehrlich. Bei einer Aufnahme von weniger als 500 mg pro Tag kann ein Erwachsener anfällig für Knochenschwund werden. Wichtig ist auch die Korrektur einer chronischen Unterversorgung mit Vitamin D. Dasselbe gilt gegebenenfalls auch für Magnesium, Bor und Fluor sowie für die Vitamine K, B_{12}, B_6 und Folsäure. All diese Nährstoffe spielen bei der Anfälligkeit für Osteoporose ein Rolle.

Anmerkung: Körperliche Aktivität begünstigt die Calciumaufnahme in das Knochengewebe und damit die Erhaltung beziehungsweise Neubildung von Knochenmasse.

Ein ständiges Zuviel an Protein, Kochsalz, Alkohol und Koffein kann sich negativ auf die Gesunderhaltung der Knochen auswirken. (*British Journal of Biomedical Science,* September 1994, S. 228–240.)

■ Perniziöse Anämie gilt als Risikofaktor im Zusammenhang mit Osteoporose und Frakturen im Bereich von Schenkelhals, Unterarm und Wirbeln.

■ Die Verabreichung von hochdosiertem Vitamin K über einen Zeitraum von 24 bis 48 Wochen an Frauen, die die Menopause hinter sich hatten, führte im Vergleich zu Probandinnen, die ein Placebo erhalten hatten, zu einem merklichen Zuwachs an Knochenmasse. (*Journal of Bone and Mineral Research,* 7 [Suppl. 1] S122, 1992.)

■ Bei 40 Frauen im Durchschnittsalter von 61 Jahren, deren letzte Periode mindestens fünf Jahre zurücklag und die keine Osteoporosesymptome aufwiesen, registrierte man nach 50wöchigem

Training mit Gelenkgewichten (zweimal wöchentlich jeweils 45 Minuten) in dreifacher Hinsicht positive Resultate: Ihre Aktivität führte im Vergleich zu einer Kontrollgruppe (die nicht trainiert hatte) zu einem beachtlichen Zuwachs an Knochendichte im Hüft- und Rückenbereich, an Muskelmasse sowie einem merklichen Anstieg der Mineralstoffkonzentrationen im gesamten Organismus. Beide Gruppen nahmen täglich 800 mg Calcium in Form eines Präparates ein, machten aber keine Hormonersatztherapie. (*Journal of the American Medical Association,* 28. Dezember 1994.)

Nahrungsmittelquellen, Strategien und Fakten

Halten Sie sich an die unter den Stichwörtern »Calcium« und »Hormone« angeführten Nahrungsmittel.

Therapie-Empfehlungen

Einschlägige Hinweise und Ratschläge finden Sie im Abschnitt »Das sollten Sie wissen« sowie in den Einträgen »Calcium« und »Hormone«.

Zusätzliche Informationen

Siehe »Bioflavonoide«, »Calcium«, »Hormone«, »Koffein«, »Vitamin K« und »Vitamin D«.

Pantothensäure

Pantothensäure – einstmals als Vitamin B_5 bezeichnet – ist an der Bildung des Nebennierenhormons Adrenalin (Epinephrin) beteiligt und steht deshalb im Ruf eines »Antistreß«-Vitamins. Adrenalin selbst wird bei Angstzuständen, Erregung oder in anderen Streßsituationen aus den Nebennieren ausgeschüttet. Überdies ist Pantothensäure Bestandteil des Coenzyms A, das eine Schlüsselrolle bei zahlreichen Stoffwechselvorgängen spielt. Wegen eines Mangels an Pantothensäure braucht man sich im allgemeinen keine Gedanken zu machen. Das Vitamin kommt in einer Fülle von Nahrungsmitteln vor, die die Zufuhr der als angemessen geltenden 4 bis 7 mg pro Tag sicherstellen.

Das sollten Sie wissen

Obwohl Pantothensäure – von seltenen Einzelfällen abgesehen (siehe »Wissenschaftliche Erkenntnisse«) – in der Regel keine toxischen Auswirkungen zeigt, sollten Sie sich zur Deckung des Bedarfes an die tägliche Kost halten und auf Ergänzungspräparate verzichten. (Siehe »Nahrungsmittelquellen, Strategien und Fakten«.)

Dennoch – geringfügige Dosen von 20 bis 50 mg als Bestandteil einer Multivitaminkapsel dürften keinen Schaden anrichten und im einen oder anderen Fall sogar dazu beitragen, streßbedingte Erscheinungen, zum Beispiel Erschöpfung oder Nervosität, oder gar Aknesymptome abzuschwächen. (Siehe den folgenden Abschnitt.)

Wissenschaftliche Erkenntnisse

■ Nach einem Bericht der Abteilung für allgemeine Chirurgie am Zentralhospital von Hong Kong kann sich die reichliche Zufuhr von Pantothensäure bei schwerer Akne unter Umständen als hilfreich erweisen. (*Medical Hypotheses,* Juni 1995, S. 490–492.)

■ Die Zufuhr von Pantothensäure und Ascorbinsäure (Vitamin C) kann die Wundheilung fördern. Dies geht aus einem Bericht der Hospices Civils in Straßburg hervor. (*European Surgery Research,* 1995, S. 158–166.) Einbezogen in diese Studie waren 49 Patienten, die nach der operativen Entfernung von Tätowierungen 21 Tage täglich 1 g Vitamin C plus 0,2 g Pantothensäure in Form eines Zusatzpräparates erhalten hatten.

■ Die Bioverfügbarkeit (= die in die Blutbahn aufgenommene Wirkstoffmenge) von Pantothensäure aus fein vermahlener Maiskleie ist größer als aus grob vermahlener oder aus fein vermahlener Getreidekleie. (*Plant Foods in Human Nutrition,* Januar 1993, S. 87– 95.)

■ Ein Patient mit Dermatitis (Entzündung oder Reizung der Haut) reagierte allergisch auf Dexpanthenol, einem Derivat der Pantothensäure. (*Contact Dermatitis,* Februar 1993, S. 81–83.)

Nahrungsmittelquellen, Strategien und Fakten

Ergiebige Quellen für Pantothensäure sind unter anderem: Rinderkamm, Rindersteak von verschiedenen Teilstücken sowie Lammkeule und -koteletts, Kalbfleisch, Hähnchenfleisch (dunkel), Wild, Ente und Pute, Lachsschinken und gekochter Schinken, Hummer, Lachs, Forelle und Abalone (Meerohren), Cashewkerne, Haselnüsse, Erdnüsse und Sonnenblumenkerne, Mais, brauner Reis und Wildreis, Bulgur, Buchweizenmehl, Sojamehl, geröstete Weizenkeime und Weizenkleie, gefleckte Feldbohnen, Kartoffeln (gebacken), Kürbispie und Tomatenmark, Avocados, Datteln und Granatäpfel, Pilze, Magermilch, Magermilchpulver, Magerjoghurt und Eierflip.

Therapie-Empfehlungen

Am idealsten ist es, den Bedarf an Pantothensäure aus der täglichen Kost zu decken. Leiden Sie massiv unter Streß einschließlich der damit verknüpften Erscheinungen, wie beispielsweise Erschöpfung und Unruhe, könnten Sie es mit einer zusätzlichen Zufuhr dieses Vitamins in Form eines Präparates versuchen, und zwar in einer moderaten Dosis bis zu etwa 50 mg pro Tag. Bislang hat diese Menge noch niemals Schaden angerichtet, und wer weiß – vielleicht zählen gerade Sie zu jenen Menschen, die auf dieses Vitamin positiv reagieren!

Zusätzliche Informationen

Siehe »Wundheilung«.

Perniziöse Anämie

Perniziöse Anämie beruht auf dem Unvermögen des Organismus, Vitamin B_{12} zu resorbieren. Dieses Vitamin kann nur mit Hilfe des in der Magenschleimhaut gebildeten sogenannten Intrinsic-Faktors (eines bedeutenden Enzyms) aus dem Dünndarm in die Blutbahn gelangen. Fehlt dieser Faktor – wie dies mitunter im Laufe des Alterungsprozesses vorkommt –, entwickelt sich unter Umständen eine perniziöse Anämie. Das Problem liegt also nicht in einem B_{12}-Mangel, sondern in der unzureichenden Resorption dieses Vitamins.

Zu den Symptomen der perniziösen Anämie zählen unter anderem Gastritis (Magenschleimhautentzündung), Entzündungen der Zungenspitze sowie Taubheitsgefühl und Kribbeln in Händen und Füßen, eine verminderte Wahrnehmungsfähigkeit für Schwingungen und Körperhaltung, mangelnde Muskelkoordination, Gedächtnisstörungen und Halluzinationen.

Das sollten Sie wissen

Zur Behandlung von perniziöser Anämie injiziert man dem Patienten über mehrere Wochen dreimal wöchentlich 50 bis 100 µg Vitamin B_{12}. Danach folgt als lebenslange Erhaltungstherapie monatlich eine Injektion. Oral muß Vitamin B_{12} in sehr hohen Dosen verabreicht werden – ein kostspieliges und selten praktiziertes Verfahren.

Der Ursache von perniziöser Anämie muß sorgfältig nachgegangen werden.

Folsäure – bei Vitamin-B_{12}-Mangel verabreicht – kann diese Anämie möglicherweise bis zu einem gewissen Grad korrigieren; aber manchen Anzeichen des Vitamindefizits, wie sie beispielsweise in fortschreitenden neurologischen Symptomen in Erscheinung treten, kann Folsäure nicht entgegenwirken. Wird die Krankheit nicht rechtzeitig erkannt, sind die neurologischen Veränderungen unter Umständen nicht mehr rückgängig zu machen.

Wissenschaftliche Erkenntnisse

■ Perniziöse Anämie wurde jüngst als Risikofaktor für Osteoporose und Knochenbrüche erkannt. Wissenschaftler der Universität von Michigan beobachteten zwei Jahre lang einen Patienten mit schwerer Osteoporose, der bereits mehrfache Wirbelfrakturen erlitten hatte und unter perniziöser Anämie litt. Dieser Patient sprach auf eine Therapie mit Vitamin-B_{12}-Injektionen plus Einnahme von Etidronsäure hervorragend an. Überdies nahm er täglich 1500 mg Calcium und 400 I.E. Vitamin D ein. Einschlägige Messungen ergaben einen Zuwachs an Knochendichte im Bereich von Wirbelsäule (15 Prozent), Hüfte (17 Prozent) und Schenkelhals (79 Prozent).

Die Wissenschaftler gelangten zu dem Schluß, daß sich eine mit perniziöser Anämie einhergehende Osteoporose durch die Applikation von Vitamin B_{12} und Etidronsäure möglicherweise deutlich bessern kann. (*Metabolism,* April 1994, S. 468-469.)

Therapie-Empfehlungen

Die Verabreichung von Vitamin-B_{12}-Injektionen ist die allgemein anerkannte und übliche Therapie bei perniziöser Anämie, einschließlich jener Patienten, die gleichzeitig an einer Osteoporose leiden. Selbstverständlich gehören beide Erkrankungen in die Hände fachkundiger Ärzte.

Zusätzliche Informationen

Siehe »Folsäure«, »Osteoporose« und »Vitamin B_{12}«.

Protein

Proteine (Eiweißstoffe), Kohlenhydrate und Fette sind die drei elementaren Nährstoffe, die der Mensch zur Erhaltung seiner Gesundheit und Lebenskraft täglich braucht. Für die Entwicklung und Gesunderhaltung von Muskel- und anderen Körpergeweben ist Protein unentbehrlich. (Siehe »Kohlenhydrate« und »Fette«.)

Das sollten Sie wissen

Unter dem Stichwort »Aminosäuren« finden Sie fast alles Wissenswerte über die Rolle, die Protein bei Ihrer Ernährung spielt. Hier nun nochmals eine kurze Zusammenfassung und dazu einige an anderer Stelle nicht erwähnte spezielle Fakten:
Bei der Ernährung eines gesunden Menschen sollte der Anteil an Protein 10 bis 20 Prozent der täglichen Gesamtkalorienaufnahme ausmachen. (Siehe »Nahrungsmittelquellen, Strategien und Fakten« und »Therapie-Empfehlungen«.)
Wie man diesen prozentualen Anteil errechnet, können Sie unter dem Stichwort »Aminosäuren« nachlesen.
Anmerkung: Manche Spezialdiäten, beispielsweise für Nierenkranke, sind proteinreduziert und – nehmen wir einmal an – zum Beispiel auf ein halbes Gramm Protein pro Tag und Kilogramm Körpergewicht ausgelegt. Eine eiweißreiche Kost hingegen, wie sie beispielsweise für den vermehrten Aufbau von magerer Muskelmasse vonnöten ist, enthält vielleicht 2 g Protein pro Tag und Kilogramm Körpergewicht.
Bei der proteinarmen Ernährung würde eine 68 bis 70 kg schwere Person täglich etwa 35 bis 40 g Protein – also bis zu 140 Eiweißkalorien – aufnehmen. Diese Menge würde bei einer 2000-Kalorien-Diät nur etwa 7 Prozent der Gesamtkalorienzufuhr ausmachen. Ernährt sich dieselbe Person hingegen eiweißreich (2 g pro Kilogramm Körpergewicht), würde sie insgesamt 130 bis 135 g Protein und damit etwa 530 Eiweißkalorien aufnehmen – ein Anteil von über 25 Prozent einer 2000-Kalorien-Kost.
Und hier noch einige Bemerkungen zum Thema Proteinpräparate:
In moderaten Mengen zugeführt, scheinen Eiweißkonzentrate für die meisten Menschen unschädlich zu sein. Zahlreichen persönlichen Erfahrungsberichten und einigen wissenschaftlichen Beobachtungen zufolge tragen sie offenbar zu einem Zuwachs an Muskelgewebe und Ausdauerleistungsfähigkeit bei. (Siehe »Wissenschaftliche Erkenntnisse«

und die Stichwörter »Aminosäuren« und »Kreatin-Zusatzpräparate«.)

Über die im Eintrag »Kreatin-Zusatzpräparate« angeführten Studien hinaus ist einigen neueren wissenschaftlichen Untersuchungen und persönlichen Erfahrungsberichten zu entnehmen, daß die Zufuhr von Präparaten auf der Basis von ß-Hydroxy-ß-Methylbutyrat im Rahmen von Studien am Tier und Menschen gewisse Erfolge zeitigte. Bekannt ist dieses Protein auch unter der Kurzbezeichnung »HMB«.

HMB, ein Stoffwechselprodukt der Aminosäure Leuzin, bewirkte bei Rindern angeblich einen Zuwachs an Fleisch und bei Sportlern ein Mehr an Muskelgewebe. Nach einer unveröffentlichten Studie, die auf einer Konferenz für experimentelle Biolgie 1996 in Washington vorgestellt wurde und über die Associated Press berichtete, legten College-Sportler durch die tägliche Einnahme eines HMB-Präparates angeblich 3,1 Prozent an magerer Muskelmasse zu. Im Gegensatz dazu betrug der Zuwachs bei den Athleten, die kein HMB eingenommen hatten, 1,94 Prozent.

Des weiteren sollen die Probanden, denen man HMB verabreicht hatte, 7,3 Prozent an Körperfett abgebaut haben, die Testpersonen der HMB-»freien« Gruppe hingegen nur 2,2 Prozent. (Nähere Einzelheiten siehe »Wissenschaftliche Erkenntnisse«.)

Angesichts der derzeit leider noch dürftigen wissenschaftlichen Belege im Zusammenhang mit derlei Konzentraten muß ich von einer Empfehlung absehen. Als Sportler, der Muskelmasse aufbauen muß, könnten Sie HMB-Präparate trotz-dem einmal ausprobieren – vorausgesetzt allerdings, Sie lassen sich regelmäßig untersuchen und Blut- und Harntests vornehmen.

Wissenschaftliche Erkenntnisse

■ Nach einer Studie der Iowa State University aus dem Jahre 1994 führte die Beimischung von 2 g β-Hydroxy-β-Methylbutyrat (HMB) in das tägliche Futter von Mutterschweinen zu einem vermehrten Fettgehalt der Milch dieser Tiere und zu einer insgesamt höheren körperlichen Leistungsfähigkeit der Schweine. (*Journal of Animal Science,* September 1994, S. 2331–2337.)

■ Durch Beimischen von HMB in das Futter nahm bei jungen Ochsen der Anteil an intramuskulärem im Vergleich zum subkutanen Fett und auch der Lipidgehalt der Muskulatur zumeist zu. Dies berichteten Wissenschaftler der Oklahoma State University im Jahre 1994. (*Journal of Animal Science,* August 1994, S. 1927–1935.)

■ Nach Aussagen von Forschern der Iowa State University hatten mit HMB behandelte Hühner eine längere Lebenserwartung, und auch die Häufigkeit des plötzlichen Todes von noch nicht geschlechtsreifen Hühnern ging zurück. (*Poultry Science,* Januar 1994, S. 137–155.)

■ Die Drosselung der Zufuhr von Nahrungsprotein kann einem nierentransplantierten Patienten möglicherweise helfen, eine Abstoßungsreaktion des Organismus zu überwinden. Zurückzuführen ist der Mechanismus nach Meinung von Wissenschaftlern am Department of Medicine der Universität von Minnesota unter Umständen teilweise auf die Unterdrückung des Renin-Angiotensin-Systems der Niere. (*Kidney International Supplement*, Dezember 1995, S. S102–S106.)

■ Aussagen japanischer Forscher am Hamamatsu Medical Center zufolge können sich Eiweißkonzentrate im menschlichen Organismus positiv auf das biochemische Geschehen auswirken, auf den Ernährungszustand und auch auf die Funktion der Magenschleimhaut. (*Advanced Peritoneal Dialysis*, 1993, S. 80–86.)

■ Im Rahmen einer am Montreal General Hospital (Quebec) durchgeführten Untersuchung im Jahre 1993 nahmen HIV-Patienten mit stabilem Körpergewicht drei Monate lang ein Proteinpulver auf Molkebasis ein. Bei ihnen registrierte man eine Gewichtszunahme zwischen 2 und 7 kg sowie die vermehrte Bildung von Glutathion-Sulfhydryl (GSH), eines natürlichen, körpereigenen Antioxidans. (*Clinical Investigations in Medicine*, Juni 1993, S. 204–209.)

Nahrungsmittelquellen, Strategien und Fakten

Halten Sie sich an die unter dem Stichwort »Aminosäuren« angeführten Nahrungsmittel.

Und hier noch einige weitere Vorschläge zur Steigerung Ihrer Proteinzufuhr. Jede Portion der nachfolgend angeführten Nahrungsmittel enthält etwa 5 bis 6 g Protein:

- 30 g Fisch
- 30 g Hähnchenfleisch ohne Haut
- 30 g mageres Lendensteak
- 30 g mageres Schweinefleisch oder magerer Schinken
- 30 g fettarmer Käse
- 1 großes Ei
- Knapp 50 ml reife, gegarte Sojabohnen
- 240 ml angereicherte Kleieflocken
- Knapp 50 ml geröstete Weizenkeime.

Therapie-Empfehlungen

Stellen Sie Ihren Speiseplan so zusammen, daß 10 bis 20 Prozent der täglichen Gesamtkalorienaufnahme aus Proteinen kommen. Für heranwachsende Kinder muß der Proteinanteil im oberen Bereich dieses Wertes liegen. Und Athleten, denen es um einen Zuwachs an Muskelmasse und Kraft geht, sollten noch mehr Protein aufnehmen.

Achten Sie beim Zusammenstellen Ihrer Kost insbesondere auf die in den einzelnen Produkten enthalten Aminosäuren. (Siehe das gleichnamige Stichwort.)

Wer als Sportler oder aus anderen Gründen auf ein hohes Niveau an Energie und Ausdauer besonders bedacht ist, sollte – auch wenn Protein eine bedeutsame Rolle in der Ernährung spielt – vermehrtes Gewicht auf die Zufuhr von komplexen Kohlenhydraten legen. Vor allem bei einem erhöhten Kohlenhydratbedarf sollten 60 bis 70 Prozent der täglichen Kalorien aus komplexen Kohlenhydraten stammen, die in Obst, Gemüse und Vollkornprodukten wie Teigwaren reichlich enthalten sind. (Näheres zum Thema »vermehrte Kohlenhydratzufuhr« finden Sie unter dem Stichwort »Kohlenhydrate«.)

Zusätzliche Informationen

Siehe »Aminosäuren«, »Fette«, »Kohlenhydrate« und »Kreatin-Zusatzpräparate«.

Schlaflosigkeit

Rund 65 Millionen erwachsene Amerikaner – das heißt 36 Prozent der Bevölkerung – klagen über Schlafstörungen. Ein Viertel dieses Personenkreises hat mit ständiger Schlaflosigkeit zu kämpfen.

Nach Aussagen der Betroffenen beeinträchtigt eine chronische Schlaflosigkeit Konzentrationsvermögen und Gedächtnis sowie die Fähigkeit, mit alltäglichen Unannehmlichkeiten zurechtzukommen. Überdies haben sie im Vergleich zu Menschen mit gesundem Schlaf zweieinhalbmal häufiger ermüdungsbedingte Autounfälle. (*Drug Safety*, Oktober 1995, S. 257–270.)

Es gibt allerlei Maßnahmen und Behandlungsmethoden, die sich bis zu einem gewissen Grad bewährt haben und unter Umständen zu erholsamem Schlaf verhelfen. Dazu zählen Entspannungsübungen, regelmäßige körperliche Aktivität (mindestens zwei bis drei Stunden vor dem Zubettgehen) und – als letzter Ausweg – die ärztlich überwachte Einnahme von Schlafmitteln.

Für manche Menschen aber ist Ernährungstherapie die beste Maßnahme gegen Schlaflosigkeit und zudem eine Alternative, die mit Sicherheit die geringsten Gefahren von negativen Nebenwirkungen birgt.

Das sollten Sie wissen

Erholsamer Schlaf kann sich durch allerlei Varianten der Nahrungsergänzung einstellen. So wird beispielsweise berichtet, daß die Einnahme von Magnesium, Pyridoxin (Vitamin B_6) oder Thiamin (Vitamin B_1) bei Schlaflosigkeit helfen kann (*Australian Family Physician*, Aufsatz, März 1994, S. 498.)

Manche Leute schwören auf die essentielle Aminosäure Tryptophan. Andere wiederum – desgleichen von der Wirkung dieser Aminosäure überzeugt – trinken allabendlich vor dem Zubettgehen eine Tasse mit Tryptophan angereicherte Milch und schwören gleichfalls auf die Wirksamkeit dieses Schlaftrunkes. (Siehe »Zusätzliche Informationen«.)

Einer Reihe von Forschungsberichten ist zu entnehmen, daß sich Melatonin als Mittel gegen Schlaflosigkeit bewährt. (In Deutschland nicht mehr zugelassenes Medikament, siehe auch Stichwort »Melatonin«.) Ich bin jedoch nicht bereit, die Einnahme von Melatonin zu empfehlen, solange nicht die endgültigen Befunde umfangreicher Langzeitstudien vorliegen.

Wissenschaftliche Erkenntnisse

■ Nach Aussagen israelischer Wissenschaftler am Rambam Medical Center in Haifa litt ein Kind mit einem Tumor der Zirbeldrüse (an der Gehirnbasis gelegen) an massiver Schlaflosigkeit. Nach einer Untersuchung, die eine deutlich eingeschränkte Melatoninausschüttung erbrachte, verabreichte man dem kleinen Patienten zwei Wochen lang allabendlich 3 mg Melatonin mit dem Resultat, daß das Kind wieder durchschlafen konnte. (*Neurology*, Januar 1996, S. 261–263.)

■ An der Technion-Israel Institution of Technology in Haifa durchgeführte Forschungsarbeiten ergaben, daß sich eine Melatoninersatztherapie auf ältere, an Schlaflosigkeit leidende Personen mit unzureichendem Melatoninspiegel positiv auswirken kann. (*Sleep,* September 1995.)

Nahrungsmittelquellen, Strategien und Fakten

Halten Sie sich an die unter den Stichwörtern »Aminosäuren«, »Magnesium«, »Melatonin«, »Vitamin B_1«, und »Vitamin B_6« angeführten Nahrungsmittel.

Therapie-Empfehlungen

Gegen ein Glas Magermilch mit Tryptophan oder den Verzehr von tryptophanhaltigen Nahrungsmitteln kurz vor dem Zubettgehen ist nichts einzuwenden. Durch Kombination der Milch mit Kohlenhydraten, beispielsweise einem Getreidemüsli, steigt der Serotoninspiegel im Blut unter Umständen an, und damit können Streß abklingen und sich innere Ruhe, Gleichmut und Schläfrigkeit einstellen.
Als hilfreich erweist sich mitunter auch die Einnahme von Magnesium sowie

von Vitamin B_1 oder Vitamin B_6 in moderater Dosierung.
Ehe Sie jedoch zu Melatonin greifen, sollten Sie Ihren Arzt befragen und nochmals einen Blick auf den Abschnitt »Das sollten Sie wissen« werfen.

Zusätzliche Informationen

Siehe »Aminosäuren«, »Calcium«, »Magnesium«, »Melatonin«, »Vitamin B_1« und »Vitamin B_6«.

Schokolade

Beim Genuß von Schokolade bekommen die meisten Leute ein regelrecht schlechtes Gewissen. Und wer ein echter »Schokoholic« ist, führt einen permanenten Kampf gegen das unstillbare Verlangen nach diesem Naschwerk. In vernünftigen Mengen verzehrt, kann sich Schokolade jedoch sogar als hilfreich erweisen, wenn es darum geht, den Cholesterinspiegel zu senken, die Stimmung zu heben oder gegen Alkoholkrankheit anzukämpfen. Zum Teil beruhen diese Auswirkungen vielleicht auf dem Einfluß von Koffein, aber genau genommen sind die in Schokolade vorkommenden Mengen sehr gering. 30 g Schokolade enthalten nur 5 mg Koffein – ein Anteil, der mit einer Tasse entkoffeiniertem Kaffee vergleichbar ist.

Das sollten Sie wissen

Verschiedenen wissenschaftlichen Studien ist zu entnehmen, daß sich Schokolade in mancherlei Hinsicht positiv auswirkt. Schokolade kann:

■ das »gute« HDL-Cholesterin erhöhen, aber *nicht* das »schlechte« LDL-Cholesterin. Obwohl reich an gesättigten Fettsäuren, die in der Regel für den Anstieg von LDL mitverantwortlich sind, bewirkt die gesättigte Stearinsäure, daß der Cholesterinspiegel nicht steigt, sondern unverändert bleibt.

■ das Verlangen eines Trinkers nach Alkoholgenuß abschwächen.

■ durch die gesteigerte Serotoninausschüttung Depressionen und Schmerzen lindern sowie – vermutlich durch die vermehrte Bildung von Endorphinen – die physischen und psychischen Kräfte stimulieren. Bei den Endorphinen handelt es sich um Neurotransmitter (Überträgersubstanzen von Nervenreizen), die im Gehirn gebildet und als körpereigene Morphine bezeichnet werden. Zurückzuführen sind diese Effekte möglicherweise auf die in Schokolade enthaltenen Stimulanzien Koffein und Theobromin. Überdies enthält Schokolade die den Stoffwechsel anregenden Aminoverbindungen Tyramin und Phenylethanolamin.

Nicht selten aber geht der Genuß von Schokolade mit negativen Begleiterscheinungen einher. Dazu zählen unter anderem der weitere Anstieg eines ohnehin erhöhten Blutdruckes, Fettleibigkeit (durch »Schokoladensucht«), Symptome von Diabetes mellitus, Nierensteine, Absinken des Blutzuckerspiegels nach einer Mahlzeit (postprandiale Hypoglykämie) sowie eine Tendenz zu

Herzarrhythmien. Bei manchen Menschen kann Schokolade auch Kopfschmerzen hervorrufen – insbesondere durch Gefäßerweiterung im Gehirn bedingte Migräne. Und mitunter kommt es beim Verzehr von Schokolade zu einem Rückstrom von Magensäure in die Speiseröhre und damit zu heftigem Sodbrennen. Machen Ihnen solcherlei Beschwerden zu schaffen, sollten Sie zunächst Ihren Arzt befragen, ehe Sie Schokolade auf Ihren Speiseplan setzen.

Wissenschaftliche Erkenntnisse

■ Im Rahmen einer 1994 an der Pennsylvania State University durchgeführten Untersuchung registrierte man bei den Testpersonen, die über einen Zeitraum von 27 Tagen täglich eine Tafel Milchschokolade verzehrt hatten, einen Anstieg der HDL-Spiegel, während das LDL unverändert blieb. Die Wissenschaftler vermuteten, daß diese Reaktion dem günstigen Einfluß von Stearinsäure auf das Cholesterin zuzuschreiben war. (*American Journal of Clinical Nutrition,* Dezember 1994, 6 Supplement, S. 1037S–1042S.)

■ Nach den Ergebnissen tierexperimenteller Untersuchungen an der School of Medicine der East Carolina University in Greenville (North Carolina) dämpfte der Konsum von Schokoladegetränken, Tomatensaft und anderen Flüssigkeiten das Verlangen nach Alkohol. (*Physiologic Behavior,* Juni 1995, S. 1155–1161.)

■ Was Sie vielleicht schon geargwöhnt haben, ist nun auch wissenschaftlich untermauert: Schokolade zu essen ist ein

203

Genuß; aber für Leute, die in diesem Naschwerk im Grunde genommen eine »verbotene Frucht« sehen, ist das Vergnügen nur von kurzer Dauer und wird schnell von Schuldgefühlen abgelöst. (*British Journal of Clinical Psychology*, Februar 1995, S. 129–138.)

■ Forscher am Princess Margaret Hospital for Children in Perth (Australien) entwickelten für zwei kleine Asthmapatienten eine eßbare Bronchialdehnsonde aus Schokolade und stellten fest, daß sie eine merkliche Verbesserung der Atemfunktion der beiden Kinder bewirkte. In einem ähnlich gelagerten Test mit einer üblichen, nicht aus Schokolade bestehenden Bronchialdehnsonde stellte sich keine nennenswerte Reaktion ein. (*Medical Journal of Australia*, 4. Dezember 1995, S. 587–588.)

Nahrungsmittelquellen, Strategien und Fakten

Kakao, aus den Samenkernen (Kakaobohnen) des südamerikanischen Kakaobaums gewonnen und Hauptbestandteil von Schokolade, kennt man seit etwa 460 n. Chr. Im 16. Jahrhundert brachte der Seefahrer und Eroberer Hernán Cortés ein bitteres Getränk aus *chocolat* vom Hofe des Aztekenherrschers Montezuma mit nach Spanien. Innerhalb kurzer Zeit war das Gebräu in ganz Europa populär, aber die süße Variante entstand erst im 19. Jahrhundert mit der Erfindung der Kakaopresse.

Mit etwa 4,6 kg pro Kopf und Jahr ist der Verbrauch von Schokolade und Schokoerzeugnissen in den Vereinigten Staaten im Vergleich zu vielen nordeuropäischen Ländern (7 bis 10 kg pro Jahr) relativ bescheiden. Dennoch – an wenigstens einem der drei Tage, in denen das US Landwirtschaftsministerium 1987/1988 seine Erhebungen zur landesweiten Nahrungszufuhr (Nationwide Food Consumption Survey) durchführte, verzehrten 11 Prozent der US-Bevölkerung Schokolade in irgendeiner Form. (*American Journal of Clinical Nutrition*, Dezember 1994, 6 Supplement, S. 1060S–1064S.)

Und hier noch einige weitere Fakten:

■ Im Winter wird besonders gern Schokolade gegessen.

■ Die meiste Schokolade wird von Trinkerinnen verzehrt. Und auf fett- und salzreiches Knabberzeug sind in erster Linie Männer versessen.

Nach einem in der Juliausgabe 1995 des *American Journal of Clinical Nutrition* veröffentlichten Bericht werden im Gehirn natürliche, opiatähnliche Substanzen (Endorphine) gebildet, die ähnlich angenehme Empfindungen hervorrufen, wie sie mit vielen Suchtkrankheiten verknüpft sind. Wird die Produktion dieser euphorisierenden Substanzen jedoch blockiert, schwächt sich auch das übersteigerte Verlangen nach Schokolade ab.

Im Rahmen der an der Universität von Michigan durchgeführten Studie injizierten Ernährungswissenschaftler einer Gruppe von Frauen Naloxon, eine Substanz, die als Gegenmittel bei Heroinüberdosierung eingesetzt wird. Anschließend bot man den Probandinnen Schokoladenkekse, Schokoladeneis und ähnliches Naschwerk an. Unter der Einwirkung des Medikamentes aßen die Trinkerinnen in der Gruppe weit weniger Schokolade als sonst.

Therapie-Empfehlungen

Haben Sie Probleme mit dem Cholesterin, aber täglich das heftige Bedürfnis nach etwas Süßem, dürfte Schokolade die beste Alternative sein. Beschränken Sie aber Ihren täglichen Verzehr auf einige wenige, kleine Stückchen pure Schokolade (ohne Füllung und nicht in Kombination mit anderem Naschwerk). Weitere Süßigkeiten, selbst die eine oder andere Extraportion reine Schokolade, könnten zu einer Gewichtszunahme führen und sich nachteilig auf Ihren Gesamtcholesterinspiegel auswirken.

Warnung: Bei Bluthochdruck, Fettleibigkeit und Diabetes mellitus, Nierensteinen, postprandialer Hypoglykämie oder Herzarrhythmien sollten Sie mit Ihrem Arzt sprechen, ehe der Genuß von Schokolade zur täglichen Gewohnheit wird.

Zusätzliche Informationen

Siehe »Cholesterin-Regulierung«, »Fette« und »Kopfschmerzen«.

Selen

Der Mineralstoff Selen ist ein Antioxidans, das durch die tägliche Kost zugeführt wird, insbesondere durch Schalentiere und bestimmte, auf selenreichem Boden angebaute Getreidesorten. (Siehe »Nahrungsmittelquellen, Strategien und Fakten«.)

Darüber hinaus ist dieses Spurenelement Bestandteil des im Organismus gebildeten Enzyms Glutathion-Peroxidase und schützt in dieser Eigenschaft das natürliche, in den Körperzellen vorkommende Antioxidans Glutathion-Sulfhydryl, das zur körpereigenen Abwehrtruppe gegen zerstörische freie Radikale zählt.

Selen wirkt außerdem gemeinsam mit den Vitaminen C, E und Beta-Carotin der Oxidation in den Zellen des menschlichen Organismus entgegen, wobei allerdings hochdosiertes Vitamin C die Resorption von Selen beeinträchtigen kann. Über diesen Mechanismus kann Selen zur Minderung des Risikos für vielerlei Erkrankungen beitragen, darunter Asthma und koronare Herzkrankheit sowie Magen- und Speiseröhrenkrebs. Niedrige Selenkonzentrationen im Blut spielen auch eine Rolle bei der Entstehung von Makuladegeneration, Farbenfehlsichtigkeit und eingeschränkter »Blaukonus«-Reaktion, einem speziellen Augentest.

Anmerkung: Das Auge ist von der Aktivität freier Radikale vermutlich mehr betroffen als jedes andere Organ. Manche Augenerkrankungen sind mit an Sicherheit grenzender Wahrscheinlichkeit das

Resultat einer überschießenden Produktion dieser instabilen Sauerstoffmoleküle.

Das sollten Sie wissen

Mit wissenschaftlichen Belegen über die Auswirkungen von Selen steht man noch ziemlich am Anfang, und deshalb stelle ich die Einnahme eines Präparates weiterhin in das Ermessen jedes einzelnen. (Siehe Kapitel 4.) Im Klartext heißt dies, daß ich die tägliche Zufuhr von 50 bis 100 µg Selen zwar für vertretbar halte, aber nicht ausdrücklich empfehle. (Die RDA-Werte liegen niedriger und betragen für Männer und Frauen 70 beziehungsweise 55 µg pro Tag.)

Ob sich die tägliche Zufuhr von mehr als 100 µg Selen günstig auf die Gesundheit auswirkt, ist derzeit noch nicht geklärt. Mit einer Aufnahme von etwa 400 µg und mehr pro Tag (Nahrung und Ergänzungspräparate zusammengerechnet) nähern Sie sich möglicherweise dem Bereich negativer oder gar toxischer Auswirkungen. Den Befunden mehrerer Studien zufolge kann ein Überangebot an Selen das Tumorwachstum begünstigen und eine Reihe von Nebenwirkungen zeitigen, wie beispielsweise Haarausfall und brüchige Fingernägel, Übelkeit, Erbrechen und Durchfall, Nervenerkrankungen, Reizbarkeit oder Ermüdung. (Siehe folgenden Abschnitt.)

Wissenschaftliche Erkenntnisse

■ Die Ergänzung der Nahrung durch antioxidative Vitamine und Selen verstärkt den Schutz des im menschlichen Blut enthaltenen »schlechten« LDL-Cholesterins vor Oxidation. Einem finnischen Bericht aus dem Jahre 1994 zufolge begünstigt LDL-Oxidation die Entstehung von Plaques in den Blutgefäßen und damit die Entwicklung von Koronarerkrankungen.

Im Rahmen dieser Studie nahmen gesundheitlich im großen und ganzen intakte Raucher im Alter zwischen 30 und 58 Jahren drei Monate lang täglich folgende Zusatzpräparate ein: 100 µg organisches Selen, 400 mg Ascorbinsäure (Vitamin C) in Retardform, 200 mg natürliches Vitamin E und 30 mg Beta-Carotin. Als Folge dieser Therapie registrierte man eine merkliche Abschwächung des Oxidationsprozesses in ihrem Blut. (*European Journal of Clinical Nutrition*, September 1994, S. 633–642.)

■ Die Fähigkeit von selenreichem Knoblauch, Tiere gegen Tumorbildung abzuschirmen, hängt nach Aussagen von Wissenschaftlern des Roswell Park Cancer Institute in Buffalo (New York) in erster Linie von der vermehrten Zufuhr des in Knoblauch enthaltenen Selens ab. (*Carcinogenesis*, November 1995, S. 2649–2652.)

■ Der Selenhaushalt einer Gruppe von Russen, die am Nationalen Institut für Volksgesundheit in Helsinki untersucht wurden, war dank des hohen Selengehaltes von Importweizen ziemlich zufriedenstellend. (*Biological Trace Elements Research*, März 1994, S. 277–285.)

■ Einer Studie des Instituts für Präventiv- und Klinische Medizin in Bratislava (Slowakische Republik) zufolge enthält vegetarische Kost kein ausreichendes Angebot an essentiellen antioxidativen

Spurenelementen wie Zink, Kupfer und insbesondere Selen. (*Biological Trace Elements Research,* Oktober 1995, S. 13–24.)

■ Chinesische Wissenschaftler untersuchten Patienten mit Symptomen einer Selenvergiftung – darunter auch abgebrochene Haarsträhnen und mehr oder minder ausgeprägte Schädigungen der Nägel. Ihren Feststellungen nach beträgt die maximale risikofreie, auf diätetischem Weg zugeführte Tagesdosis Selen 400 µg. (*Journal of Trace Elements and Electrolytes in Health and Disease,* Dezember 1994, S. 159–165.)

■ Eine von der Universität Verona durchgeführte Untersuchung von Bewohnern eines norditalienischen Dorfes erbrachte einen Zusammenhang zwischen Alterungsprozeß und fortschreitender Abnahme der Selenkonzentrationen im Organismus. (*American Journal of Clinical Nutrition,* Mai 1995, S. 1172–1173.)

■ Selen und konjugierte Linolsäure sind nachgewiesenermaßen hochwirksame Substanzen zur Hemmung des Tumorwachstums bei Tieren. (*Cancer Research,* 1. April 1994, 7 Supplement, S. 157S–159S.)

■ Nach Aussagen von M. Garland, W. C. Willett und Kollegen – allesamt Wissenschaftler an der Harvard School of Public Health – deuten zahlreiche Befunde darauf hin, daß die Zufuhr von Selen keinerlei Einfluß auf das Brustkrebsrisiko beim Menschen ausübt. (*Journal of the American College of Nutrition,* August 1993, S. 400–411.)

Nahrungsmittelquellen, Strategien und Fakten

An Selenlieferanten herrscht kein Mangel, wie die folgende Übersicht zeigt. Die Mikrogrammwerte entsprechen dem ungefähren Gehalt pro angegebener Menge.

Nahrungsmittel	Menge	Selen
Essig	1 EL	13 µg
Hähnchen	1 Unterschenkel	14 µg
Orangensaft	240 ml	15 µg
Hähnchen	½ Brust	20 µg
Weizenkleie	240 ml	35 µg
Kabeljau	90 g	37 µg
Austern	6 mittelgroße	45 µg
Rinderleber	120 g	50 µg
Polierter Reis, angereichert	240 ml	65 µg
Kammuschelfleisch	90 g	70 µg
Brauner Reis	240 ml	80 µg
Weizenvollkornmehl	240 ml	80 µg
Hummer	90 g	95 µg
Venusmuscheln	9 große	100 µg
Rumpsteak	450 g	170 µg
Garnelen	90 g	180 µg

Therapie-Empfehlungen

Halten Sie sich zur Deckung Ihres Selenbedarfes an die in der Tabelle angeführten Nahrungsmittel. Die tägliche Einnahme von 50 bis 100 µg Selen in Form eines Präparates liegt in Ihrem Ermessen, aber bleiben Sie mit Ihrer Tageszufuhr auf alle Fälle unter 400 µg (Nahrung plus Ergänzungspräparat zusammengerechnet).

Zusätzliche Informationen

Siehe »Vitamin A«, »Vitamin C« und »Vitamin E« sowie Kapitel 4.

Sichelzellenanämie

Kennzeichnend für Sichelzellenanämie – eine Erkrankung des Blutes – ist die sichelähnliche Form der Erythrozyten (roten Blutkörperchen). Am anfälligsten für diese Krankheit, die aufgrund einer überhöhten Zähflüssigkeit des Blutes zu Schlaganfall führen kann, sind dunkelhäutige Menschen oder Personen afrikanischer Abstammung.

Was den Faktor Ernährung angeht, gibt es einen Zusammenhang zwischen Sichelzellenanämie und einem Defizit an Vitamin B_{12} (Cobalamin). Im Rahmen einer an der König-Saud-Universität in Riad (Saudi-Arabien) durchgeführten Studie verglichen Wissenschaftler die Vitamin-B_{12}-Konzentrationen von Patienten mit schwerer Sichelzellenanämie mit jenen einer Vergleichsgruppe. Die Untersuchung bestand aus der Erstellung eines großen Blutbildes und der

Bestimmung der Eisen- und Vitamin-B_{12}-Werte.

Anhand der Befunde ergab sich folgendes Bild: Bei 43,5 Prozent der Patienten mit Sichelzellenanämie lag die Serumkonzentration von Vitamin B_{12} unter dem Normalwert. Nach intramuskulärer Injektion von 1 mg (1000 µg) Vitamin B_{12} einmal pro Woche über einen Zeitraum von 12 Wochen stellte sich bei den Patienten mit niedrigen B_{12}-Spiegeln eine wesentliche Besserung ein.

Die Forscher gelangten zu dem Schluß, daß viele von massiver Sichelzellenanämie Betroffene möglicherweise an einem nicht erkannten Vitamin-B_{12}-Mangel leiden. (*Journal of Internal Medicine*, Juni 1995, S. 551–555.)

Das sollten Sie wissen

Ein wesentlicher Faktor der Ernährungstherapie bei Sichelzellenanämie ist das Vermeiden übermäßiger Eisenablagerungen im Organismus. Die tägliche Kost sollte wenig Eisen enthalten. Nahrungsmittel, wie beispielsweise Leber und mit Eisen angereicherte Getreidemüslis, sollten vom Speiseplan gestrichen werden. Überdies sollte die Ernährung auch fettarm sein und der Anteil an Fettkalorien unter 30 Prozent der täglichen Gesamtkalorienzufuhr liegen.

Aufgrund des fortwährend notwendigen Ersatzes großer Mengen von Erythrozyten besteht ein hoher Bedarf an den Vitaminen C, A, E und K. Als hilfreich könnte sich auch die zusätzliche Einnahme von Zink (20 bis 30 mg pro Tag) erweisen, nachdem dieses Spurenelement mit dem Untergang von roten Blutkörperchen verlorengeht.

Des weiteren sollte die Nahrung reichlich Folsäure enthalten (400 bis 600 µg pro Tag). Der Grund hierfür liegt in dem Umstand, daß die vermehrte Bildung von Erythrozyten mit einem erhöhten Folsäurebedarf des Organismus verknüpft ist. Deshalb ist auch die zusätzliche Einnahme eines Folsäurepräparates (400 µg täglich) zu empfehlen.

Zusätzliche Informationen

Siehe »Vitamin B_{12}«.

Sojabohnen und Sojaprodukte

Seit Jahrhunderten werden Sojaprodukte für Ernährung und medizinische Zwecke gleichermaßen verwendet. Dank wissenschaftlicher Untersuchungen über ihre Auswirkungen auf die Gesundheit sind die Vorzüge von Sojaprodukten mittlerweile auch im Westen wohlbekannt.

Nach Berichten in der wissenschaftlichen Literatur sind Sojaprodukte mit einem verminderten Risiko für eine ganze Reihe gesundheitlicher Probleme verknüpft, angefangen bei Herz- und Gefäßerkrankungen über verschiedene Krebsformen bis hin zu Nierenleiden und Osteoporose (dem mit dem Alterungsprozeß einsetzenden Knochensubstanzverlust).

Das sollten Sie wissen

Sojaprotein ist ein »vollständiges« Protein. Das bedeutet, für seine vollständige Resorption in den Organismus ist kein tierisches, in Milchprodukten oder Fleisch vorkommendes Eiweiß vonnöten. Und damit spielen Sojaprodukte für eine ausgewogene vegetarische Kost eine bedeutsame Rolle. (Siehe die Einträge »Aminosäuren« und »Protein«.)

Verschiedene Forschungsarbeiten haben erbracht, daß der regelmäßige Verzehr von Sojalebensmitteln wahrscheinlich zu der relativ geringen Häufigkeit von Brust-, Dickdarm- und Prostatakrebs in Ländern wie China und Japan beiträgt. Als Grund für diesen Effekt vermutet man den Gehalt der Sojabohne an Antikarzinogenen (der Krebsbildung entgegenwirkenden Substanzen), wie beispielsweise Vitamin E und Phytöstrogene. Verschiedene Untersuchungen deuten auch auf einen antioxidativen Faktor in Sojaprodukten hin, der dem zerstörerischen Tun von freien Radikalen entgegenwirkt. Freie Radikale werden in zunehmendem Maße mit der Entstehung von Krebs, Koronarerkrankungen und einer Vielzahl anderer gesundheitlicher Probleme in Verbindung gebracht. (Nähere Einzelheiten zum Thema freie Radikale und Antioxidantien können Sie in Kapitel 4 nachlesen.)

Im Zuge weiterer Forschungsarbeiten auf diesem Gebiet ergab sich eine Verknüpfung zwischen dem Verzehr von Sojaprodukten und einer Herabsetzung der Konzentrationen an »schlechtem« LDL-Cholesterin im Blut. Angesichts die-

ser Befunde gelten Sojaprodukte mittlerweile als geeignete Maßnahme zur Minderung des Risikos für Gefäßerkrankungen und Herzinfarkt. (Siehe »Wissenschaftliche Erkenntnisse«.)
Darüber hinaus enthalten Sojaprodukte hormonähnliche Verbindungen mit schwach östrogener Wirkung, die klimakterische Beschwerden abmildern können. (Siehe »Hormone«.)

Wissenschaftliche Erkenntnisse

■ In zwei Dritteln der tierexperimentellen Untersuchungen über die Auswirkungen von Sojanahrung führte allen voran die in Sojabohnen enthaltene Substanz Genistein zu einer merklichen Herabsetzung des Krebsrisikos. (*Journal of Nutrition,* März 1995, S. 777S–783S.)
■ Aus einer Vielfalt wissenschaftlicher Untersuchungen geht hervor, daß Isoflavonoide – hormonähnliche, in Pflanzen gebildete Phytöstrogene, die in Sojaprodukten enthalten sind – eine natürliche Schutzwirkung gegen Krebs entfalten. (*Journal of Nutrition,* März 1995, S. 757S–770S.)
■ Nach Aussagen von Wissenschaftlern der Northwestern University könnte sich – auch wenn es in dieser Hinsicht noch weiterer Forschungsarbeit bedarf – die vermehrte Einbeziehung von Sojaprodukten in die menschliche Ernährung als risikofreie und wirksame Vorbeugungsmaßnahme gegen Krebserkrankungen erweisen. (*Journal of Nutrition,* März 1995, S. 751S–756S.)
■ Weitere Anmerkungen zu bestimmten Krebsformen:

Einem 1995 von der Universität von Pennsylvania herausgegebenen kritischen Artikel zufolge spricht sehr viel dafür, daß an Sojaprodukten reiche Ernährungsweisen mit einer insgesamt niedrigeren Sterblichkeitsrate bei Brustkrebs und Krebserkrankungen im Bereich von Dickdarm und Prostata verknüpft sind. Nach Aussage der Autoren könnte die Ergänzung der menschlichen Nahrung mit bestimmten Sojaerzeugnissen, insbesondere mit solchen, die bei Tieren nachweislich die Karzinogenese (Entstehung von Krebs) hemmten, die Zahl tödlich verlaufender Krebserkrankungen beim Menschen deutlich senken. (*Journal of Nutrition,* März 1995, S. 733S–743S.)
■ Im Rahmen einer Untersuchung an der Division of Foods and Nutrition der Universität von Illinois in Champaign-Urbana fanden Forscher heraus, daß der tägliche Verzehr von 25 g Sojaprotein über einen Zeitraum von vier Wochen bei Personen mit überhöhtem Cholesterinspiegel zu einer Herabsetzung der Gesamtcholesterinkonzentration führte. (*Journal of Nutrition,* Februar 1994, S. 213–222.)
■ Einer Studie des College of Medicine der Hanyang Universität in Seoul (Korea) aus dem Jahre 1995 zufolge beeinflußt die Zubereitungsart von Sojaerzeugnissen das Risiko für Magenkrebs.
Insbesondere Eintopf aus Sojabohnenpaste oder aus Chillies und Sojabohnen sowie andere gebratene und stark gesalzene Speisen erhöhten die Gefahr von Magenkrebs, während sie sich durch salzarme Gerichte, wie beispielsweise

Tofu (Sojabohnenkäse oder -quark), abschwächte.

Die Wissenschaftler gelangten zu dem Schluß, daß übermäßige Salzzufuhr sowie Garmethoden, wie beispielsweise scharfes, dunkle Röststoffe bildendes Braten und reichliches Salzen von Speisen in bezug auf Magenkrebs bei Koreanern eine gewichtige Rolle spielen. (*International Journal of Epidemiology*, Februar 1995, S. 33–41.)

■ Nach Meinung von Wissenschaftlern der Washington University School of Medicine in St. Louis (Missouri) sollten diätetische Maßnahmen der erste Schritt in einer Therapie zur Senkung erhöhter Blutfette, einschließlich Cholesterin, sein.

Überhöhte Blutfettwerte lassen sich unter Umständen durch eine Nahrungsergänzung in Form von löslichen Ballaststoffen, Knoblauch und Sojaprotein ohne den Einsatz von Medikamenten senken. So kann beispielsweise Sojaprotein als Bestandteil einer fettarmen Kost eine Herabsetzung des Gesamtcholesterinspiegels und darüber hinaus eine Senkung der Konzentrationen von LDL-Cholesterin bewirken.

Die Autoren wiesen darauf hin, daß Tofu und Sojamilch in vielen Geschäften zwar erhältlich seien, aber viele Verbraucher von der Existenz solcher Nahrungsmittel und deren Verwendung gar keine Ahnung hätten. Deshalb ist es notwendig, Sojaprodukten durch ein breiter gefächertes Angebot an Fertigerzeugnissen, Rezepten und Kochbüchern zu einem größeren Bekanntheitsgrad zu verhelfen. (*Journal of Nutrition,* März 1995, S. 675S–678S.)

■ Als Nahrungsmittel und Arzneipflanze ist die Sojabohne seit Jahrhunderten wesentlicher Bestandteil der asiatischen Kultur. So steht es in einem Artikel im *Journal of Nutrition* aus dem Jahre 1995 zu lesen. Im Westen ist die Sojabohne in erster Linie wegen ihres Proteingehaltes bekannt. Erst in jüngster Zeit erkannte man ihre Bedeutung für die Vorbeugung und Behandlung von Krebs- und Koronarerkrankungen, Osteoporose und Nierenleiden.

Die vorhandene Datenbasis zu den gesundheitsfördernden Auswirkungen von Sojanahrung ist ziemlich umfangreich und verdient zweifellos eine breitere Anerkennung in Forscher-, Ärzte- und Klinikkreisen. Überdies lassen sich Sojaprodukte wie Tofu (ein variabel zu verarbeitender Sojabohnenkäse), Sojamilch, Sojaproteinkonzentrate und Sojamehl in Ernährungsrichtlinien und -pläne ohne großen Aufwand einbeziehen. (*Journal of Nutrition,* März 1995, S. 567S– 569S.)

■ Die Ernährung mit Sojaprodukten trägt möglicherweise zu der vergleichsweise geringen Häufigkeit von Brust-, Dickdarm- und Prostatakrebs in China und Japan bei. Dies geht aus einem Bericht des National Cancer Institute in Bethesda (Maryland) aus dem Jahre 1994 hervor.

Sojabohnen enthalten zudem das Isoflavon Genistein, das eine schwach östrogene Wirkung entfaltet. Genistein kann auch – wie tierexperimentelle Untersuchungen gezeigt haben – das Wachstum einer Vielzahl von Tumorzellen hemmen. (*Nutrition and Cancer,* 1994, S. 113–131.)

■ Im Rahmen einer Studie der Tufts University School of Medicine in Boston wurden fünf verschiedene Nahrungsmittel auf ihren Gehalt an Phytöstrogenen und deren östrogene Wirkung untersucht: Tofu (Sojabohnenkäse oder -quark), ein handelsübliches Sojagetränk sowie drei Säuglingsnahrungsprodukte auf Sojabasis.

Im Tofu fand sich nach Aussagen der Wissenschaftler der höchste Anteil an Isoflavonen (östrogenähnlichen Substanzen). Das Sojagetränk enthielt eine geringere Menge, und in der Säuglingsnahrung wurde keinerlei östrogene Wirkung registriert. (*Journal of the American Dietetic Association,* Juli 1994, S. 739–743.)

Nahrungsmittelquellen, Strategien und Fakten

Sojabohnen und Sojaprodukte sind ebenso nahrhaft wie nährstoffreich. 240 ml gekochte Sojabohnen beispielsweise liefern rund 240 Kalorien und versorgen Sie mit 20 g Protein (80 Kalorien), 20 g Kohlenhydraten (80 Kalorien) und 9 g Fett (81 Kalorien) sowie 3 g Ballaststoffen.

Zudem sind gekochte Sojabohnen ungemein reich an Calcium (88 mg), Phosphor (211 mg) und Kalium (443 mg) sowie an vielerlei Aminosäuren. Hinzu kommen noch Phytöstrogene – jene bereits erwähnten natürlichen, schwach wirksamen Hormone, die klimakterische Beschwerden lindern können. (Siehe »Hormone«.)

Die in Sojaprodukten enthaltenen Fette sind überwiegend ungesättigte Fettsäuren. Wie bereits unter den Stichwörtern »Cholesterin-Regulierung« und »Fette« erläutert, besteht ein Zusammenhang zwischen dem Verzehr von gesättigten Fettsäuren und dem Anstieg des LDL-Cholesterinspiegels. Im Gegensatz dazu tragen ungesättigte Fettsäuren zur Abschirmung gegen Atherosklerose und koronare Herzkrankheit bei.

Empfehlenswerte Sojaprodukte sind unter anderem Sojabohnensprossen, Sojamilch und -mehl sowie Tofu (Sojabohnenkäse oder -quark).

Warnung: Speisen mit oder aus Sojazutaten sollten weder scharf oder über offenem Feuer gebraten noch stark gesalzen werden; derlei Zubereitungsarten werden mit einem vermehrten Magenkrebsrisiko in Verbindung gebracht. (Siehe »Wissenschaftliche Erkenntnisse«.)

Therapie-Empfehlungen

Sojaprodukte sollten Bestandteil der meisten Ernährungsprogramme sein und in der einen oder anderen Form mindestens zwei- bis dreimal wöchentlich – besser noch häufiger – auf den Tisch kommen. Sie begünstigen die Vorbeugung gegen Krebs- und Koronarerkrankungen, Osteoporose und andere Krankheiten und stellen damit eine optimale Form der Ernährungstherapie dar – mit einer möglichen Ausnahme: Frauen, die während des Klimakteriums und/ oder nach der Menopause zur Linderung von Beschwerden oder ihrer Gesundheit wegen eine Hormonersatztherapie machen oder aus anderen Gründen Östrogen und Gestagen einnehmen, sollten ihren Arzt befragen, ehe sie an Phytöstrogenen reiche Nahrungsmittel in ihre tägliche Kost einbeziehen. (Siehe »Hormone«.)

Zusätzliche Informationen

Siehe »Aminosäuren«, »Ballaststoffe«, »Calcium«, »Cholesterin-Regulierung«, »Eisen«, »Folsäure«, »Hormone«, »Koronare Herzkrankheit«, »Krebserkrankungen« und »Protein«.

Süßholzwurzel

Süßholzwurzel, als Lakritze eine beliebte Süßigkeit, kann den Blutdruck nachgewiesenermaßen gefährlich in die Höhe treiben. Bei übermäßigem Genuß können sich Symptome einstellen, die von Kopfschmerzen und Lethargie über Natrium- und Wasserretention und übermäßige Kaliumausscheidung bis hin zu Herzversagen und Herzstillstand reichen. (*Medical Letter on Drugs and Therapeutics*, 21(7), 1979.)

Das sollten Sie wissen

Nachdem bereits relativ geringe Mengen Süßholzwurzel (50 g oder weniger) blutdrucksteigernd wirken können, würde ich empfehlen, auf den Genuß im großen und ganzen zu verzichten.

Wissenschaftliche Erkenntnisse

■ Der Genuß von Süßholzwurzel kann zu Natrium- und Flüssigkeitsretention,

Bluthochdruck und Hypokaliämie (Verminderung der Kaliumkonzentration im Blut) führen, zu Alkalose (einem übermäßgen Anstieg von Bicarbonat im Blut) und zu einer Hemmung des Renin-Aldosteron-Systems der Nieren.

Ursache dieser Auswirkungen ist die Tatsache, daß Glycyrrhizin, der Hauptbestandteil von Süßholzwurzel, strukturell dem Hormon Aldosteron ähnelt, das den körpereigenen Flüssigkeits- und Natriumhaushalt reguliert. (*Netherlands Journal of Medicine*, November 1995, S. 230–234.)

Die Autoren dieser Studie beschrieben den Fall einer 40jährigen Frau, bei der der Genuß von Süßholzwurzel über einen längeren Zeitraum zu massivem Bluthochdruck und einer Herabsetzung der Kaliumspiegel führte.

■ Wissenschaftler der Universität von Island prüften nach, ob der regelmäßige Genuß von Süßholzwurzel in bescheidenen Mengen von 50 bis 100 g pro Tag blutdrucksteigernd wirkt. Nach ihren Befunden bewirkten diese geringen Mengen tatsächlich einen Anstieg des systolischen Blutdruckes. Sie gelangten zu dem Schluß, daß auf den Genuß von Süßholzwurzel zurückzuführender Bluthochdruck möglicherweise häufiger vorkommt als bislang angenommen. (*Journal of Human Hypertension*, Mai 1995, S. 345–348.)

Nahrungsmittelquellen, Strategien und Fakten

Siehe die Abschnitte »Das sollten Sie wissen« und »Wissenschaftliche Erkenntnisse«.

Therapie-Empfehlungen

Offiziell ist Süßholzwurzelextrakt von der FDA nur für zwei Verwendungszwecke zugelassen – als Aromastoff und als Süßmittel. (Glycyrrhizin, der Hauptbestandteil der Süßholzwurzel, ist 150mal süßer als Haushaltszucker!) In der chinesischen Volksmedizin hingegen verwendet man Süßholzwurzel schon seit 5000 Jahren als hochwirksames Expectorans (schleimlösendes und auswurfförderndes Mittel) bei Erkältungen und Grippe. Sie wirkt zudem entzündungshemmend und beruhigend bei Halsschmerzen und Magengeschwüren) und beugt möglicherweise sogar der Entstehung von Karies vor.

In der wissenschaftlichen Literatur fehlt es nicht an Hinweisen auf die blutdrucksteigernde Wirkung selbst geringfügiger Mengen von Süßholzwurzel. Deshalb empfehle ich jedermann, darauf zu verzichten.

Zusätzliche Informationen

Siehe »Bluthochdruck«.

Verstopfung

Von Verstopfung ist mitunter dann die Rede, wenn der Betroffene wöchentlich dreimal oder seltener Stuhlgang hat. Unbedingt berücksichtigt werden sollte aber nach Meinung der meisten Fachleute ein weiterer Faktor – nämlich der Umstand, ob die Stuhlentleerung mühelos oder nur unter Schwierigkeiten erfolgt.

Ist in der Regel letzteres der Fall, haben Sie es mit einem Verstopfungsproblem zu tun, auch wenn Sie häufiger als dreimal pro Woche Stuhlgang haben. (*American Journal of Gastroenterology*, Januar 1996, S. 26–32.)

Von einigen Patienten abgesehen, die auf freiverkäufliche oder verschreibungspflichtige Abführmittel angewiesen sind, können die meisten Betroffenen die Probleme mit dem Stuhlgang ausschließlich durch eine Umstellung ihrer Lebens- und Ernährungsweise beseitigen. Nähere Erläuterungen dazu finden Sie im folgenden Abschnitt und unter der Überschrift »Therapie-Empfehlungen«.

Das sollten Sie wissen

Das A und O eines regelmäßigen Stuhlganges und Gegenmittel Nummer eins bei Verstopfung sind Ballaststoffe. (Siehe »Ballaststoffe, lösliche« und »Ballaststoffe, nichtlösliche«.) Mit der täglichen Zufuhr von mindestens 20 bis 35 g – besser sogar noch mehr – Ballaststoffen ist man in der Regel gegen Verstopfung und damit verknüpften Problemen ausreichend gerüstet. Manche Menschen brauchen zwar – zumindest anfangs – 40 g Fasern oder mehr, prinzipiell aber ist außer Ballaststoffen zumeist kein anderes Mittel vonnöten, um sich in puncto Stuhlgang Schwierigkeiten zu ersparen.

Bei den Ballaststoffen sollte das Hauptgewicht auf den *wasserunlöslichen* Fasern liegen, die sich in Gemüse, Weizen und Getreidemüslis finden und die Stuhlpassage durch den Darm beschleunigen. Aber auch lösliche Fasern, wie sie beispielsweise in Hafer, Zitrusfrüchten und käuflichen Präparaten enthalten sind, wirken sich auf den Stuhlgang förderlich aus.

Wichtigster Aspekt im Zusammenhang mit einer vermehrten Ballaststoffzufuhr ist die Verkürzung der Passage von Nahrungsbrei durch den Verdauungstrakt. Je rascher er transportiert wird, desto weniger Zeit bleibt ihm, sich zu verfestigen. Kurze Passagezeiten werden zudem mit einem verminderten Risiko für Dickdarmkrebs in Verbindung gebracht.

Ein zweiter, wesentlicher ernährungstherapeutischer Faktor im Zusammenhang mit Verstopfung ist Wasser. Mindestens 2 Liter Wasser pro Tag und dazu 7 Portionen Obst und Gemüse sorgen für einen beträchtlich weicheren Stuhl und ersparen Ihnen aller Wahrscheinlichkeit nach die Unannehmlichkeiten einer Verstopfung. (Siehe »Nahrungsmittelquellen, Strategien und Fakten«.)

Wissenschaftliche Erkenntnisse

■ Nach einem Bericht im *Journal of Gerontological Nursing* (Oktober 1995, S. 21–30) haben bis zu 20 Prozent aller Menschen ab 65 Jahre mit Verstopfung zu tun.

Ältere Menschen, die ein Ballaststoffpräparat einnehmen, brauchen im Vergleich zu anderen Patienten wesentlich weniger Laxantien (Abführmittel). Doch aufgrund der möglichen Nebenwirkungen einer zusätzlichen Ballaststoffzufuhr, wie beispielsweise Blähungen oder Krämpfe, ist es am besten, die Nahrung dieser Patienten nur ganz allmählich und unter sorgsamer ärztlicher Überwachung mit Faserstoffen anzureichern.

■ Aussagen von Wissenschaftlern der Harvard Medical School zufolge ist weniger häufiger Stuhlgang keine unvermeidliche Begleiterscheinung des Alterungsprozesses. (*Archives of Internal Medicine*, 12. Februar 1996, S. 315–320.) Nach ihren Beobachtungen nehmen jedoch Verstopfung und Einnahme von Abführmitteln mit fortschreitendem Alter zu, insbesondere bei Frauen.

■ An Verstopfung leidenden Kindern konnte durch Biofeedback nicht geholfen werden. Dies ergab eine Studie der Hospitals and Clinics der Universität von Iowa. (*Digest of Disease Science,* Januar 1996, S. 65–71.)

■ Durch Appetitverlust bedingte Mangelernährung, körperliche Entkräftung und bewegungsarme Lebensweise sowie Medikamente (insbesondere Schmerzmittel auf Opiatbasis) sind nach Angaben von Wissenschaftlern am St. Christopher's Hospice in London die Ursachen für Verstopfung bei Patienten mit fortgeschrittenem Krebs. (*Cancer Survey,* 1994, S. 137–146.)

Nahrungsmittelquellen, Strategien und Fakten

Verlagern Sie bei Stuhlgangproblemen und Verstopfung das Gewicht Ihrer täglichen Kost vor allem auf Weizenkleiemüslis, Obst, Gemüse und Vollkornprodukte. Eine ganz wesentliche ernährungstherapeutische Maßnahme bei Verstopfung ist der allmorgendliche

215

Verzehr eines an nichtlöslichen Fasern reichen Getreidemüslis.

Trinken Sie außerdem mehr Wasser. An anderer Stelle dieses Buches habe ich erwähnt, daß man unter normalen Umständen auch mit weniger als 2 Liter Wasser pro Tag auskommt, solange man viel Obst ißt oder Fruchtsäfte trinkt und damit anderweitig reichlich Flüssigkeit aufnimmt. Aber bei Stuhlgangproblemen und Verstopfung rate ich Ihnen, täglich mindestens 4 Obst- und 3 Gemüseportionen zu essen *und* 2 Liter Wasser zu trinken.

Begrenzen Sie außerdem die tägliche Zufuhr von tierischem Eiweiß auf 120 g, mit einem Anteil von 240 bis 480 ml Milchprodukten. Und meiden Sie Bananen sowie andere stopfende Nahrungsmittel.

Therapie-Empfehlungen

Treiben Sie regelmäßig Ausdauersport. Im Klartext heißt dies – an mindestens drei Tagen der Woche jeweils 20 bis 30 Minuten gehen, joggen oder radfahren. Diese Form der körperlichen Bewegung trägt ganz wesentlich dazu bei, den gesamten Magen-Darm-Trakt gesund und beweglich zu halten.

Von freiverkäuflichen Abführmitteln sollten Sie Abstand nehmen – es sei denn, der Arzt hat nichts dagegen einzuwenden. In diesem Fall sollten Sie sich aber mit ihm darüber unterhalten, wie sich die Einnahme solcher Präparate allmählich reduzieren und Ihr Organismus sich durch entsprechende Ernährung und körperliche Aktivität »umerziehen« läßt, um mit dem Problem

Verstopfung auf natürliche Weise zurechtzukommen.

Anmerkungen zu bestimmten Nahrungsmitteln, die sich bei Verstopfung als hilfreich erweisen, finden Sie im Abschnitt »Nahrungsmittelquellen, Strategien und Fakten«.

Zusätzliche Informationen

Siehe »Ballaststoffe, lösliche«, »Ballaststoffe, nichtlösliche« und »Wasser«.

Vitamin A und seine Verwandten

Vitamin A und seine Verwandten, einschließlich der Carotinoide wie Beta-Carotin, finden in der Heil- und Präventivmedizin vielfache Anwendung. Bei der Einnahme von Präparaten muß man unbedingt zwei Dinge wissen: Zum einen um welche der mit Vitamin A verwandten Substanzen es sich handelt, und zum zweiten welche Folgen die Einnahme zeitigen kann. Andernfalls könnten Sie sich einer ernsthaften Bedrohung Ihrer Gesundheit aussetzen. (Nähere Erläuterungen dazu im folgenden Abschnitt.)

Das sollten Sie wissen

Vitamin A (Retinol) spielt für die Bewahrung der Sehkraft und die Gesunderhaltung von Haut, Zähnen und Knochen sowie der Schleimhäute, mit denen Nasen- und Atemwege, Scheide und Eingeweide ausgekleidet sind, eine wichtige Rolle. Überdies begünstigt Vitamin A den Aufbau und die Erneuerung von Körpergeweben und kann die Abwehrkraft gegen Infektionen stärken. Als Antioxidans wird in hohen Konzentrationen nachweisbares Beta-Carotin (eine Vorstufe von Vitamin A) mit einem verminderten Risiko für Lungenkrebs in Verbindung gebracht.

Aber dieser Nährstoff hat auch eine negative Kehrseite. Zu hoch dosiert, kann Vitamin A nämlich toxisch wirken. Die Gefahr einer Überdosierung besteht vor allem bei der Einnahme eines Präparates oder sogar bei überreichlichem Verzehr von tierischen Nahrungsmitteln.

In der Regel wird der Vitamin-A-Bedarf durch die tägliche Kost gedeckt, und deshalb sollte Ihr Speiseplan auch genügend Vitamin-A-reiche Nahrungsmittel enthalten (siehe »Nahrungsmittelquellen, Strategien und Fakten«). Von der Einnahme eines Vitamin-A-Präparates *rate ich ab* – es sei denn, Ihr Arzt verschreibt es Ihnen aus ganz bestimmten Gründen!

Bei einer Tageszufuhr von über 5000 bis 10000 I.E. Vitamin A können sich folgende Anzeichen einer Überdosierung bemerkbar machen: Schleiersehen, Haarausfall, Übelkeit und Hauttrockenheit. In besonders schweren Fällen kommt es unter Umständen zu einer Leberschädigung, zu Milzvergrößerung und zu Geburtsfehlern. Mit Ausnahme von angeborenen Defekten bei Kindern von Müttern, die während der Schwangerschaft täglich über 10000 I.E. eingenommen haben, stellen sich massive, durch Vitamin A bedingte Probleme in der Regel nach mehrjähriger Zufuhr von 50000 I.E. pro Tag ein.

Bei Beta-Carotin, einer chemischen Vorstufe von Vitamin A, sieht die Sache etwas anders aus. Diese Substanz wird erst im Organismus in Vitamin A umgewandelt und gehört zur Familie der Carotinoide, die durch ihre Pigmente Obst- und Gemüsesorten wie Möhren, Kürbis und Süßkartoffeln, Spinat, glattblättriges Kohlgemüse und Grünkohl ihre gelbe, orangefarbene oder grüne Farbe verleihen.

Hohe Beta-Carotin-Serumkonzentrationen werden mit einem verminderten Risiko für grauen Star, koronare Herzkrankheit und Krebserkrankungenen wie Mastdarm- und Blasenkrebs sowie Melanom in Verbindung gebracht. Vermutlich fragen Sie, wie sich die Beta-Carotin-Spiegel anheben lassen.

Am besten nimmt man Beta-Carotin über Nahrungsmittel mit einem hohen Gehalt dieses Nährstoffes auf, wie beispielsweise Möhren und Süßkartoffeln. Neueren Studien zufolge bestehen mittlerweile Zweifel am Nutzen einer Beta-Carotin-Zufuhr durch Präparate.

Im allgemeinen dürften Tagesdosen unterhalb 50000 I.E. (30 mg) bei den meisten Menschen keine ernsthaften Nebenwirkungen hervorrufen. Eine Ausnahme bilden möglicherweise drei Personengruppen – Raucher, Alkoholiker und werdende Mütter.

Zwei Studien – die im April 1994 im *New England Journal of Medicine* veröffentlichte Untersuchung von finnischen Rauchern sowie der im Januar 1996 auf einer Pressekonferenz des National Cancer Institute vorgestellte Forschungsbericht – deuten auf einen Zusammenhang zwischen Megadosen von Beta-Carotin und einem vermehrten Risiko für tödlich verlaufenden Lungenkrebs und koronare Herzkrankheit bei Rauchern hin. Über die Bedeutung dieser Studien ist man sich nicht ganz im klaren. So räumten beispielsweise die Wissenschaftler ein, daß die vermehrten, mit Beta-Carotin verknüpften Risiken für Raucher »statistisch nicht signifikant« waren. Und deshalb sollte man dem negativen Abschneiden von Beta-Carotin nicht allzuviel Gewicht beimessen.

Probanden jener Studie von 1996, in deren Rahmen Raucher untersucht wurden und die unter der Bezeichnung »Beta-Carotene and Retinol Efficacy Trial« bekannt wurde, nahmen zusätzlich zum Beta-Carotin auch hohe Dosen eines Vitamin-A-Präparates ein. Bis zu welchem Grad die gesundheitlichen Probleme der Raucher nun dem Vitamin A und nicht dem Beta-Carotin zuzuschreiben waren, ist nicht geklärt.

Dennoch hielten die Wissenschaftler die negativen Auswirkungen auf Raucher für so bedenklich, daß sie sämtliche Präparate, einschließlich Beta-Carotin, bei den in die Untersuchung einbezogenen Rauchern absetzten.

Eine weitere Studie aus dem Jahre 1996, die Physicians' Health Study, befaßte sich mit über 22 000 Ärzten, die jeden zweiten Tag 50 mg Beta-Carotin einnahmen. Die Befunde ergaben, daß Beta-Carotin-Präparate den Nichtrauchern zwar nicht schadeten, sie aber auch nicht vor Krebs oder koronarer Herzkrankheit schützte. Kurz gesagt – was die Auswirkung der Präparate auf diese Gruppe angeht, blieb das Ergebnis indifferent.

Angesichts dieser Resultate sprach sich Dr. Richard Klausner, Direktor des National Cancer Institute, das diese beiden Forschungsvorhaben finanziert hatte, gegen die Einnahme jeglicher Beta-Carotin-Präparate aus.

Meiner bereits an anderer Stelle geäußerten Ansicht nach tun Sie also am besten daran, Beta-Carotin aus Nahrungsmitteln zu beziehen, die diesen Nährstoff reichlich enthalten, wie beispielsweise Möhren, Süßkartoffeln, Netzmelonen und Mangos. Die tägliche Einnahme von etwa maximal 25 000 I.E. bleibt Ihnen überlassen, oder sie eignet sich gegebenenfalls als »zweite Verteidigungslinie«.

Und schließlich zeigt sich bei Beta-Carotin eine weitere, aber weniger ernstzunehmende Nebenwirkung: Durch höhere Dosen verfärbt sich die Haut manchmal gelblich – eine Erscheinung, die der Gesundheit nicht schadet, sondern lediglich von kosmetischem Interesse ist.

Andere Carotinoide wirken sich ganz spezifisch auf die Gesundheit aus. Im November 1994 war im *Journal of the American Medical Association* zu lesen, daß die vor allem in dunklem Blatt- und (glattblättrigem) Kohlgemüse vorkommenden Carotinoide Lutein und Zeaxanthin der Erblindung älterer Menschen vorbeugen können.

Diese von Dr. Johanna H. Seddon und Kollegen an der Harvard Medical School durchgeführte Studie ergab, daß bei den über 65jährigen Patienten, die die beiden Gemüsesorten fünf- bis sechsmal pro Woche verzehrten, das Risiko einer altersbedingten Makuladegeneration um

57 Prozent geringer war als bei jenen, die nur minimale Mengen zu sich nahmen. Beta-Carotin-reiche Nahrungsmittel wie Möhren spielten für den Schutz vor Makuladegeneration keine besondere Rolle.

Angesichts der so positiven Wirkung dunkelgrüner Blattgemüse bei der Vorbeugung gegen altersbedingte Makuladegeneration vermuten die Forscher, daß die in diesen Gemüsesorten sehr reichlich enthaltenen Carotinoide Lutein und Zeaxanthin die Netzhaut möglicherweise vor dem schädigenden Einfluß von UV-Licht schützen.

Zum Thema Carotinoide ist noch mancherlei zu berichten. Lykopin, ein weiteres Mitglied dieser Familie, das in Tomaten vorkommt und dem diese ihre rote Farbe verdanken, wurde mit einer geringeren Häufigkeit von Prostatakrebs in Verbindung gebracht. Aus einer im Dezember 1995 im *Journal of the National Cancer Institute* veröffentlichten sechsjährigen Langzeitstudie ging hervor, daß Männer südeuropäischer Abstammung aus Ländern wie Italien und Griechenland den höchsten Konsum an Tomatenprodukten hatten und die geringste Wahrscheinlichkeit, an Prostatakrebs zu erkranken.

Am deutlichsten zeigte sich dieser Zusammenhang beim Verzehr von Tomatensauce; gefolgt von rohen oder gekochten Tomaten, Pizza und Tomatensaft. Grüne Blattgemüse, Obst und andere allgemein bekannte krebsvorbeugende Nahrungsmittel mindern das Risiko für Prostatakrebs nicht.

Der an dieser Studie beteiligte Wissenschaftler Dr. Edward Giovannucci von der Harvard School of Public Health folgerte daraus: Je höher der Tomatenkonsum, desto besser. Die wenigsten Fälle von Prostatakrebs registrierte man bei den Probanden, die allwöchentlich mindestens zehn Portionen eines Tomatengerichtes verzehrten.

Wissenschaftliche Erkenntnisse

■ Etwa eines von 57 Babys, deren Mütter täglich über 10 000 I.E. Vitamin A (Retinol) oder Provitamin A eingenommen hatten, kamen mit einer Fehlbildung, darunter auch Schädigungen des Schädelgewebes, zur Welt. (*New England Journal of Medicine,* 23. November 1995, S. 1369–1373.)

■ Vitamin-A-Mangel zählt weltweit zu den fünf gewichtigsten Problemen einer Fehl- oder Mangelernährung und ist am häufigsten bei Kindern unter fünf Jahren zu beobachten. (*Clinical Pharmaceutics,* 1993, Vol. 12, S. 506.) Kinder mit Vitamin-A-Defizit sind anfälliger für Infektionen und Durchfall und weisen eine höhere Sterblichkeitsrate auf.

■ Nach den Ergebnissen einer von der Vanderbilt University School of Medicine durchgeführten Untersuchung wiesen Kleinkinder mit einer Virusinfektion der Atemwege verminderte Serumkonzentrationen von Vitamin A auf. Nach oraler, hochdosierter Zufuhr von Vitamin A (12 500 bis 25 000 I.E.) erreichten die Vitamin-A-Serumspiegel dieser Kinder ohne toxische Nebenwirkungen wieder ihren Normalwert. (*Antimicrobe Agents Chemotherapy,* Ausgabe Mai 1995, S. 1191–1193.)

■ Hochdosierte Vitamin-A-Gaben können unter Umständen die Anzahl der tödlich verlaufenden, im Gefolge von Masern auftretenden Lungenerkrankungen herabsetzen. Nach klinischen Untersuchungen waren 80 Prozent aller tödlichen Masernerkrankungen Atemwegsinfektionen zuzuschreiben. Durch eine Vitamin-A-Therapie sank die Sterblichkeitsrate bei Patienten, die vor oder nach Einweisung in die Klinik an Lungenentzündung erkrankten, um etwa 70 Prozent. (*JAMA*, 1993, Vol. 269, S. 898.) Die derzeit von der WHO (World Health Organisation) empfohlene oral einzunehmende Dosis Vitamin A für die Behandlung von Masern beträgt 100 000 I.E. für Babys unter zwölf Monaten und 200 000 I.E. für Kleinkinder ab dem 1. Lebensjahr.

■ Durch die Verabreichung von Vitamin A in sehr hoher Dosierung verringerte sich die Häufigkeit von Erkrankungen, insbesondere von Durchfall, bei Kindern HIV-infizierter Mütter in Durban (Südafrika). Die behandelten Kinder erhielten die Vitamin-A-Gaben in folgender Dosierung: 50 000 I.E. im Alter von einem und drei Monaten; 100 000 I.E. mit sechs und neun Monaten und 200 000 I.E. mit zwölf und fünfzehn Monaten. Nach Überzeugung der Wissenschaftler der Universität von Natal in Durban erwies sich diese Vitamin-A-Therapie für die Kinder dieser HIV-infizierten Mütter wahrscheinlich deshalb als so zuträglich, weil sie ohnehin schon an einem Vitamin-A-Mangel gelitten hatten. (*American Journal of Public Health*, August 1995, S. 1076–1081.)

■ Symptome eines Weichteilrheumatismus können sich durch die übermäßige Zufuhr von Vitamin A verschlimmern. (*West Virginia Medical Journal*, Mai 1995, S. 147.)

Nahrungsmittelquellen, Strategien und Fakten

■ *Vitamin-A-Lieferanten:* Milch und Milchprodukte (Joghurt, Käse, Butter usw.), Eier, Leber und Lebertran.

■ *Beta-Carotin-Lieferanten:* Gelbliche, orangefarbene und grüne Obst- und Gemüsesorten wie Aprikosen, Netzmelonen, Mangos, Papayas, Brokkoli, Möhren, Spinat, Süßkartoffeln und Rübenblätter.

■ *Lutein- und Zeaxanthin-Lieferanten:* Dunkles Blatt- und Kohlgemüse, Grünkohl, Senfblätter und Rübenblätter.

■ *Lykopin-Lieferanten:* Tomaten und Tomatenprodukte (Tomatensauce, mit Tomaten belegte Pizza usw.), Wassermelonen, rosa Grapefruit und Guaven.

Warnung: Hüten Sie sich vor dem Nahrungsmittelzusatz Olestra, der einigen Berichten zufolge die Resorption von Carotinoiden in den Organismus ganz erheblich beeinträchtigt. Dieser Zusatz wurde kürzlich von der FDA (U.S. Food and Drug Administration) zugelassen und wird als Fettersatz für die Herstellung von Kartoffelchips und anderem Knabberzeug verwendet. Aber Olestra enthaltende Lebensmittel sind mit einem Hinweis auf mögliche Nebenwirkungen gekennzeichnet wie Bauchkrämpfe, lockerer Stuhl und mangelhafte Resorption von einigen Vitami-

Beta-Carotin-Lieferanten

Nahrungsmittel	Menge	Beta-Carotin
Aprikosen, frisch	3 mittelgroße	2 769 I. E.
Aprikosen, getrocknet	10 Hälften	2 534 I. E.
Aprikosen, tiefgefroren, gesüßt	125 ml	2 033 I. E.
Brokkoli, gekocht	125 ml	1 099 I. E.
Brokkoli, roh	125 ml	678 I. E.
Brokkoli, tiefgefroren, gekocht	125 ml	1 741 I. E.
Erbsen, tiefgefroren, gekocht	125 ml	534 I. E.
Kiwi	1 mittelgroße	133 I. E.
Kürbis, Sommersorte, gekocht	125 ml	7 141 I. E.
Kürbis, Wintersorte, gekocht	125 ml	3 628 I. E.
Löwenzahnblätter, roh	125 ml	3 920 I. E.
Mandarinen, frisch	1 Stück	773 I. E.
Mango, frisch	1 mittelgroße	8 060 I. E.
Möhren, gekocht, in Scheiben	125 ml	19 152 I. E.
Möhren, roh	1 Stück	20 253 I. E.
Netzmelone, roh, gewürfelt	250 ml	5 158 I. E.
Papaya	1 mittelgroße	6 122 I. E.
Petersilie, roh	125 ml	1 560 I. E.
Rosenkohl, gekocht	125 ml	561 I. E.
Rübenblätter, gekocht	125 ml	3 959 I. E.
Rübenblätter, roh	125 ml	2 128 I. E.
Seetang (Nori), frisch	ca. 100 g	5 202 I. E.
Senfblätter, gekocht	125 ml	2 122 I. E.
Senfblätter, tiefgefroren, gekocht	125 ml	3 352 I. E.
Spargel, gekocht	6 Stangen	746 I. E.
Spinat (Dose)	125 ml	9 391 I. E.
Spinat, gekocht	125 ml	7 371 I. E.
Spinat, roh	125 ml	1 880 I. E.
Spinat, tiefgefroren	125 ml	7 395 I. E.
Süßkartoffeln (Dose)	250 ml	15 965 I. E.
Süßkartoffeln, gebacken	375 ml	24 877 I. E.
Süßkartoffeln, püriert	125 ml	27 968 I. E.
Tomaten, roh	1 Stück	1 394 I. E.
Wassermelone, frisch	150 ml	585 I. E.

Wichtig: Die Mengenangaben erfolgen häufig in ml (= Umrechnung des amerikanischen Tassenmaßes). Mit Hilfe eines Meßbechers wird es kein Problem sein, die erforderlichen Mengen abzumessen.
Quelle: Dr. Kenneth H. Cooper: Die neuen Gesundmacher: Antioxidantien. BLV Verlag 1995.

nen und anderen Nährstoffen wie Beta-Carotin.

Dr. Walter Willett, Direktor des Nutritional Department an der Harvard School of Public Health, warnt vor einem möglichen Zusammenhang zwischen den Auswirkungen von Olestra und Krebserkrankungen, Herzerkrankungen und Erblindung. Und Michael F. Jacobson, Verwaltungsdirektor des Center for Science in the Public Interest, gibt zu bedenken, daß schon 30 g in Kartoffelchips verarbeitetes Olestra die Carotinoidkonzentration im Blut um 50 Prozent senken könnten.

Therapie-Empfehlungen

Meiden Sie Vitamin-A-Präparate, aber verzehren Sie reichlich Vitamin-A-haltige Nahrungsmittel, solange diese nicht im Widerspruch zu anderen wichtigen Ernährungsgrundsätzen stehen, wie beispielsweise einer fettarmen Kost. So ist es zum Beispiel ratsam, bei der Vitamin-A-Zufuhr aus Milchprodukten auf Magermilch und fettarme Erzeugnisse zurückzugreifen.

Essen Sie viel Obst und Gemüse und daraus zubereitete Speisen, die die Carotinoide Beta-Carotin, Lutein, Zeaxanthin und Lykopin enthalten. Die Übersicht mit Beta-Carotin-Lieferanten auf Seite 221 soll Ihnen dabei helfen.

Solange Sie aus Ihrer Kost täglich mindestens 25 000 I.E. Beta-Carotin beziehen, können Sie auf Zusatzpräparate verzichten. Im allgemeinen gilt folgendes: Wer nicht trinkt, nicht raucht oder als Frau kein Kind erwartet, kann ein Beta-Carotin-Präparat als Nahrungser-

gänzung nach eigenem Ermessen einnehmen oder weglassen. Aber schwangere Frauen, Raucher oder Personen mit gewohnheitsmäßigem, mittlerem oder hohem Alkoholkonsum tun besser daran, kein Beta-Carotin-Präparat einzunehmen.

Unter »mäßigem Trinken« verstehe ich einen täglichen Konsum von über 28 g bis 115 g reinen Alkohols. 28 g reiner Alkohol sind in einem knappen Viertelliter Wein (ein bis zwei Gläser) enthalten, in zwei Flaschen Bier (0,33 l) oder einem Mixed Drink.

Dieser Rat ist um so dringlicher, wenn Sie viel trinken und Tag für Tag 115 g reinen Alkohol oder mehr verkonsumieren. Aus tierexperimentellen Untersuchungen geht hervor, daß die Kombination aus Beta-Carotin-Präparaten und großen Alkoholmengen zu einem massiven Leberschaden führen kann. Selbst bei einem Tageskonsum von weniger als 28 g reinen Alkohols ist es ratsam, zwischen Beta-Carotin-Einnahme und Alkoholgenuß mindestens vier Stunden vergehen zu lassen.

Ältere Menschen haben unter Umständen einen geringeren Vitamin-A-Bedarf. Grund hierfür ist der verminderte Abbau des Vitamins in der Leber und anderen Geweben und mitunter auch eine gesteigerte Resorption von Vitamin A über den Magen-Darm-Trakt. Aus diesem Grunde kommen sie wahrscheinlich mit geringeren Gaben aus.

Zusätzliche Informationen

Siehe »Augenbeschwerden«, »Koronare Herzkrankheit«, »Krebserkrankungen« und »Olestra«.

Vitamin B$_1$ (Thiamin)

Vitamin B$_1$ – auch unter der Bezeichnung Thiamin bekannt – ist für eine Reihe von Körperfunktionen unentbehrlich. Dazu zählen die Stärkung des Nervensystems, die Unterstützung des Kohlenhydratstoffwechsels, Förderung des Wachstums und die Gesunderhaltung der Haut. Aus einem massiven Vitamin-B$_1$-Mangel entwickelt sich unter Umständen Beriberi – eine Krankheit, die allgemeine Schwäche, Erschöpfungszustände und Schmerzen in der Wadenmuskulatur hervorrufen kann, Magenverstimmung und Verstopfung, Neuritis (Nervenentzündung) sowie mitunter sogar psychische Probleme wie Reizbarkeit und Depression. Vereinzelt wird Beriberi auch zum Auslöser einer Herzinsuffizienz. Alkoholiker und Personen, die sich vorwiegend von geschältem, poliertem Reis oder Produkten aus weißem Mehl ernähren, sind besonders anfällig für Vitamin-B$_1$-Mangelkrankheiten.

Das sollten Sie wissen

Die RDA-Werte für die tägliche Aufnahme von Vitamin B$_1$ betragen 1,5 mg für Männer bis zum 50. Lebensjahr und 1,2 mg für Geschlechtsgenossen jenseits dieser Grenze. Für Frauen entsprechenden Alters belaufen sich die RDA-Werte auf 1,1 mg beziehungsweise 1,0 mg pro Tag. Viele Menschen nehmen Vitamin B$_1$ in weit höherer Dosierung ein, ohne negative Auswirkungen zu verspüren. Besser aber ist es, diesen Nährstoff über die Nahrung zu beziehen und nicht in Form von Ergänzungspräparaten. (Siehe »Nahrungsmittelquellen, Strategien und Fakten«.)

Für Alkoholiker, bei Mangelernährung oder Appetitlosigkeit (insbesondere im höheren Alter) und für Patienten mit einem oder mehreren der zuvor erwähnten Symptome dürften sich Megadosen (bis zu etwa 50 mg pro Tag oder gar mehr) durchaus als hilfreich erweisen. Viele Ärzte verordnen Alkoholikern Thiamin, insbesondere wenn sie am Wernicke-Syndrom leiden. Kennzeichnend für diesen Zustand ist ein gefährlich niedriger Blutdruck und eine Lähmung der Muskeln, die die seitlichen Augenbewegungen steuern. Durch intravenöse Thiamingaben läßt sich die Augenmuskelfunktion vorübergehend wiederherstellen, aber bedauerlicherweise ist diese Erkrankung in der Regel nicht mehr rückgängig zu machen.

Wissenschaftliche Erkenntnisse

■ 1995 diagnostizierten Wissenschaftler des Department of Neurology am College of Medicine der Universität von Südflorida in Tampa bei einer beachtlichen Anzahl von Alzheimer-Patienten einen Thiaminmangel, der möglicherweise deren Gehirnfunktion negativ beeinflußt haben könnte. (*Archives of Neurology,* November-Ausgabe 1995, S. 1081–1086.)

■ In einer 1995 durchgeführten Studie untersuchte man 27 Insassen einer malaysischen Haftanstalt auf die möglichen Ursachen für Fußgelenkschwellungen.

Drei der Patienten litten an Herzinsuffizienz und 40 Prozent der übrigen Häftlinge an anderen Herzanomalien. Nach einem Bericht im *Medical Journal of Malaysia* vom März 1995 (S. 17–20) stellte sich nach einer Thiaminersatztherapie bei sämtlichen Patienten eine prompte, klinisch positive Reaktion ein.

■ Bei einer Gruppe von Patienten mit Stauungsinsuffizienz führte die orale Verabreichung von Thiamin in hoher Dosierung (200 mg täglich über einen Zeitraum von sechs Wochen) zu einer Funktionsverbesserung der linken Herzkammer. Die Wissenschaftler der Abteilung für Klinische Pharmakologie des Sheba Medical Center in Tel-Hashomer (Israel) gelangten zu dem Schluß, daß Patienten mit mittlerer bis schwerer Herzinsuffizienz eine derartige Thiamintherapie in Betracht ziehen sollten.

Nahrungsmittelquellen, Strategien und Fakten

Ergiebige Quellen für Vitamin B_1 (Thiamin) sind unter anderem: Weizenflocken (angereichert), Weizenkeime (geröstet), Reiskleie und Hirse, Lammfleisch, Lachsschinken, Schinken und Schweinefleisch von verschiedenen Teilstücken, Wildbret und Wachteln, schwarze Bohnen (insbesondere getrocknete), grüne Erbsen, Wassermelone, Erdnüsse (frisch aus der Schale), Sonnenblumenkerne und Bierhefe.

Therapie-Empfehlungen

Sprechen Sie dem Alkohol reichlich zu, ernähren Sie sich unausgewogen oder leiden Sie – vielleicht altersbedingt – an Appetitmangel, sollten Sie besonderen Wert auf eine thiaminreiche Kost legen. Fragen Sie auch Ihren Arzt, ob er Thiamininjektionen oder die Einnahme dieses Vitamins in hoher Dosierung für ratsam hält. Und hier ein warnender Hinweis für handfeste Trinker: Auch bei reichlicher Zufuhr von Vitamin B_1 droht Ihnen ein Thiamindefizit. Am besten tun Sie daran, den Alkoholkonsum auf weniger als zwei Drinks pro Tag (maximal zehn Drinks pro Woche) einzuschränken oder – was noch erstrebenswerter wäre – ganz darauf zu verzichten.

Zusätzliche Informationen

Siehe »Alkohol« und »Koronare Herzkrankheit«.

Vitamin B_2 (Riboflavin)

Vitamin B_2 (Riboflavin) spielt eine wichtige Rolle für die Gesunderhaltung der Haut, die Bewahrung der Sehkraft (einschließlich der Vorbeugung oder Behandlung von grauem Star) und wahrscheinlich auch für einen normalen Glucose- und Fettsäurestoffwechsel. Überdies kann sich dieses Vitamin auch bei Schädigungen des Organismus durch ein Zuviel an Streß oder sportlicher Aktivität positiv auswirken.

Anzeichen eines Riboflavinmangels sind unter anderem Lichtüberempfindlichkeit der Augen, Augenreizungen, aufgesprungene Lippen (insbesondere in den

Mundwinkeln) und trockene, schuppige Haut, Karpaltunnelsyndrom und geschwollene Beine.

Das sollten Sie wissen

Die RDA-Werte für die tägliche Vitamin-B_2-Zufuhr betragen 1,7 mg für den normalen erwachsenen Mann und 1,3 mg für eine normale erwachsene Frau. Ernährungsfachleute empfehlen zusätzliche 0,3 mg für werdende und 0,5 mg für stillende Mütter.

Vitamin-B_2-»Apostel« raten für die Behandlung von Streß, Depressionen, grauem Star und einer Fülle anderer Leiden zu einer Steigerung der Tagesdosis auf beachtliche 100 bis 500 mg. Meiner Ansicht nach sollten Sie allerdings ein Ergänzungspräparat nur auf ärztliche Verordnung hin einnehmen und sich im übrigen an riboflavinreiche Nahrungsmittel halten. (Siehe »Nahrungsmittelquellen, Strategien und Fakten«.)

Wissenschaftliche Erkenntnisse

■ Nach der intramuskulären Injektion von Vitamin B_2 registrierten Forscher der Obihiro Universität auf Hokkaido (Japan) bei Holsteiner Rindern einen merklichen Anstieg der zu den weißen Blutzellen gehörenden neutrophilen Granulozyten. (*Journal of Veterinary Medicine and Science*, Juni 1995, S. 493–495.)

■ Wissenschaftler an der Medical School der Universität von Michigan stellten fest, daß Riboflavinpräparate einen Schutzeffekt auf das Herz von Tie-ren ausübten, wenn dieses nach künstlich erzeugter Ischämie (Verminderung oder Unterbrechung der Durchblutung) erneut mit sauerstoffreichem Blut versorgt wurde. (*Biochemical and Biophysical Research*, 6. Juli 1995, S. 35–40.)

■ Vier an der Erasmus-Universität von Rotterdam untersuchte Patienten waren seit ihrer frühen Kindheit körperlich nicht belastbar. Sie erhielten hochdosierte Riboflavingaben. Diese Maßnahme bewirkte bei ihnen – wie klinische Belastungstests zeigten – einen erheblichen Zuwachs an Durchhaltevermögen. (*Biochemical and Biophysical Acta*, 24. Mai 1995, S.75–83.)

Nahrungsmittelquellen, Strategien und Fakten

Gute Vitamin-B_2- beziehungsweise Riboflavinlieferanten sind unter anderem: Weizenflocken (angereichert), Weizenkeime (geröstet), Naturreis und viele in Babynahrung enthaltene Getreideprodukte, Milch (insbesondere Magermilchpulver), Joghurt, Ricotta, geschmorter Rinderkamm, Niere, Herz und Leber, Lammlende, Schweineschlegel, Kalbfleisch, Wildbret und Wachteln, Leberwurst und Mettwurst, Austern, Spinat, Eipulver, Bierhefe, Mandeln und Chilipulver (gewürzt).

Therapie-Empfehlungen

Schon beim ersten Blick auf die Liste der Riboflavinlieferanten ist nicht zu übersehen, daß sich eine ganze Reihe dieser Lebensmittel nicht im mindesten für eine dem Herzen bekömmliche, cholesterinarme Kost eignet. Innereien beispielsweise wie Leber und Herz, enthalten viel Riboflavin – ein Vorzug, der aber durch den hohen Cholesteringehalt zunichte gemacht wird.

Andere Produkte wiederum, wie Weizenflocken und geröstete Weizenkeime, Naturreis, Magermilchpulver, Wildbret und mageres Steak, fügen sich recht gut in eine cholesterinbewußte Ernährung ein.

Zumeist läßt sich der Riboflavinbedarf durch den Verzehr entsprechender Nahrungsmittel (siehe oben) ohne weiteres decken. Aber bei ausgeprägten Erschöpfungszuständen oder grauem Star kann nach heutigem Wissensstand die vermehrte Zufuhr in Form eines Präparates durchaus gerechtfertigt sein. Könnten Sie nach Überzeugung Ihres Arztes von einer zusätzlichen Vitamin-B_2-Einnahme profitieren, dann probieren Sie dies auf alle Fälle aus.

Zusätzliche Informationen

Siehe »Augenbeschwerden«.

Vitamin B_3 (Niacin, Nicotinsäure)

Niacin – auch unter der Bezeichnung Nicotinsäure erhältlich – spielt für die Gesunderhaltung des Nervensystems und der Haut sowie eine störungsfreie Magen-Darm-Funktion eine bedeutsame Rolle. Alles, was Sie an Vitamin B_3 brauchen, bekommen Sie normalerweise durch Ihre tägliche Kost. (Siehe »Nah-

rungsmittelquellen, Strategien und Fakten«.)

Aus zahlreichen Forschungsberichten der letzten Jahre weiß man heute, daß Niacin noch andere wichtige Funktionen ausübt. Dazu zählen unter anderem die Senkung des Gesamtcholesterinspiegels und der positive Einfluß auf die Ausgewogenheit der einzelnen Cholesterinkomponenten. Eine auf die Cholesterinregulierung ausgerichtete Therapie erfordert allerdings Megadosen von Niacin, und *deshalb ist die Zustimmung eines qualifizierten Arztes absolut unentbehrlich!*

Das sollten Sie wissen

Der RDA-Wert für die tägliche Zufuhr von Niacin beträgt für Erwachsene 15 bis 20 mg. Frauen, die weder schwanger sind noch stillen, sollten sich mit ihrer Tagesdosis im unteren, Männer sowie werdende und stillende Mütter im oberen Bereich dieses Wertes bewegen. (Siehe »Nahrungsmittelquellen, Strategien und Fakten«.)

Niacinmangel kann vielerlei gesundheitliche Probleme hervorrufen, unter anderem auch Pellagra, eine häufige Begleiterkrankung bei Alkoholismus, die durch Hautausschläge, Entzündungen der Mund- und Zungenschleimhaut sowie eine Beeinträchtigung der Gehirnfunktion gekennzeichnet ist. Bei regelmäßigem Verzehr von niacinreichen Nahrungsmitteln, wie beispielsweise angereicherten Weizenflocken, Kleieflocken oder gerösteten Weizenkeimen sowie Rindersteak, stellt sich normalerweise kein Niacindefizit ein.

Ist Niacin im Hinblick auf die Cholesterinregulierung ein Wundermittel? Keineswegs; aber die gezielte Einnahme von relativ hohen Dosen kann sich bei vielen Menschen mit Cholesterinproblemen, insbesondere einer zu niedrigen Konzentration von »gutem« HDL, ausgesprochen positiv auswirken. Lassen Sie mich an dieser Stelle die wichtigsten Punkte kurz zusammenfassen:

■ Versuchen Sie nicht, Ihr Cholesterinproblem durch eine hochdosierte Niacineinnahme auf eigene Faust in den Griff zu bekommen. Wegen der möglichen massiven Nebenwirkungen dieses Medikamentes (Sie lesen richtig: Bei hoher Dosierung handelt es sich *tatsächlich* um ein Medikament) ist bei einer solchen Therapie ärztliche Kontrolle zwingend erforderlich.

Eine der bedenklichsten, mit der Einnahme von Megadosen (bereits ab 500 mg täglich) mitunter einhergehenden Nebenwirkungen ist eine Schädigung der Leber. Wichtig sind deshalb bei reichlicher Niacinzufuhr regelmäßige Blutuntersuchungen zur Leberfunktionskontrolle.

■ Im allgemeinen werden für eine auf die Cholesterinregulierung ausgerichtete Niacinmedikation Tagesdosen von etwa 1500 bis 3000 mg empfohlen.

■ Nehmen Sie normale Tabletten, die ihren Wirkstoff unmittelbar freisetzen. Retardtabletten werden mit einem vermehrten Auftreten von Leberschäden und anderen negativen Auswirkungen in Verbindung gebracht.

■ Rechnen Sie beim Übergang auf eine höhere Dosierung anfangs mit Hautröte und/oder vorübergehendem Hautausschlag – Begleiterscheinungen, die sich mit der Gewöhnung des Organismus an die Substanz wieder verlieren. Auf ein Minimum begrenzen läßt sich die Hautröte, wenn Sie die Gesamtdosis in kleineren Portionen über den ganzen Tag verteilt und vorzugsweise während der Mahlzeiten einnehmen oder zusammen mit dem Niacin ein Aspirin schlucken.

In vielen Fällen sinkt der Gesamtcholesterinspiegel durch eine Niacintherapie ganz erheblich ab, zum Teil um 20 Prozent oder gar mehr. Vor allem macht sich diese Verminderung auch beim »schlechten« Cholesterin oder LDL (Lipoproteine geringer Dichte) bemerkbar, das mit einem erhöhten Risiko für Herz-Kreislauf-Erkrankungen verknüpft ist. Darüber hinaus bewirkt Niacin nicht selten die Konstanthaltung oder gar einen Anstieg der Konzentration an »gutem« Cholesterin oder HDL (Lipoproteine hoher Dichte), das gegen koronare Herzkrankheit abschirmt. In Kombination mit anderen cholesterinsenkenden Medikamenten fällt das Resultat unter Umständen noch positiver aus. (Siehe den folgenden Abschnitt »Wissenschaftliche Erkenntnisse«.) Kein Wunder also, daß so viele Menschen in Niacin eine Art Wundermittel sehen!

Wissenschaftliche Erkenntnisse

■ Nach einem Bericht im *American Journal of Medicine* vom Oktober 1995 (S. 378–385) ist in Form von normalen oder Retardtabletten eingenommene Nicotinsäure (Niacin) in hohen Dosen (1000 mg oder darüber) ein hochwirksames Medikament zur Behandlung von Fettstoffwechsel- oder Fettresorptionsstörungen, wie zum Beispiel ein überhöhter Cholesterinspiegel. Weiterhin bestätigen die Forscher der Cooper-Klinik in Dallas, daß Niacin aber auch Nebenwirkungen, etwa eine Leberschädigung, hervorrufen kann, insbesondere im Rahmen einer Langzeitmedikation. Aus diesem Grunde sollte die Substanz unter ständiger, sorgsamer Kontrolle eines Arztes eingenommen werden.

■ Wissenschaftler des Gatorade Sports Science Institute in Barrington (Illinois) berichteten in der Zeitschrift *Medical Science Sports and Exercise* (Juli-Ausgabe 1995, S. 1057–1062), daß die Einnahme von Niacin zur Hemmung des normalen Anstieges von freien Fettsäuren die hormonalen Reaktionen auf sportliche Aktivität verändere und den Athleten in seiner Fähigkeit, Hochleistungssport zu betreiben, beeinträchtige.

■ Niacin dürfte derzeit der preiswerteste Lipidsenker auf dem Markt sein. (*Postgraduate Medicine,* August 1995, S. 185–189 und 192–193.)

■ Für die Senkung des Triglyzerid-, Gesamtcholesterin- und LDL-Spiegels sowie eine Steigerung der HDL-Konzentration ist eine Kombination aus Nicotinsäure und dem pharmazeutischen Grundstoff Pravastatin wirksamer als Nicotinsäure beziehungsweise Pravastatin allein. (*Journal of Cardiovascular Risk,* Oktober 1994, S. 231–239.)

■ Am 15. Juli 1995 berichtete das *American Journal of Cardiology* (S. 182–184), die Kombination aus Nicotinsäure (1200 mg pro Tag) und Lovastatin (einem pharmazeutischen Grundstoff) wirke sich auf die Herabsetzung des Gesamtcholesterin- und LDL-Spiegels nachhaltiger aus als jede Substanz für sich allein.

■ Nach der täglichen Einnahme von 3 g (= 3000 mg) Nicotinsäure über einen Zeitraum von 13 Monaten stellten sich bei einem 61jährigen Weißen mit überhöhtem Cholesterinspiegel Hautjucken und Gelbsucht ein. Forscher des Lutheran Medical Center in Cleveland gelangten zu dem Schluß, daß durch Nicotinsäure hervorgerufene Gelbsucht möglicherweise weit häufiger vorkomme als ursprünglich angenommen. Ärzte sollten bei Patienten, die den Nährstoff einnehmen, auf dieses Symptom achten. (*Cleveland Clinic Journal of Medicine,* Januar/Februar 1994, S. 70–75 und 80–82.)

■ Niacin in Retardform wirkt toxisch auf die Leber und sollte nach Meinung von Wissenschaftlern der School of Pharmacy am Medical College of Virginia verboten werden. (*Journal of the American Medical Association,* 2. März 1994, S. 627–677.) Ratsamer ist es, zur Senkung des Cholesterinspiegels Niacintabletten einzusetzen, deren Wirkstoff sofort freigesetzt wird, aber auch in diesem Fall können sich beachtliche Nebenwirkungen einstellen. Niacinpräparate sollten demnach nur Patienten bekommen, deren gewissenhafte Überwachung durch erfahrene Fachleute sichergestellt ist.

■ Wissenschaftler der School of Medicine an der Universität von Südkalifornien in Los Angeles entdeckten einen Zusammenhang zwischen einer Verlangsamung im Verengungsprozeß der Koronararterien und der Einnahme einer Kombination aus mindestens 100 I.E. Vitamin E und einem Niacin-Colestipol-Präparat. (*Journal of the American Medical Association*, 21. Juni 1995, S. 1849–1854.)

■ Im Rahmen einer in einer ländlichen Region Chinas durchgeführten Studie beobachtete man bei Testpersonen, die eine Kombination aus Riboflavin und Niacin erhielten, ein merklich geringeres Auftreten von altersbedingtem grauem Star. (*Archives of Ophthalmology*, September 1993, S. 1246–1253.)

Nahrungsmittelquellen, Strategien und Fakten

Die für eine Cholesterinsenkung notwendigen Dosen müssen zwar durch ein Präparat zugeführt werden, aber der normale Bedarf läßt sich in der Regel durch niacinreiche Nahrungsmittel decken, wie beispielsweise Hefeteiggebäcke, Weizen und Weizenkleie, Weizenflocken (angereichert), Weizenkeime (geröstet), Reiskleie, brauner Reis und Kartoffeln (gebacken), Pilze, geschmorter Rinderkamm, Rindersteak (von verschiedenen Teilstücken) und Rinderleber, Lamm-, Schweine- und Kalbfleisch, Wildbret, Hühnerbrust, Ente, Gans und Pute (helles Fleisch), Thunfisch, Heilbutt und Schwertfisch, Erdnüsse, Sesamsamen und Bierhefe.

Therapie-Empfehlungen

Soweit Ihre Blutfettwerte (etwa Ihr Cholesterinspiegel) in Ordnung sind, halten Sie sich am besten an die Niacinlieferanten in Ihrer täglichen Kost.

Bei Problemen mit dem Cholesterinspiegel oder anderen Blutfettwerten rät Ihnen der Arzt möglicherweise zu einer Niacintherapie. *Aber lassen Sie die Finger von einer Eigenbehandlung!* Denn dieses Vitamin ist – wie die angeführten wissenschaftlichen Befunde zeigen – auch ein hochwirksames Medikament, das bei unkontrollierter Einnahme bedenklichen Schaden anrichten kann.

Zusätzliche Informationen

Siehe »Atherosklerose« und »Koronare Herzkrankheit«.

Vitamin B$_6$ (Pyridoxin)

Vitamin B$_6$ (Pyridoxin) – in geringfügigen bis mäßigen Mengen in zahlreichen Lebensmitteln enthalten (siehe »Nahrungsmittelquellen, Strategien und Fakten«) – spielt als Coenzym bei verschiedenen Vorgängen des körpereigenen Eiweißstoffwechsels und der Zellfunktion eine Rolle.

Ein Mangel an diesem Vitamin – bei Kleinkindern eher ein Problem als bei Erwachsenen – kann Hautreizungen hervorrufen, Krämpfe, Anämie und Verzögerungen im Wachstum. In relativ hoher Dosierung verabreicht, wird die-

229

ser Nährstoff mit allerlei positiven Effekten in Verbindung gebracht.

Das sollten Sie wissen

Die Einnahme von Vitamin B_6 im Rahmen der Ernährungstherapie kann unter anderem bei folgenden Beschwerden und Störungen ein gewisses Maß an Linderung schaffen:

■ Karpaltunnelsyndrom, ein durch mechanische Überbelastung der Handwurzelmuskeln und -bänder hervorgerufener schmerzhafter und mit Kribbeln und Taubheitsgefühl verknüpfter Zustand im Bereich des Handgelenks. In Richtung Ernährungstherapie orientierte Ärzte empfehlen manchmal die Einnahme von Vitamin B_6 in Kombination mit Riboflavin (Vitamin B_2).
■ Prämenstruelles Syndrom (PMS).
■ Depressionen.
■ Krampfzustände und Anfälle bei Säuglingen und Kleinkindern, einschließlich jener Kleinen, die an Epilepsie leiden.
■ Asthmasymptome, einschließlich Keuchen.
■ Übelkeit und Erbrechen während der Schwangerschaft. (Siehe »Wissenschaftliche Erkenntnisse«.)

Wissenschaftliche Erkenntnisse

Nach Aussagen von Wissenschaftlern der Medizinischen Fakultät der Chiang Mai Universität in Thailand kann Pyridoxin heftiger Übelkeit während der ersten Schwangerschaftsmonate entgegenwirken. In einem Zeitraum von elf Monaten überwachten sie 342 Frauen, die zum Zeitpunkt ihrer Einbeziehung in die Studie 17 Wochen schwanger waren. Die Hälfte der Probandinnen erhielt täglich 30 mg Pyridoxinhydrochlorid und die übrigen Frauen ein Placebo. Die Wissenschaftler registrierten ein merkliches Nachlassen der Übelkeit bei den Schwangeren, die Pyridoxin eingenommen hatten. (*American Journal of Obstetrics and Gynecology*, September 1995, S. 881–884.)

Nahrungsmittelquellen, Strategien und Fakten

Obwohl der RDA-Wert für die tägliche Pyridoxinzufuhr nur etwa 2 mg beträgt, stellen größere Mengen bis zu 100 mg pro Tag für die meisten Menschen keine Gefahr dar. Wegen eventueller Nebenwirkungen sollten Sie allerdings Vitamin-B_6-Präparate *nur* unter ärztlicher Kontrolle einnehmen.

Warnung: Bei einer Zufuhr von über 100 mg können sich Symptome wie Kribbeln oder Taubheitsgefühl in den Gliedmaßen einstellen. Sehr hohe Dosen im Bereich von 2 bis 3 g (2000 bis 3000 mg) rufen unter Umständen massive Nebenwirkungen, zum Beispiel vorübergehende Gehunfähigkeit, hervor.

An Parkinson-Krankheit leidende Patienten, die das Medikament Levodopa einnehmen, sollten Vitamin B_6 meiden. Wegen einer möglichen Überdosierung bei der Einnahme von Zusatzpräparaten empfehle ich im allgemeinen, den Pyridoxinbedarf durch die tägliche Kost zu decken – es sei denn, der Hausarzt gibt andere Anweisungen.

Relativ reich an Vitamin B_6 sind angereicherte Haferkleie und Weizenflocken, Weizenkeime (geröstet), Weizenkleie und Sojamehl, Reiskleie, geschmorter Rinderkamm, Rindersteak von verschiedenen Teilstücken (aber *nicht* Rinderhack) und Rinderleber, Lamm-, Schweine- und Kalbfleisch, Wildbret, Hühnerbrust, Ente, Gans und Pute (helles Fleisch), Lachs und Forelle, Avocados, Bananen, Wassermelone, frische Eßkastanien, Trockenfeigen, Rübenmelasse, Kartoffeln (gebacken), Spinat und andere grüne Gemüsesorten, Möhrensaft, Hasel-, Wal- und Erdnüsse, Sonnenblumenkerne, Tomatenmark, Eigelb und Bierhefe.

Therapie-Empfehlungen

Seinen Vitamin-B_6-Bedarf sollte man in erster Linie aus der täglichen Kost decken.

Bei besonderen Problemen, wie beispielsweise ausgeprägtem prämenstruellem Syndrom, Karpaltunnelsyndrom oder Depressionen, oder bei Kleinkindern, denen krampfartige Beschwerden zu schaffen machen, wäre es vielleicht ratsam, ein Zusatzpräparat in Betracht zu ziehen. Manche Gynäkologen verschreiben ihren PMS-Patientinnen Vitamin B_6 in hoher Dosierung; üblich ist eine Tagesdosis von 300 mg.

Warnung: Nehmen Sie ohne vorherige Absprache mit Ihrem Arzt *kein* Pyridoxin-Präparat ein, insbesondere nicht in größeren Mengen von 100 mg oder mehr pro Tag.

Zusätzliche Informationen

Siehe »Karpaltunnelsyndrom«, »Vitamin B_2« und Kapitel 3.

Vitamin B_{12} (Cobalamin)

Vitamin B_{12} ist an Vorgängen des Eiweiß-, Fett- und Glucosestoffwechsels wesentlich beteiligt, desgleichen an der Resorption und Umwandlung von Folsäure in ihre aktive Form. Überdies wirkt sich dieses Vitamin förderlich auf das Wachstum und die Blutbildung aus. Eine der wichtigsten Funktionen von Vitamin B_{12} ist die Erhaltung der Markscheide, die jeden einzelnen Nerv umhüllt. Zerfällt diese Umhüllung, kommt es zu Störungen der Nervenfunktion.

Ein Defizit an Vitamin B_{12} kann perniziöse Anämie oder eine Neuritis (Nervenentzündung oder -degeneration) hervorrufen. Nachdem Folsäure in relativ hoher Dosierung mitunter die Symptome einer perniziösen Anämie verschleiert, sollte man bei einer täglichen Zufuhr von über 1000 μg Folsäure auch ein Vitamin-B_{12}-Präparat einnehmen; dasselbe gilt – ungeachtet der Folsäuremenge – für Personen über 50 Jahre. (Siehe »Therapie-Empfehlungen« und die einschlägigen Erläuterungen in Kapitel 3.)

Anmerkung: Vitamin B_{12} kommt vorwiegend in tierischen Produkten vor, und deshalb müssen Vegetarier zur Deckung ihres Tagesbedarfs reichlich Milch, Käse und Eier verzehren. Eine veganische Kost ist deshalb aus medizinischer Sicht abzulehnen. (Siehe »Nahrungsmittel-quellen, Strategien und Fakten«. In größeren Mengen findet sich Vitamin B_{12} auch in einigen Weizenprodukten und angereicherten Getreidemüslis.)

Das sollten Sie wissen

Der RDA-Wert für Vitamin B_{12} beträgt nur 2 µg pro Tag. (Achten Sie immer auf den Unterschied zwischen µg und mg: 1 µg [Mikrogramm] ist 1 Millionstel Gramm; 1 mg [Milligramm] 1 Tausendstel Gramm.) Einem Patienten mit perniziöser Anämie wird der Arzt aller Wahrscheinlichkeit nach B_{12}-Injektionen (und kein oral einzunehmendes Präparat) verabreichen.

Kennzeichnend für eine perniziöse Anämie ist das Fehlen des sogenannten »Intrinsic-Faktors« – einer für die Resorption von Vitamin B_{12} unentbehrlichen Eiweißverbindung. Zu den charakteristischen Merkmalen eines B_{12}-Mangels zählen Taubheitsgefühl, Stolpergang, vorzeitige Anzeichen des Alterns oder ungewöhnliche Ermüdungserscheinungen.

Wissenschaftliche Erkenntnisse

■ Anhänger des strengen Vegetarismus (veganische Ernährung), der nicht nur den Verzehr von Fleisch, sondern auch von Milchprodukten und Eiern verbietet, wurden von Ernährungswissenschaftlern der Universität von Kuopio (Finnland) auf ihren Vitamin-B_{12}-Status untersucht. (*Journal of Nutrition*, Oktober 1995, S. 2511–2515.)

Diese »strenggläubigen« Vegetarier (Veganer) wiesen im Vergleich zu Testpersonen, die sich nicht vegetarisch ernährten, einen merklich niedrigeren Vitamin-B_{12}-Spiegel auf. (Die Veganer, die reichlich Seetang [Nori] verzehrten, lagen mit ihren Werten zwar noch unter jenen der Nichtvegetarier, wiesen aber doppelt so hohe Serumkonzentrationen von Vitamin B_{12} auf wie Veganer, auf deren Speisezettel Seetang nicht zu finden war.)

Veganismus ist ziemlich umstritten, da Vitamin B_{12} fast ausschließlich in Fleisch und anderen tierischen Produkten vorkommt. Und die auf der Verpackung von pflanzlichen Nahrungsmitteln angegebenen B_{12}-Mengen sind ungenau, weil das Vitamin in diesen Erzeugnissen in seiner inaktiven, biologisch nicht verfügbaren Form enthalten ist.

■ Forscher an der Abteilung für Psychophysiologie des National Institute of Mental Health in Ichikawa (Japan) untersuchten den Einfluß von Vitamin B_{12} auf den zirkadianen Rhythmus des Menschen – den als »innere Uhr« bezeichneten biologischen 24-Stunden-Rhythmus. Sie registrierten nach Verabreichung einer intravenösen Injektion von Vitamin B_{12} einen Anstieg der rektalen Körpertemperatur und eine damit einhergehende erhöhte Wachsamkeit und Aufmerksamkeit der Probanden zu weit fortgeschrittener Tageszeit. Die Wissenschaftler gelangten zu dem Schluß, daß Vitamin B_{12} den zirkadianen Rhythmus nachhaltig beeinflussen kann. (*Neuroscience Letters*, Juni 1995, S. 1–4.)

■ Einem Bericht in *Life Sciences* vom 18. August 1995 (S. 1317–1323) zufolge läßt sich ein massiv gestörter Wach-Schlaf-Rhythmus durch Verabreichung von Vitamin B_{12} korrigieren.

Nahrungsmittelquellen, Strategien und Fakten

Zu den optimalen Vitamin-B_{12}-Lieferanten zählen: Kleie (angereichert), Hafer- und Weizenflocken, Weizenkeime (geröstet), Magermilch und Vollmilch, Magermilchpulver, Ricotta, Hüttenkäse unterschiedlicher Fettstufen sowie fettarmer und Magerjoghurt, geschmorter Rinderkamm und Rindersteak von verschiedenen Teilstücken (eine sehr ergiebige Quelle!), Leber von Lamm, Schwein, Kalb, Huhn und Pute, die meisten Fischarten, allen voran Fluß- und Seebarsch, Blaufisch, Hering, Makrele, Lachs und Forelle, sowie Krebse und Schnecken.

Therapie-Empfehlungen

Um überhaupt etwas zu bewirken, muß Vitamin B_{12} bei perniziöser Anämie in Form intravenöser Injektionen verabreicht werden.

Bei einer täglichen Zufuhr von 1000 µg Folsäure oder mehr empfiehlt sich die zusätzliche Einnahme eines Vitamin-B_{12}-Präparates; dasselbe gilt außerdem für alle Personen über 50 Jahre – auch wenn sie weniger Folsäure einnehmen. Als Faustregel gelten 200 µg Vitamin B_{12} pro 1000 µg Folsäure. (Siehe Kapitel 3.)

Je mehr Nahrungsmittel Sie verzehren, die dieses Vitamin reichlich enthalten, desto größer wird das Angebot an »bioverfügbarem« B_{12}, das vom Organismus resorbiert werden kann. (Halten Sie sich für die vermehrte, weit über den RDA-Wert von 2 µg hinausgehende Zufuhr dieses Nährstoffs an die zuvor aufgelisteten B_{12}-Lieferanten.)

Zusätzliche Informationen

Siehe »Perniziöse Anämie« und die einschlägigen Erläuterungen in Kapitel 2 und Kapitel 3.

Vitamin C (Ascorbinsäure)

Nach wissenschaftlichen Erkenntnissen kann sich Vitamin C bei der Vorbeugung gegen vielerlei Krankheiten als hilfreich erweisen. (Näheres dazu im Abschnitt »Das sollten Sie wissen« sowie in Kapitel 4.)

Eine beträchtliche Menge Vitamin C kann man zwar aus der Nahrung beziehen, aber bei einem täglichen Mindestbedarf von über 1000 mg ist man fast immer auf Zusatzpräparate angewiesen. (Siehe »Therapie-Empfehlungen«.)

Das sollten Sie wissen

Die Einnahme von relativ hochdosiertem Vitamin C (in der Regel über 1000 mg pro Tag) bringt für die Gesundheit vielfältige Vorteile, wie beispielsweise:

■ Verstärkung der Vitamin-E-Wirkung.
■ Bekämpfung der durch freie Radikale (instabile Sauerstoffmoleküle) hervorge-

rufenen oxidativen Schädigungen, die die Entwicklung von Atherosklerose, Krebs und vielen anderen ernsthaften Erkrankungen begünstigen.

■ Verminderung des Risikos von koronarer Herzkrankheit.

■ Verminderung des Risikos von Krebserkrankungen im Bereich von Magen, Speiseröhre, Kehlkopf, Mundhöhle und Bauchspeicheldrüse.

■ Herabsetzung der Gefahr von grauem Star.

■ Stärkung der Immunkraft gegen Infektionskrankheiten.

■ Senkung des Gesamtcholesterinspiegels und Erhöhung des »guten« HDL-Cholesterins.

■ Senkung eines überhöhten Blutdruckes.

■ Förderung von Wundheilung, Wachstum und Gewebeerneuerung.

Nähere Erläuterungen zum Thema Ernährungstherapie und Vitamin C finden Sie in Kapitel 4.

Wissenschaftliche Erkenntnisse

■ Nach einem Bericht in den *Annals of Internal Medicine* vom 1. Dezember 1995 (S. 860–872) war Vitamin C an der Herabsetzung des Risikos für Herz-Kreislauf-Erkrankungen beteiligt, insgesamt aber waren die Ergebnisse weniger positiv als bei Vitamin E.

■ Männer und Frauen, die das Zwei- bis Dreifache der auf 60 mg pro Tag festgelegten RDA-Dosis für Vitamin C einnehmen, weisen im Vergleich zu jenen mit niedrigerer Zufuhr ein geringeres Risiko für koronare Herzkrankheit auf. Insbesondere zeigte eine Studie des US Landwirtschaftsministeriums einen mit vermehrter Vitamin-C-Zufuhr einhergehenden Anstieg des HDL-Spiegels auf. Bei den über 58jährigen Frauen war dieser Anstieg dreimal höher als bei ihren jüngeren Geschlechtsgenossinnen. Und im Vergleich zu jüngeren Männern betrug die HDL-Zunahme bei den Männern über 58 Jahre mehr als das Vierfache. Aber die Reaktion blieb begrenzt: Auch bei täglicher Zufuhr von mehr als 215 mg (Frauen) beziehungsweise 345 mg (Männer) stiegen die Vitamin-C-Konzentrationen im Blut nicht weiter an. (*American Journal of Clinical Nutrition,* Juli 1994.)

■ Tierexperimentelle Untersuchungen ergaben, daß Vitamin E der Oxidation von »schlechtem« LDL-Cholesterin nachhaltig entgegenwirken kann. Vitamin C hemmte die LDL-Oxidation gleichfalls, aber nicht in dem Maße wie Vitamin E. Durchgeführt wurden diese Studien von I. Jialal und anderen Forschern des Center for Human Nutrition am Southwestern Medical Center der Universität von Texas in Dallas.

Anmerkung: Die Oxidation von LDL-Molekülen ist eng verknüpft mit der Entstehung von Plaques, jenen Ablagerungen in den Blutgefäßen, die eine Atherosklerose hervorrufen. (*Canadian Journal of Cardiology,* Oktober 1995, S. 97G–103G.)

■ Eine neuartige, verschreibungspflichtige Hautcreme mit einem Anteil von 10 Prozent Vitamin C wird zur Abschwächung von Faltenbildung und Altersflecken eingesetzt. Nach acht-

234

monatiger Anwendung zeigte sich bei den Probanden eine sichtliche Besserung. Die amerikanische Creme mit der Bezeichnung »Cellox« gibt 20- bis 40mal mehr Vitamin C ab, als aus Tablettten resorbiert werden kann. (*Health Confidential*, Vol. 10, No. 8, August 1996.)

■ Den meisten einschlägigen Studien zufolge kann Vitamin C gegen Erkältungen nicht vorbeugen. Aber mehrere Untersuchungen zeigten, daß sich durch die tägliche Verabreichung von 1000 bis 3000 mg Vitamin C die durchschnittliche Dauer einer Erkältung von sechs auf viereinhalb Tage verkürzte. (*Health Confidential*, Vol. 10, No. 8, August 1996.)

Nahrungsmittelquellen, Strategien und Fakten

Den höchsten Gehalt an Vitamin C besitzt die auf Barbados heimische Acerolakirsche. 250 ml frischer Acerolasaft enthalten über 3800 mg Vitamin C und 250 ml rohe Acerolakirschen mehr als 1600 mg dieses Nährstoffes.

Weitere ergiebige Vitamin-C-Quellen sind Cranberrysaft, frisch gepreßter Orangen- und Grapefruitsaft, Guaven, Papayas, Erdbeeren und rote Paprikaschoten. Doch zur Deckung eines Tagesbedarfes von nur 500 bis 550 mg Vitamin C müßten Sie 250 g Erdbeeren und eine Papaya essen und dazu noch je 250 ml Orangen- und Cranberrysaft trinken. Sie sehen also – schon für die von mir empfohlene Mindestzufuhr von Vitamin C ist ein Ergänzungspräparat vonnöten.

Therapie-Empfehlungen

Für die tägliche Vitamin-C-Zufuhr empfehle ich folgende Dosierungen:

■ Mädchen und junge Frauen zwischen 5 und 21 Jahren: 200 mg.

■ Frauen über 22 Jahre, die weder Leistungssport treiben noch Übergewicht haben: 500 mg.

■ Frauen über 22 Jahre, die Leistungssport treiben oder über 95 kg wiegen: 1000 mg.

■ Knaben zwischen 5 und 12 Jahren: 200 mg.

■ Knaben und junge Männer zwischen 13 und 21 Jahren: 500 mg.

■ Männer zwischen 22 und 50 Jahren, die weder Leistungssport treiben noch Übergewicht haben: 1000 mg.

■ Männer über 50 Jahre, die weder Leistungssport treiben noch Übergewicht haben: 1500 mg.

■ Männer über 22 Jahre, die Leistungssport treiben oder über 95 kg wiegen: 2000 mg.

Ein Vitamin-C-Tagesbedarf im Bereich von etwa 500 mg läßt sich weitgehend durch die Nahrung decken. (Siehe »Nahrungsmittelquellen, Strategien und Fakten«.) Aber für die tägliche Zufuhr größerer, über 500 g hinausgehender Mengen müssen Sie auf ein Ergänzungspräparat zurückgreifen.

Zusätzliche Informationen

Siehe »Atherosklerose«, »Krebserkrankungen« und »Vitamin E« sowie Kapitel 4.

Vitamin-C-Lieferanten

Nahrungsmittel	Menge	Vitamin C
Acerolakirschen, roh	250 ml	1644 mg
Acerolasaft, frisch	250 ml	3872 mg
Blumenkohl, gekocht	125 ml	34 mg
Blumenkohl, roh	125 ml	36 mg
Brokkoli, gekocht	125 ml	49 mg
Brokkoli, roh	125 ml	41 mg
Brokkoli, tiefgefroren, gekocht	125 ml	37 mg
Cranberrysaft	250 ml	108 mg
Erdbeeren, frisch	250 ml	85 mg
Erdbeeren, tiefgefroren, gesüßt	250 ml	106 mg
Grapefruit, rosa, frisch	2 Stück	47 mg
Grapefruitsaft (Dose)	250 ml	72 mg
Grapefruitsaft, frisch	250 ml	94 mg
Guave, roh	1 mittelgroße	165 mg
Honigmelone, gewürfelt	60 ml	23 mg
Kiwi	1 mittelgroße	75 mg
Mango, frisch	1 mittelgroße	57 mg
Navelorange	1 Stück	80 mg
Netzmelone, roh, gewürfelt	250 ml	68 mg
Orangensaft (Dose)	250 ml	86 mg
Orangensaft, frisch	250 ml	124 mg
Orangensaftkonzentrat, tiefgefroren	250 ml	97 mg
Papaya, frisch	1 mittelgroße	188 mg
Paprikaschoten, grün, gehackt	125 ml	45 mg
Paprikaschoten, rot, gehackt	125 ml	95 mg
Rosenkohl, gekocht	125 ml	48 mg
Spargel, gekocht	6 Stangen	18 mg
Tomatensaft	180 ml	33 mg
V8-Saft	180 ml	37 mg
Zitronensaft, frisch	250 ml	112 mg

Wichtig: Die Mengenangaben erfolgen häufig in ml (= Umrechnung des amerikanischen Tassenmaßes). Mit Hilfe eines Meßbechers wird es kein Problem sein, die erforderlichen Mengen abzumessen.
Quelle: Dr. Kenneth H. Cooper: Die neuen Gesundmacher: Antioxidantien. BLV Verlag 1995.

Vitamin D

Vitamin D wird im Organismus durch die Einwirkung von Sonnenlicht gebildet oder ihm von außen über Lebensmittel zugeführt, wie beispielsweise mit Vitaminen angereicherte Getreidemüslis, Margarine und Milch, Eigelb und Leber. Das Vitamin steigert die Verfügbarkeit von Phosphor und Calcium im Blut und trägt zur Entwicklung und Gesunderhaltung von Knochen und Zähnen bei.

Vitamin-D-Mangel kann bei Kindern zu Rachitis führen – einer durch Knochendeformierungen gekennzeichneten Erkrankung, und bei Erwachsenen zu Problemen wie Osteomalazie (auf Calcium- und Eiweißverlust beruhende Knochenerweichung). Bei unzureichender Synthetisierung von Vitamin D im Organismus kommt es überdies zu einer Entkalkung der Knochen und im weiteren Verlauf unter Umständen zur Entwicklung von Osteoporose (Knochensubstanzverlust).

Das sollten Sie wissen

Für die Calciumresorption von ausschlaggebender Bedeutung, unterstützt Vitamin D die Vorbeugung gegen frühkindliche Rachitis und Osteomalazie bei Erwachsenen. Überdies wird dieses Vitamin mit einer verminderten Häufigkeit von Prostatakrebs in Verbindung gebracht, mit einer Verbesserung der Nebenschilddrüsenfunktion sowie der Herabsetzung eines überhöhten Blutdruckes. Und auch die Symptome der Crohn-Krankheit – einer Entzündung vor allem der unteren Darmabschnitte – lassen sich durch Vitamin D möglicherweise abschwächen.

Der tägliche Mindestbedarf an Vitamin D beträgt 400 I.E. – ein Bedarf, der sich durch die Einwirkung von Sonnenlicht auf Gesicht, Arme und Hände decken läßt. Sich vier- bis fünfmal wöchentlich jeweils 10 bis 15 Minuten in der Sonne aufzuhalten genügt für hellhäutige Menschen, um mehr als ausreichend mit diesem Vitamin versorgt zu sein. Personen dunkler Hautfarbe brauchen etwas länger (das heißt vier- bis fünfmal pro Woche je 30 Minuten). Zusätzliche Vitamin-D-Lieferanten sind Nahrungsmittel wie angereicherte Getreidemüslis, Milch, Butter und Eigelb sowie Leber und fetter Fisch.

Achten Sie beim Einkaufen darauf, ob und in welcher Menge Lebensmittel mit Vitamin D angereichert sind. Fast alle Milchsorten beispielsweise liefern pro 250 ml etwa 100 I.E. Vitamin D, daß heißt rund 25 Prozent Ihres Tagesbedarfes.

Solange Sie nicht ans Haus gebunden sind oder vom Arzt anderweitig beraten werden, können Sie auf Vitamin-D-Präparate verzichten. Überdosiert kann dieser hochwirksame Nährstoff toxische Nebenwirkungen und damit vielerlei gesundheitliche Beschwerden hervorrufen. Anfänglich machen sich derlei Symptome in Form von Apathie, Kopfschmerzen und Schwäche, Appetitlosigkeit und ungewöhnlichem Durst bemerkbar, können sich dann aber nach und nach bis hin zu massiven Schädigungen von Nieren, Lunge, Herz und Knochen steigern.

Wissenschaftliche Erkenntnisse

■ Im Rahmen einer Untersuchung von über 300 als gesund eingestuften Frauen im Alter von 70 Jahren und darüber ergab sich ein Zusammenhang zwischen niedrigen Vitamin-D-Konzentrationen im Blut und sekundärem Hyperparathyreoidismus – einer Überfunktion der Nebenschilddrüsen, die zur Entkalkung der Knochen, Nierensteinen und anderen Beschwerden führt. Überdies registrierte man bei diesen Frauen einen beachtlichen Knochensubstanzverlust. (*Journal of Bone and Mineral Research,* August 1995, S. 1177–1184.)

■ Nach Berichten von Wissenschaftlern der Universität Uppsala ließe sich Vitamin D möglicherweise zur Eindämmung von körpereigenen Abstoßungsreaktionen auf Organtransplantate einsetzen. (*Transplant Immunology,* September 1995, S.245–250.)

■ Den Ergebnissen einer 1996 an der Vrije Universiteit Amsterdam durchgeführten Studie zufolge konnte die Verabreichung von Vitamin-D-Präparaten die Häufigkeit von Schenkelhalsfrakturen bei älteren Niederländern *nicht* verringern. (*Annals of Internal Medicine,* Februar 1996, S. 400–406.)

■ Höhere Vitamin-D-Konzentrationen im Blutserum können das Fortschreiten von Prostatakrebs bei Schwarzen und Weißen – insbesondere bei Patienten jenseits des 57. Lebensjahres – verlangsamen. Dies berichten Wissenschaftler der Duke University. (*Cancer Epidemiology and Biomarkers Preview,* September 1995, S. 655–659.)

■ Nach einem Bericht der Abteilung für Innere Medizin am Universitätskrankenhaus von Uppsala stehen die Serumkonzentrationen von Vitamin D in umgekehrtem Verhältnis zu den Blutdruckwerten. Je höher die Vitamin-D-Spiegel, desto niedriger der Blutdruck. (*American Journal of Hypertension,* September 1995, S. 894–901.)

■ In tierexperimentellen Untersuchungen der Louisiana State University führte eine an Vitamin D arme Ernährung von Muttertieren bei den ungeborenen Jungen zu einer allgemeinen, aber merklichen Verzögerung in der Entwicklung des Herzens. Ob dies beim Menschen auch geschieht, ist nicht bekannt. (*Journal of Molecular and Cellular Cardiology,* Juni 1995, S. 1245– 1250.)

■ Patienten mit Crohn-Krankheit müssen via Nahrung oder Ergänzungspräparate reichlich Vitamin D zuführen, um die negativen Auswirkungen mangelnder Sonnenbestrahlung auf die Knochendichte auszugleichen. Nach Beobachtungen der Forscher, die diese Studie 1995 durchführten, neigen Crohn-Patienten dazu, sich während der Sommermonate nur wenig der Sonne auszusetzen. (*Wien. Klin. Wochenschr.,* 1995, S. 578–581.)

Nahrungsmittelquellen, Strategien und Fakten

Die ergiebigsten Quellen für Vitamin D sind Sonnenlicht und Nahrungsmittel wie angereicherte Getreidemüslis, Milch, Butter, Eigelb und Margarine, Leber, Fischöle und fette Fischarten, zum Beispiel Thunfisch und Heilbutt.

Therapie-Empfehlungen

Zur Deckung Ihres Vitamin-D-Bedarfes sollten Sie sich an vier bis fünf Tagen der Woche mindestens 10 bis 15 Minuten in der Sonne aufhalten. Denken Sie dabei aber immer auch an das Risiko von Hautkrebs, und *übertreiben Sie nicht.* Setzen Sie außerdem die erwähnten Nahrungsmittel auf Ihren Speisezettel, und nehmen Sie ein Ergänzungspräparat nur auf Anraten Ihres Arztes ein.

Zusätzliche Informationen

Siehe »Calcium«.

Vitamin E

Vitamin E besitzt blutgerinnungshemmende Eigenschaften und ist ein hochwirksames Antioxidans, das die zerstörerischen Auswirkungen freier Radikale (instabiler Sauerstoffmoleküle) im Organismus bekämpft.

Dank seiner Fähigkeit, die Oxidation von »schlechtem« LDL-Cholesterin zu neutralisieren, wird dieses Vitamin mit einem verminderten Risiko für Herz-Kreislauf-Erkrankungen in Zusammenhang gebracht. LDL-Oxidation ist ein hauptverantwortlicher Faktor für den Aufbau von Plaques in den Blutgefäßen – ein Prozeß, der zu Atherosklerose und Herzinfarkt führt.

Zunehmend mehr weist darauf hin – darunter auch die Befunde unserer Forschungsarbeiten am Cooper-Institut für Aerobic-Forschung -, daß Vitamin E sowohl bei Hochleistungssport wie auch bei moderatem Ausdauertraining (20 bis 30 Minuten Schnellgehen oder Joggen an drei bis vier Tagen der Woche) vor einer Schädigung der in den Zellen befindlichen DNS schützen kann. Solcherart Schädigungen werden mit einer vermehrten Häufigkeit von Krebs und anderen Erkrankungen in Verbindung gebracht. Nach Befunden anderer Studien besteht ein Zusammenhang zwischen Vitamin E und einem verminderten Risiko für Krebs und grauen Star sowie einer Stärkung des Immunsystems.

Das sollten Sie wissen

Neuesten Untersuchungsergebnissen zufolge bringt die tägliche Einnahme von 400 bis 1200 I.E. Vitamin E optimalen Nutzen für die Gesundheit. Decken läßt sich dieser Bedarf aber nur durch natürliches Vitamin E in Form eines Präparates.

Ich selbst rate jedem Erwachsenen zur Aufnahme von mindestens 400 I.E. Vitamin E pro Tag. (Nehmen Sie nur *natürliches* Vitamin E; es trägt die Bezeichnung »D-α-Tocopherol«.) Bei einem Körpergewicht über 95 kg oder anspruchsvoller sportlicher Aktivität empfiehlt es sich, die Tageszufuhr bis zu 1200 I.E. aufzustocken. (Nähere Erläuterungen zur empfohlenen Tagesdosis für Männer, Frauen und Kinder finden Sie in Kapitel 4.)

Bedauerlicherweise ist es so gut wie unmöglich, den Tagesbedarf an Vitamin E durch die normale Ernährung zu decken. Selbst die ergiebigsten Lieferanten, wie beispielsweise Weizenkeim-

und Sojabohnenöl, Mandeln und Haselnüsse, besitzen einen relativ geringen Anteil, sind aber mit ihrem hohen Fettgehalt wahre Kalorienbomben.

Hier ein anschauliches Beispiel für die Schwierigkeit, Vitamin E ausschließlich aus der Nahrung zu beziehen: 1 Eßlöffel Weizenkeimöl enthält nur 30 bis 35 I.E. dieses Vitamins, aber 120 Kalorien; 100 g Haselnüsse etwa 30 und 100 g Mandeln etwa 20 I.E., aber beide jeweils über 800 Kalorien.

Sie sehen also – 400 I.E. Vitamin E allein über die tägliche Kost zuzuführen wäre überaus mühsam und mit einer Gewichtszunahme von unzähligen Pfunden verknüpft.

Wissenschaftliche Erkenntnisse

■ Vitamin-E-Succinat (ein häufig in Präparaten verwendetes Vitamin-E-Derivat) hemmt die Vermehrung von Prostatakrebszellen. Dies ergab eine 1995 durchgeführte Studie der Division of Nutritional Sciences der Universität von Texas in Austin. (*Nutrition and Cancer,* 1995, S. 161–169.)

■ Tierexperimentelle Untersuchungen der Universität München zeigten, daß Vitamin-E-reiche Ernährung das Ausmaß eines Reperfusionsschadens nach vorübergehender Ischämie (Minderdurchblutung von Gewebe) begrenzen konnte. Zu einer solchen Schädigung kommt es oftmals nach einem Herzinfarkt, wenn die Blutzufuhr zum Herzen zunächst unterbrochen ist und anschließend das Blut durch die benachbarten Gefäße in das minderdurch-blutete Gewebe zurückströmt. (*Free Radical Biology and Medicine,* Dezember 1995, S. 919–926.)

■ Aussagen von Wissenschaftlern der Universität Zürich zufolge bewahren Antioxidantien wie Vitamin E »schlechtes« LDL-Cholesterin vor Oxidation – einem Prozeß, der die Entstehung von Plaques und damit die Entwicklung einer Atherosklerose begünstigt. Nach Ansicht der Forscher, die Mukoviszidose-Patienten behandelten, ist die Widerstandskraft von LDL gegenüber Oxidation bei Patienten mit Vitamin-E-Mangel beeinträchtigt, läßt sich aber durch ausreichende Gaben des Vitamins innerhalb von zwei Monaten normalisieren. Sie selbst verabreichten ihren Patienten über diesen Zweimonatszeitraum hinweg täglich 400 I.E. Vitamin E. (*Free Radical Biology and Medicine,* Dezember 1995, S. 725–733.)

■ Auf synergistische Weise wirkten Vitamin E und Vitamin A der Oxidation von Lipiden entgegen. Dies ergab eine Studie der Università di Palermo. (*Archives of Biochemistry and Biophysics,* 1. Februar 1996, S. 57–63.)

Die Wissenschaftler vermuten, daß Vitamin E die Oxidation von Vitamin A hemmte und damit die Wirksamkeit des A-Vitamins wesentlich verstärkte. Überdies verlangsamte sich durch diese Kombinationstherapie die Zerstörung von Vitamin E.

■ Bei Muskoviszidose besteht möglicherweise ein Vitamin-E-Defizit, das wahrscheinlich die Oxidation von LDL beschleunigt, damit die Entwicklung einer Atherosklerose begünstigt und sich auch negativ auf die Lungenfunktion auswirkt. Für diese Patienten empfiehlt sich die Zufuhr von Vitamin E als Bestandteil der therapeutischen Maßnahmen. (*Free Radical Biology and Medicine*, 1995, S. 725–733.)

Nahrungsmittelquellen, Strategien und Fakten

Wie bereits erwähnt, ist natürliches D-α-Tocopherol die beste Form von Vitamin E. (Beim synthetischen Vitamin E steht hinter dem »D« noch ein »L« – also DL-α-Tocopherol.)

Nähere Einzelheiten zu diesem Vitamin finden Sie außer unter der Überschrift »Das sollten Sie wissen« auch noch in Kapitel 4.

Therapie-Empfehlungen

Blättern Sie zurück zum Abschnitt »Das sollten Sie wissen« und zu Kapitel 4.

Zusätzliche Informationen

Siehe »Vitamin A« und »Vitamin C« sowie Kapitel 4.

Vitamin-E-Lieferanten

Nahrungsmittel	Menge	Vitamin E
Haselnußkerne	ca. 30 g	6,70 I. E.
Haselnußkerne, geröstet	ca. 30 g	4,40 I. E.
Mandeln, gehäutet	ca. 30 g	8.75 I. E.
Mandeln, ungehäutet	ca. 30 g	10,10 I. E.
Sonnenblumenkerne, getrocknet	ca. 30 g	14,18 I. E.
Süßkartoffeln, roh	1 Stück	5,93 I. E.
Weizenkeime	80 ml	6,00 I. E.
Weizenvollkorn	80 ml	3,00 I. E.
Baumwollsaatöl	1 EL	4,80 mg
Distelöl	1 EL	4,60 mg
Maiskeimöl	1 EL	1,90 mg
Mandelöl	1 EL	5,30 mg
Mazola-Maiskeimöl	1 EL	3,00 mg
Mazola-Margarine	1 EL	8,00 mg
Sonnenblumenöl	1 EL	6,10 mg
Weizenkeimöl	1 EL	20,30 mg

Wichtig: Die Mengenangaben erfolgen häufig in ml (= Umrechnung des amerikanischen Tassenmaßes). Mit Hilfe eines Meßbechers wird es kein Problem sein, die erforderlichen Mengen abzumessen.
Quelle: Dr. Kenneth H. Cooper: Die neuen Gesundmacher: Antioxidantien. BLV Verlag 1995.

Vitamin K

Vitamin K findet sich im Dünndarm und ist in Verbindung mit Protein an der Blutgerinnung beteiligt.

In bestimmten Fällen führt ein Mangel zu Gerinnungsstörungen und damit zu Blutungen. Vor allem bei Neugeborenen birgt ein Defizit an Vitamin K die Gefahr von Gehirnblutungen.

In unserer Nahrung ist dieses Vitamin so reichlich vorhanden, daß bei vernünftiger Ernährung eine ausreichende Blutgerinnung gewährleistet ist.

Das sollten Sie wissen

Der maximale RDA-Wert für die tägliche Zufuhr von Vitamin K beträgt 80 µg für erwachsene Männer und 65 µg für erwachsene Frauen. Schon mit einer einzigen reichlichen Portion von grünem Blattgemüse, wie beispielsweise Vertretern der Kreuzblütler-Arten, Brokkoli oder Kohl, ist der Tagesbedarf mehr als gedeckt. 120 ml Brokkoli zum Beispiel enthalten 100 µg Vitamin K.

Wissenschaftliche Erkenntnisse

■ Ältere Menschen und Patienten mit Knochenbrüchen, die auf Osteoporose zurückzuführen sind, weisen niedrigere Vitamin-K-Serumkonzentrationen auf. Aber die Wissenschaftler sind sich nicht sicher, ob der Mangel an Vitamin K bei der Entstehung von Osteoporose eine Rolle spielt. (*Journal of Nutrition,* Juli 1995, S. 1812–1821.)

■ 1993 empfahlen niederländische Forscher, Brustkindern zur Vorbeugung gegen einen Vitamin-K-Mangel über die Neugeborenenphase hinaus täglich 25 µg Vitamin K_1 zu verabreichen. Diese Maßnahme soll die Säuglinge vor Blutungen bewahren. (*Journal of Pediatric Gastroenterology and Nutrition,* April 1993, S. 301.)

■ Zur Aufrechterhaltung physiologisch ausreichender Serumkonzentrationen von Vitamin K_1 ist bei gestillten Neugeborenen die wiederholte Gabe niedriger Dosen über die erste Lebenswoche hinaus erforderlich. (*European Journal of Pediatrics,* Januar 1993, S. 72–74.)

Nahrungsmittelquellen, Strategien und Fakten

Grüne Blattgemüse sind mit Abstand die ergiebigsten Quellen für Vitamin K (50 bis 800 µg pro 100 g Gemüse). Etwas niedrigere, aber dennoch beachtliche Mengen finden sich auch in Milch und Milchprodukten, in Fleisch, Eiern, Getreidemüslis und Obst (1 bis 50 µg pro 100 g Nahrungsmittel). Und auch Rinderleber enthält reichlich Vitamin K.

Therapie-Empfehlungen

Essen Sie täglich einfach die empfohlenen fünf bis sieben Portionen Obst und Gemüse; damit sind Sie reichlich mit Vitamin K versorgt.

Zusätzliche Informationen

Siehe »Ballaststoffe«, »Kohlenhydrate« und »Kreuzblütler-Gemüse«.

Wasser

Wasser ist für die Erhaltung des Lebens noch notwendiger als Nahrung. Man schätzt, daß der Mensch nur vier bis sechs Tage lang ohne Flüssigkeitsaufnahme gleich welcher Art auskommen kann. Im Gegensatz dazu hat so mancher ohne Nahrungszufuhr wochenlang überlebt.

Für einen optimalen Gesundheitszustand braucht der Mensch – wie die nachfolgenden Erläuterungen zeigen – weit mehr Wasser als ein lebenerhaltendes Minimum.

Das sollten Sie wissen

Jeder Mensch sollte täglich mindestens 2 Liter Flüssigkeit aufnehmen – am besten in Form von purem Wasser. Ein Teil davon läßt sich gegebenenfalls durch natürliche Fruchtsäfte wie Orangen- oder Grapefruitsaft u. a., am besten mit Mineralwasser gemischt ersetzen.

Zur Deckung des täglichen Wasserbedarfs kann auch der zusätzliche Verzehr von saftigem Obst und Gemüse beitragen. Allerdings schwankt der Wassergehalt der einzelnen Arten ganz erheblich, und deshalb ist diese Alternative der Flüssigkeitszufuhr mitunter schwer kontrollierbar. Aufschluß über den Flüssigkeitshaushalt Ihres Organismus liefern Ihnen Farbe und Menge des ausgeschiedenen Harns. Helle, klare und reichliche Harnmengen sind Anzeichen einer ausreichenden Versorgung Ihres Körpers mit Flüssigkeit. Dunkler gelber Harn hingegen kann auf ein Flüssigkeitsdefizit hinweisen.

Wer viel schwitzt oder sportlich besonders aktiv ist, sollte sogar noch mehr als 2 Liter pro Tag trinken. Felicia L. Busch, staatlich anerkannte Ernährungsexpertin bei der International Bottled Water Association beispielsweise gab folgende Empfehlungen zur täglichen Wasseraufnahme heraus, bezogen auf Körpergewicht und täglich eine Stunde sportliche Aktivität unterschiedlicher Intensität (*Tennis magazine,* Juni 1996):

Körpergewicht 52 kg:

Geringe Intensität	$2\frac{1}{4}$ l
(zum Beispiel Tennis-Doppel)	
Mittlere Intensität	knapp $2\frac{1}{2}$ l
(zum Beispiel Tennis-Einzel)	
Hohe Intensität	$2\frac{1}{2}$ l
(zum Beispiel Tennisturnier)	

Körpergewicht 68 kg:

Geringe Intensität	$2\frac{1}{4}$ l
Mittlere Intensität	$2\frac{1}{2}$ l
Hohe Intensität	$2\frac{3}{4}$–3 l

Körpergewicht 90 kg:

Geringe Intensität	knapp $2\frac{1}{2}$ l
Mittlere Intensität	$2\frac{3}{4}$ l
Hohe Intensität	reichlich $3\frac{1}{4}$ l

Welches sind die Anzeichen einer ungenügenden Wasseraufnahme?
Dehydratation (Flüssigkeitsmangel) ist nicht nur an Farbe und Menge des Harns erkennbar. Schon in leichter Form kann sie die geistige Wachheit und körperliche Leistungsfähigkeit stark beeinträchtigen – ein Phänomen, dessen sich der Betroffene unter Umständen gar nicht bewußt wird. Zu den Anzeichen eines geringfügigen Flüssigkeitsmangels im

Organismus zählen das Absinken des körperlichen Leistungsniveaus, Ermüdung, Konzentrationsstörungen und Reizbarkeit. (Siehe »Wissenschaftliche Erkenntnisse«.) Bemerkbar machen können sich derlei Signale nach ungenügender Wasserzufuhr an einem strapaziösen Tag oder im Gefolge einer mit Durchfall und Erbrechen einhergehenden Grippe.

In extremeren Fällen stellen sich unter Umständen Schwindelgefühl, möglicherweise auch ein Hitzeschaden bis hin zum Hitzschlag ein, der zu Bewußtlosigkeit und sogar zum Tode führen kann.

Anmerkung zu bedrohlicher Dehydratation: Typische Symptome eines Hitzeschadens sind starkes Schwitzen, feuchtkalte Haut, Verwirrungszustände und mitunter Ohnmacht. Die beste Erste-Hilfe-Maßnahme besteht darin, den Betroffenen an einen kühlen, schattigen Ort zu setzen und ihm reichlich Wasser oder ein verdünntes elektrolythaltiges Getränk zu verabreichen. (Siehe »Elektrolyte«.)

Anzeichen eines Hitzschlages ist das gänzliche Fehlen von Schweiß, ungewöhnlich heiße Haut und eventuell Bewußtlosigkeit. Hitzschlag ist ein lebensbedrohlicher Zustand und erfordert unverzüglich ärztliche Hilfe. Bis zum Eintreffen der Ambulanz hüllt man den Betroffenen sofort von oben bis unten in eiskalte Tücher, um den gesamten Körper zu kühlen, oder spült ihn mit kaltem Wasser ab.

Wissenschaftliche Erkenntnisse

■ Im Rahmen einer 1995 am Ribstein Center for Research and Sport Medicine Sciences des Wingate Institute in Netanya (Israel) durchgeführten Studie untersuchte man die Auswirkungen von Wasserentzug auf Basketballspieler. Die Wissenschaftler teilten 10 gesunde Spieler in Zweierteams auf, von denen jedes zwei 40minütige »Zwei-gegen-zwei-Matches« auf einem normalen Spielfeld absolvieren mußte. Wasser durften die Probanden nur während eines dieser beiden Spiele trinken.

Zu Beginn jedes Matches war der Organismus der Spieler reichlich mit Flüssigkeit versorgt. Zudem absolvierten sie vor jedem Spiel, in der Halbzeit und nach dem Ende Sprung-Tests. Darüber hinaus wurde die Leistung der einzelnen Spieler nach ihrem prozentualen Anteil an Sprungtreffern aus dem Spielfeld und Freiwürfen während jeder Halbzeit bewertet.

Was anaerobe (kurze, explosive) Leistung und Sprungkraft anging, stellten die Wissenschaftler zwischen den Gruppen, die während des Spieles Wasser erhalten, und jenen, die keines bekommen hatten, keine nennenswerten Unterschiede fest. *Nach* Beendigung der einzelnen Partien hingegen registrierten sie bei den anaeroben Leistungen einen 19prozentigen Unterschied zugunsten der Spieler, die zwischendurch Wasser getrunken hatten. Zudem stellten sie beim Vergleich der einzelnen Halbzeitleistungen der Gruppen, die kein

Wasser erhalten hatten, fest, daß die Sprungtreffer aus dem Spielfeld während der zweiten Halbzeit gegenüber jenen der ersten Halbzeit um 8,1 Prozent abgenommen hatten.

Nach Meinung der Wissenschaftler sind diese Veränderungen statistisch zwar nicht signifikant, deuten aber dennoch darauf hin, daß Flüssigkeitsmangel während hochintensiver körperlicher Belastung über eine mittlere Zeitspanne die Leistungsfähigkeit beeinträchtigen könne. (*International Journal of Sports Medicine*, Mai 1995, S. 214–218.)

Nahrungsmittelquellen, Strategien und Fakten

In den meisten Gebieten der Vereinigten Staaten ist Leitungswasser in der Regel genauso sauber oder gar sauberer als gewöhnliches Flaschenwasser (das gilt ebenso für Deutschland). Doch was die Wasserqualität in bestimmten Regionen und einigen Metropolen angeht, werden die Bedenken immer lauter. In einem Bericht aus jüngster Zeit warnten mehrere mit der öffentlichen Gesundheit befaßte Institutionen, darunter auch die Centers for Disease Control and Prevention, vor einer möglichen Verseuchung des Trinkwassers mit *Cryptosporidium parvum* – einem unter Umständen lebensbedrohlichen Parasiten. Zu den ersten Anzeichen eines Befalls zählen Bauchschmerzen, Durchfall, Übelkeit und Erbrechen sowie Krämpfe und Fieber. Zu einer besonderen Bedrohung wird dieser Parasit für Menschen mit geschwächter Immunabwehr, wie beispielsweise AIDS-Patienten.

Zur Vorbeugung gegen Schädigungen durch diesen Parasiten wird den Bewohnern von gefährdeten Regionen von Expertenseite geraten, Leitungswasser abzukochen, Wasserfilter zu benutzen, die Partikel mit einem Durchmesser von weniger als 1 Mikron (= 1 Millionstel Meter) eliminieren, oder Flaschenwasser zu trinken.

Einerlei, ob Sie mit diesem Parasiten schon einmal zu tun hatten oder nicht – ratsam ist es in jedem Fall, die Berichte über die Trinkwasserqualität Ihrer Umgebung aufmerksam zu verfolgen. Wird Alarm gegeben, können Sie auf Flaschenwasser ausweichen, bis die Gefahr vorüber ist.

Therapie-Empfehlungen

Siehe den Abschnitt »Das sollten Sie wissen«.

Zusätzliche Informationen

Siehe »Elektrolyte« und »Kohlenhydrate«.

Wein

Schon der heilige Apostel Paulus empfahl seinem Schüler Timotheus: »Trinke nicht längerhin Wasser, sondern nimm etwas Wein wegen deines Magens und deiner häufigen Erkrankungen!« (1 Tim. 5,23)

Die Verwendung von Wein zu Heilzwecken hat eine lange Geschichte und wurde durch die Ergebnisse neuerer wissenschaftlicher Studien untermauert.

(Siehe »Wissenschaftliche Erkenntnisse«.) Doch die drohende Gefahr eines Alkoholmißbrauches veranlaßt mich immer wieder, meinen Patienten zu raten, sich die potentiellen gesundheitlichen Vorteile von Wein auf andere Weise zu verschaffen.

Das sollten Sie wissen

Angesichts der enormen Gefahr, des Guten zuviel zu tun und sich mehr gesundheitliche Probleme einzuhandeln als zu beseitigen, kann ich den Genuß von Wein im Rahmen einer Ernährungstherapie nicht empfehlen. Wie dem auch sei – es gibt Hinweise darauf, daß geringer bis mäßiger Weinkonsum sich auf mancherlei Weise günstig auf die Gesundheit auswirkt. Wein kann:

■ bei Reisen in ferne Länder vor fremdartigen Mikroorganismen und Parasiten in exotischen Speisen schützen.
■ durch antioxidative Wirkung freie Radikale abwehren, die an der Entstehung von Atherosklerose und koronarer Herzkrankheit beteiligt sind.
■ durch blutgerinnungshemmende Wirkung zur Vorbeugung gegen die Bildung von Blutgerinnseln beitragen.

Zweifellos besitzt Wein auch ganz spezifische Nachteile. Einer davon sind migräneartige Kopfschmerzen, unter denen so mancher nach dem Genuß von Wein zu leiden hat. (Siehe folgenden Abschnitt.)

Wissenschaftliche Erkenntnisse

■ Wissenschaftler der US Army untersuchten die Auswirkungen von Rot- und Weißwein auf Suspensionen (Aufschwemmungen) mit potentiell schädlichen Mikroorganismen wie *Salmonella, Shigella* und *Escherichia coli.*
Die Forscher stellten fest, daß unverdünnter Wein innerhalb von 20 bis 30 Minuten die Kolonien lebensfähiger Mikroorganismen um 1 Million auf 10 Millionen reduzierte. Sie gelangten zu dem Schluß, daß Wein seinen Ruf als verdauungsförderndes Mittel (Getränk) weitgehend seinen antibakteriellen Eigenschaften zu verdanken hat. (*BMJ,* 23.–30. Dezember 1995, S. 1657–1660.)
■ Nach einer am Institut für Anatomie der Universität Mailand durchgeführten Studie kann Resveratrol, eine in Rotwein vorkommende Verbindung, die Aggregation (Zusammenballung) von Blutplättchen hemmen. (*International Journal of Tissue Reactions,* 1995, S. 1–3.)
Anmerkung: Der Saft der (in Amerika heimischen großen dunkelblauen) Concord-Traube enthält mehr Resveratrol als die meisten Weine.
■ Das »Französische Paradoxon« - ein neuer, von der medizinischen Forschung geprägter Begriff – bezieht sich auf die sehr geringe Häufigkeit von ischämischen Herzerkrankungen und die niedrige Rate tödlich verlaufender Koronarerkrankungen in Frankreich, wo die Situation in puncto Verzehr von gesättigten Fettsäuren, Cholesterin-Serumkonzentrationen, Blutdruck und Rauchgewohnheiten gewiß nicht ideal ist.

Wissenschaftler des College of Medicine der Universität von Wales sind der Meinung, daß die Gewohnheit der Franzosen, zu jeder Mahlzeit Wein zu trinken, möglicherweise bis zu einem gewissen Grad vor den Folgen ungesunder Eßgewohnheiten schützt. Insbesondere merkten die Forscher an, daß die relativ ausgeprägte Unempfindlichkeit der Franzosen gegenüber ischämischer Herzkrankheit wohl dem Umstand zuzuschreiben ist, daß sie mit ihrem Wein reichlich Alkohol und antioxidative Vitamine aufnehmen. (*Journal of Research in Social Health,* August 1995, S. 217–219.)

■ Im Rahmen einer 1994 durchgeführten Untersuchung von 20 gesunden israelischen Männern wurden die gesundheitlichen Auswirkungen von Rot- und Weißwein miteinader verglichen.

Die Hälfte der Probanden erhielt zwei Wochen lang täglich 400 ml Rotwein mit einem Alkoholgehalt von 11 Prozent.

Die zweite Gruppe trank dieselbe Menge Weißwein. Durch den Genuß von Rotwein (nicht aber von Weißwein) erhöhte sich die Triglyzerid-Plasmakonzentration innerhalb einer Woche um 11 Prozent, und nach zwei Wochen betrug der Anstieg 26 Prozent. Gesamtcholesterin und »schlechtes« LDL-Cholesterin blieben unverändert.

Als höchst bemerkenswerten Effekt aber registrierten die Wissenschaftler einen beachtlichen Zuwachs an »gutem« HDL-Cholesterin um 26 Prozent bei den Testpersonen, die Rotwein getrunken hatten. Bei den Weißweintrinkern war ein solcher Anstieg nicht zu beobachten gewesen.

Nach Ansicht der Forscher war der merkliche Anstieg der HDL-Plasmakonzentration die bedeutsamste Auswirkung des Genusses von Rotwein; die Aufnahme von reinem Alkohol belief sich in diesem Fall auf 40 g pro Tag über einen Zeitraum von zwei Wochen. Ihren Aussagen zufolge könnte das bei Rotweintrinkern beobachtete geringere Risiko für Herz-Kreislauf-Erkrankungen nicht zuletzt diesem HDL-Anstieg zuzuschreiben sein. (*Annals of Nutritional Metabolism,* 1994, S. 287–294.)

■ Die ernährungsbedingten Ursachen von Migräne sind nach Meinung von Wissenschaftlern am Queen Charlotte's and Chelsea Hospital in London nach wie vor umstritten. Aber einige der jüngst beschriebenen pharmakologischen Eigenschaften von Rotwein könnten die Aufeinanderfolge von Geschehnissen auslösen, die zu Migräne führen. (*Cephalagia,* April 1995, S. 101–103.)

■ Forscher der Princess Margaret Migraine Clinic am Charing Cross Hospital in London befragten 577 Patienten, von denen 429 an Migräne litten. 16,5 Prozent dieser Migränepatienten meinten, ihre Kopfschmerzen würden durch den Verzehr von Käse oder Schokolade ausgelöst. 17,4 Prozent berichteten von einer Überempfindlichkeit gegenüber alkoholischen Getränken gleich welcher Art, 11,8 Prozent reagierten überempfindlich auf Rotwein, aber nicht auf Weißwein, und 28 Prozent schrieben ihre Kopfschmerzen dem Genuß von Bier zu.

Nach dem Dafürhalten der Wissenschaftler sind Reaktionen auf Käse und Schokolade und Überempfindlichkeit gegenüber Rotwein eng miteinander verwandt und spielen im Zusammenhang mit Migräne eher eine Rolle als bei chronischem Spannungskopfschmerz. (*Headache,* Juni 1995, S. 355–357.)

■ Der Genuß von Rotwein zum Essen vermindert die Anfälligkeit von menschlichem Plasma und LDL-Cholesterin für Lipidperoxidation. Dies berichteten israelische Wissenschaftler im Jahre 1995. LDL-Oxidation ist ein wesentlicher Faktor bei der Entstehung von Atherosklerose und koronarer Herzkrankheit.

Die Wissenschaftler gelangten zu dem Schluß, daß einige in Rotwein, aber nicht in Weißwein vorkommende Phenole in den Blutstrom aufgenommen werden, sich an Plasma-LDL binden und damit für die antioxidativen Eigenschaften von Rotwein verantwortlich sein könnten. (*American Journal of Clinical Nutrition,* März 1995, S. 549–554.)

■ Der Gehalt an Phenolverbindungen in Rotwein beruht auf dem Umstand, daß bei der Weinherstellung der rote Traubensaft samt Schalen vergoren wird. Bei der Weißweinproduktion wird nur der vergorene Saft verwendet. Traubenschalen sind reich an Phenolverbindungen, und deshalb besitzt Weißwein nur einen geringen Anteil an diesen natürlichen Antioxidantien, die als »Radikalenfänger« der Oxidation von Lipiden (Blutfetten) entgegenwirken. (*Nutrition Review,* 51:185, 1993.)

■ Forscher an der Abteilung für Pathologie der Universität Birmingham (Großbritannien) verglichen die antioxidative Wirkung von Rotwein, Weißwein und hochdosiertem Vitamin C auf das menschliche Blut. Den in die Studie einbezogenen (in drei Gruppen eingeteilten) Probanden wurden 300 ml Rotwein beziehungsweise Weißwein beziehungsweise 1000 mg Vitamin C verabreicht.

Bei den Rotweintrinkern registrierte man nach einer Stunde eine um 11 Prozent und nach zwei Stunden um 18 Prozent höhere Antioxidantienkonzentration im Blut, während die Werte beim Weißwein nur 4 beziehungsweise 7 Prozent betrugen. Die ausgeprägteste antioxidative Reaktion stellte sich bei den Probanden ein, die Vitamin C eingenommen hatten: 21 Prozent Zunahme nach einer Stunde und 29 Prozent nach zwei Stunden. (*Clinical Chemistry,* Januar 1995, S. 32–35.)

Weshalb also sollte man sich – was die Versorgung mit Antioxidantien angeht – überhaupt mit Wein abgeben, wenn sich Vitamin C ohnehin als wesentlich wirksamer erweist?

Nahrungsmittelquellen, Strategien und Fakten

In geringen bis moderaten Mengen genossen, scheint Rotwein der Gesundheit bekömmlicher zu sein als Weißwein. (Siehe »Wissenschaftliche Erkenntnisse«.)

Therapie-Empfehlungen

Alkoholgenuß im Rahmen einer Ernährungstherapie kann ich nicht empfehlen. Siehe dazu auch die Erläuterungen unter dem Stichwort »Alkohol«.

Zusätzliche Informationen

Siehe »Alkohol«, »Atherosklerose«, »Cholesterin-Regulierung« und »Kopfschmerzen« sowie »Koronare Herzkrankheit«.

Wundheilung

In ärztlichen Kreisen ist man sich einig darüber, daß Proteine, Kohlenhydrate, Fette, Vitamine und Mineralstoffe in den einzelnen Phasen des Wundheilungsprozesses eine wesentliche Rolle spielen. So gibt es beispielsweise Hinweise darauf, daß bei der Gewebeerneuerung nach chirurgischen Eingriffen angemessene ernährungstherapeutische Maßnahmen die Chancen für eine optimale Wundheilung verbessern können. (*Compendium,* Februar 1995, S. 200, 202–204, 206–208.)

Das sollten Sie wissen

Fundament einer zufriedenstellenden Wundheilung ist eine rundum ausgewogene Kost, aber neuesten wissenschaftlichen Erkenntnissen zufolge ist auch der Rolle und Zufuhr ganz bestimmter Nährstoffe besonderes Gewicht beizumessen. Dazu zählen die Vitamine A, C und E sowie die verschiedenen Vertreter der Vitamin-B-Gruppe, Zink, Eisen und die Aminosäure Arginin. (Auflistungen von Nahrungsmitteln, die diese Nährstoffe in ausreichender Menge enthalten, finden Sie unter den im Abschnitt »Zusätzliche Informationen« angeführten Stichwörtern.)

Wissenschaftliche Erkenntnisse

■ Nach Aussagen von Wissenschaftlern am College of Nursing and Health Sciences der Universität von Texas in El Paso kann sich gesunde Ernährung auf den nach zahnchirurgischen Eingriffen einsetzenden Wundheilungsprozeß förderlich auswirken. (*Compendium,* Februar 1995, S. 200–208.)

■ Ein gesunder Ernährungszustand des Patienten im Vorfeld eines chirurgischen Eingriffes kann die Wundheilung begünstigen und die Kosten für die postoperative ärztliche Nachsorge senken. Dieser Meinung sind die Autoren eines kritischen, am California College of Podiatric Medicine in San Francisco herausgegebenen Artikels. Die Forschung auf diesem Gebiet befaßt sich in erster Linie mit der Rolle von Proteinen, Zink und Eisen sowie der Vitamine A, C und E. (*Journal of the American Podiatric Medical Association,* September 1994, S. 456–462.)

■ Anders als in dem zuvor zitierten Artikel vertritt ein Autor des Rhode Island Hospital der Brown University School of Medicine einen gegensätzlichen Standpunkt. Seinem Dafürhalten nach gibt es keine ausreichend belegten objektiven Daten für die Ansicht, Fehl- oder Mangelernährung könne das Risiko für Komplikationen bei der Wundheilung erhöhen.

Ebensowenig untermauert sei – so der Autor – die Behauptung, ernährungstherapeutische Maßnahmen in Form eines allgemeinen Ernährungsprogrammes oder einer Zufuhr von Ergänzungspräparaten könnten den Wundheilungsprozeß verbessern oder beschleunigen. (*JPEN Journal of Parenteral and Enteral Nutrition,* Juli/August 1994, S. 367–376.)

■ Zusätzliche Zufuhr von Protein und Vitaminen, insbesondere der Aminosäure Arginin und der Vitamine A, B und C, sorgen für eine optimale ernährungstherapeutische Unterstützung des Wundheilungsprozesses. Dies berichteten Wissenschaftler vom Shriners Burns Institute in Galveston (Texas. (*New Horizons,* Mai 1994, S. 202–214.)

■ Einem im März 1993 im *Journal of Vascular Nursing* (S. 12–18) veröffentlichten Artikel zufolge ruft Mangel- oder Fehlernährung eine Reihe von Stoffwechselveränderungen hervor, die die Wundheilung beeinträchtigen.

Dem Artikel ist zu entnehmen, daß bei der Wundheilung vor allem den drei folgenden Nährstoffen eine ganz spezifische Bedeutung zukommt:

• Vitamin C ist unentbehrlich für die Bildung des am Aufbau von Bindegewebe beteiligten Kollagens.

• Vitamin A unterstützt die Epithelisierung, das heißt das Überwachsen einer Wundfläche mit neuer Haut.

• Zink ist für die Zellteilung und -vermehrung erforderlich.

■ Eine am Department of Environmental Science der Hokuriku-Universität in Kanazawa (Japan) durchgeführte tierexperimentelle Untersuchung zeigte, daß Zink die Ausbreitung von Zellen auf einer Wundfläche begünstigen und auch ihre zahlenmäßige Zunahme deutlich fördern kann. (*Research Communications in Molecular Pathology and Pharmacology,* August 1995, S. 189–198.)

■ Zink ist ein wichtiges Element der Wundheilung und beschleunigt insbesondere das Ausheilen von Magengeschwüren. Dies ergaben tierexperimentelle Studien, die japanische Wissenschaftler an der Medical School der Universität von Osaka durchführten. In einem Bericht der Juniausgabe 1995 des *Digest of Disease and Science* (S. 1340–1344) gelangten sie zu dem Schluß, daß Zink für das Ausheilen von Magengeschwüren – insbesondere im Frühstadium der Erkrankung – von ausschlaggebender Bedeutung sei.

Nahrungsmittelquellen, Strategien und Fakten

Auflistungen von Nahrungsmitteln, die die Wundheilung beschleunigen und unterstützen können, finden Sie unter den im Abschnitt »Zusätzliche Informationen« angeführten Stichwörtern.

Therapie-Empfehlungen

Das solideste Fundament der Wundheilung, das Sie sich schaffen können, *noch ehe* Sie sich eine offene Wunde zuziehen, besteht in einer gesunden Mischkost mit den von mir empfohlenen Anteilen an Kohlenhydraten, Proteinen und Fetten. (Siehe die Stichwörter »Aminosäuren«, »Fette«, »Kohlenhydrate« und »Protein«.)

Nach dem Zuziehen einer Wunde *könnte* die Heilung besser und schneller vorangehen, wenn Sie bei Ihrer Ernährung für die vermehrte Zufuhr von Zink und der Aminosäure Arginin sorgen sowie der Vitamine C, A und E und der Angehörigen der Vitamin-B-Familie.

Zusätzliche Informationen

Siehe »Aminosäuren«, »Protein«, »Vitamin A«, »Vitamin B«, »Vitamin C«, »Vitamin E« und »Zink«.

Zink

Der menschliche Körper enthält nur 2 bis 3 g Zink, von denen etwa 30 Prozent im Knochengewebe verteilt sind. In allen Lebensformen vorhanden und für alle Lebensformen unentbehrlich, ist Zink überaus wichtig für den normalen Verlauf einer Schwangerschaft, für Wachstum, Entwicklung und die Übertragung des genetischen Materials. Als Bestandteil vieler Enzyme spielt es zudem für die Gesunderhaltung von Augen, Haut und Muskeln, von Leber, Nieren, Hoden und anderen Organen eine bedeutsame Rolle. Genau genommen enthalten sämtliche Zellen Zink, aber die höchsten Konzentrationen finden sich in Knochengewebe und Prostata sowie in den Augen.

Zinkmangel wird mit einer Fülle negativer Auswirkungen in Zusammenhang gebracht. Dazu zählen Unfruchtbarkeit, Spontanabort (Fehlgeburt ohne äußere Einwirkung) und Fehlbildungen des Fötus, Frühgeburten und Übertragung (Überschreiten des Geburtstermins), Säuglingstod und spätere Entwicklungsstörungen. Dazu kommt eine ganze Reihe weiterer Schwierigkeiten, beispielsweise Beeinträchtigung der Immunabwehr, Geschmacksstörungen, anomales Dämmerungssehen und verzögerte Wundheilung.

Kennzeichnend für den Zinkhaushalt ist ein empfindliches Gleichgewicht. Ebenso verhängnisvoll wie ein Zinkmangel kann sich ein Zinküberschuß auswirken und die Gesundheit ernsthaft bedrohen. Die Anzeichen einer Zinkvergiftung (Toxizität) äußern sich in Form von Magenverstimmungen, Erbrechen, Durchfall und Nierenproblemen, mitunter endet dieser Zustand sogar tödlich. Durch ein Zuviel an Zink im Organismus stellt sich unter Umständen ein Kupfermangel und in dessen Gefolge eine Anämie ein.

Das sollten Sie wissen

Die RDA-Werte für die tägliche Zufuhr von Zink betragen 15 mg für erwachsene Männer und 12 mg für erwachsene Frauen; viele Leute liegen aber mit ihrer Aufnahme weit unterhalb dieser Empfehlungen. Bei vegetarischer oder ballaststoffreicher Kost kann ein Großteil des Spurenelementes verlorengehen, weil Zink an Fasern gebunden und via Darm aus dem Organismus ausgeschieden wird.

Andererseits hat auch die Einnahme eines Ergänzungspräparates unter Umständen ihre Tücken. Bei einer täglichen Zufuhr von 100 mg oder mehr beispielsweise kann sich – wie zuvor bereits erwähnt – eine Zinkvergiftung einstellen. Ich rate Ihnen deshalb, Ihren Zinkbedarf aus Nahrungsmitteln zu decken, die dieses Spurenelement in reichlichen Mengen enthalten und unter der Überschrift »Nahrungsmittelquellen, Strategien und Fakten« angeführt sind. Nehmen Sie Zinkpräparate nur unter ärztlicher Kontrolle ein.

Im Gefolge einer vor wenigen Jahren am Dartmouth College durchgeführten Studie empfahl man bei Erkältungen und Schnupfen zur Abschwächung des Schweregrades und Verkürzung der Krankheitsdauer die Einnahme von Zinkpastillen. Aber das Zink in diesen Pastillen unterschied sich in seiner Wirkkraft von der Form, in der es heute auf dem Markt ist.

Im Gegensatz zu dem ursprünglichen, in Dartmouth verwendeten Produkt, das das Zink in den Speichel freisetzte, enthalten derzeit nahezu alle handelsüblichen Pastillen Aromastoffe, die das Zink buchstäblich binden. Sollten künftige Untersuchungen die Forschungsergebnisse von Dartmouth bestätigen, dürften die Wissenschaftler tatsächlich ein Mittel gefunden haben, das die lästigen und unangenehmen Begleiterscheinungen von Erkältungen und Schnupfen in Grenzen hält. Derzeit aber ist die Empfehlung von Zinkpastillen noch viel zu verfrüht, auch wenn das Produkt in seiner Herstellung vielleicht dem in der Dartmouth-Studie verwendeten Präparat gleicht.

Wissenschaftliche Erkenntnisse

■ Nach den Befunden einer Studie der Universität von Kalifornien bestand kein Zusammenhang zwischen der niedrigen Zufuhr von Zink (64 bis 87 Prozent der empfohlenen Tagesdosis) und dem Minderwuchs epileptischer Kinder. (*American Journal of Clinical Nutrition*, Dezember 1993, S. 858–861.)

■ Aus einer Untersuchung der Università Degli Studi in Ferrara (Italien) geht hervor, daß Zinkmangel häufig bei älteren Menschen (ab dem 70. Lebensjahr und darüber) zu beobachten ist und zu einer Minderung der zellulären Immunität führen kann. Die Folge dieser Immunschwäche ist eine vermehrte Anfälligkeit älterer Menschen für Infektionen und Krankheiten und eine höhere Sterblichkeitsrate.

Nach Aussagen der Autoren ist Zinkarmut insbesondere ein Problem bei chirurgischen Patienten und jenen, die parenteral, das heißt unter Umgehung des Magen-Darm-Kanals (intravenös), ernährt werden. Für ältere Menschen empfiehlt die Studie eine durchschnittliche Tagesdosis von 15 mg Zink. (*Minerva Medicine*, Juni 1995, S. 275–278.)

■ Einer Untersuchung der Medical School der Universität von Wisconsin zufolge waren in den Jahren 1976–1980 die Zufuhr von Zink höher und die Quellen dieses Mineralstoffes reichhaltige als im Vergleich zu neueren statistischen Erhebungen. Nach Ansicht der Wissenschaftler deutet dies – was die Versorgung mit Zink angeht – auf einen allgemeinen Abwärtstrend hin. Zum Personenkreis mit der geringsten Zinkaufnahme zählen Frauen, ältere Erwachsene und Schwarze sowie Menschen mit niedrigerem Bildungsniveau und aus sozial benachteiligten Schichten. (*Journal of the American College of Nutrition*, August 1995, S. 349–357.)

■ Zu den Symptomen eines Zinkmangels bei einem vorzeitig geborenen männlichen Brustkind zählten Durchfall, Unruhe und Hautausschlag. Nach siebenwöchiger Verabreichung eines Zinkpräparates war die Erkrankung auskuriert. (*Australian Journal of Dermatology,* August 1995, S. 157–159.)

■ Säuglinge können das in Muttermilch enthaltene Zink wesentlich besser resorbieren als das in Kuhmilch oder Säuglingsnahrung vorkommende Spurenelement. Dies ist ein ganz wesentlicher Unterschied angesichts der Tatsache, daß Zink für das gesunde Wachstum von Kindern überaus wichtig ist.

Stillende Mütter sollten während der ersten sechs Monate täglich 19 mg und während der zweiten sechs Monate 16 mg Zink aufnehmen. Überdies empfiehlt es sich für werdende und stillende Mütter, vermehrt Meerestiere und mageres Fleisch sowie Nüsse, Hülsenfrüchte und Vollkornprodukte zu essen, die allesamt reichlich Zink enthalten.

■ Bei erwachsenen Männern, die auf eine cholesterinsenkende Diät mit einem Ballaststoffanteil von etwa 30 g pro Tag gesetzt sind, besteht offenbar keine Gefahr eines Zinkmangels. (*Journal of the American Dietetic Association,* November 1995, S. 1274–1279.)

■ Im Rahmen einer Studie des dem US Landwirtschaftsministerium angegliederten Grand Forks Human Nutrition Research Center in North Dakota testeten Wissenschaftler die Zinkresorption bei 14 Frauen im Alter zwischen 51 und 70 Jahren. Bei den Probandinnen, die viel Fleisch aßen (darunter mageres Rindfleisch, Hähnchen und Schinken)

sowie Thunfisch registrierten sie eine hohe Zinkresorption und Speicherung des Mineralstoffes im Organismus. Nach Meinung der Wissenschaftler begünstigt der reichliche Verzehr von Fleisch die Speicherung von Zink im Organismus, ohne den Calcium-Status zu beeinträchtigen. (*American Journal of Clinical Nutrition,* September 1995, S. 621–632.)

■ Der erhöhte Zinkbedarf des mütterlichen Organismus muß durch vermehrte Zufuhr gedeckt werden oder eine Steigerung der körpereigenen Bereitstellung von Zink (beispielsweise durch Freisetzung von Zink aus dem Knochengewebe). (*Analyst,* März 1995, S. 895–897.)

■ Bei einem vorzeitig geborenen Säugling, der voll gestillt wurde, stellten sich massive Anzeichen eines Zinkmangels ein, wie beispielsweise erosiver Hautausschlag und Haarausfall. Überdies litt das Kind an innerer Unruhe und gedieh schlecht. Nach Ansicht der deutschen Wissenschaftler kann reine Brustmilchernährung in seltenen Fällen mit einer unzulänglichen Zinkaufnahme verknüpft sein und zu einem ausgeprägten Zinkdefizit führen. Die Therapie besteht aus der oralen Verabreichung eines Zinkpräparates. (*European Journal of Pediatrics,* Januar 1995, S. 71–75.)

■ Für Frauen, die vor der Menopause rotes Fleisch meiden, erhöht sich das Risiko eines Eisen- und Zinkmangels. Dies geht aus einem Bericht des Medical Branch der Universität von Texas in Galveston hervor. (*Journal of Laboratory and Clinical Medicine,* Dezember 1994, S. 852–861.)

■ Eine Untersuchung von Vegetariern in Indien ergab, daß Nahrungsmittel, die Hemicellulose (in verschiedenen Obst- und Gemüsearten vorkommende lösliche oder nichtlösliche Faseranteile), Milcheiweiß, Niacin oder Getreideprotein enthalten, die Resorption von Zink steigern können.

Substanzen, die die Zinkresorption hemmen, sind in erster Linie Fasern und Phytate (auch Fytate geschrieben). Phytate sind nicht zu den Nährstoffen zählende Bestandteile von Pflanzensamen und finden sich in der äußeren Hülle von Getreidekörnern (insbesondere von Hafer), Hülsenfrüchten und Samenkernen. Mit der Nahrung zugeführte Phytate stammen zumeist aus Getreidekörnern. Probleme mit einer phytatbedingten Behinderung der Zinkresorption fallen eher in den Entwicklungsländern ins Gewicht.

Es fragt sich nun, wieviel Zink aus der Nahrung tatsächlich in den Organismus gelangt. Die Resorptionsrate für Zink aus Nahrungsquellen schwankt zwischen 15 und 40 Prozent der für ein bestimmtes Produkt angegebenen Menge und beruht auf dem individuellen Zinkstatus: Bei einem bestehenden Zinkmangel wird mehr Zink aus der Nahrung resorbiert. (*Annals of Nutritional Metabolism,* 1994, S. 13-19.)

■ Bei Patienten, die an Anorexia nervosa leiden und sich vegetarisch ernähren, sollte die Zinkaufnahme routinemäßig überprüft und gegebenenfalls eine Ergänzung ihrer Kost mit einem Zinkpräparat in Erwägung gezogen werden. (*International Journal of Eating Disorders,* März 1993, S. 229–233.)

■ Die zusätzliche Einnahme von Zink in Tagesdosen von 17 bis 50 mg kann den normalerweise mit sportlicher Aktivität einhergehenden, gesundheitsfördernden Anstieg von »gutem« HDL-Cholesterin blockieren. Des weiteren führt die übermäßige Zufuhr von Zinkpräparaten (160 mg pro Tag) unter Umständen sogar zu einer Senkung der HDL-Spiegel. (Diese Aussagen machte Dr. Henry C. Lukaski vom US Landwirtschaftsministerium im Rahmen eines Vortrages, den er während eines von den NIH geförderten Workshops über Sport und Ergänzungspräparate hielt und der am 3. und 4. Juni 1996 in Bethesda, Maryland, stattfand.)

■ Makuladegeneration – ein langsamer Verfall der Augennetzhaut – ist die Hauptursache für die Erblindung von Personen über 65 Jahren. Eine zinkreiche Kost kann dieses Risiko mindern. Deshalb ermuntert man ältere Menschen dazu, ihre tägliche Kost mit diesem Spurenelement zu ergänzen.

Bedauerlicherweise liegt aber die wirksame Dosis von täglich 100 mg weit über dem RDA-Wert von 15 mg pro Tag. Die tägliche Zufuhr einer derart hohen Dosis Zink hat sich als Auslöser einer Vielzahl von Problemen erwiesen; dazu zählen: Übelkeit, Erbrechen, Durchfall und Magenschmerzen, Lethargie und Ermüdungserscheinungen. Aus diesem Grunde muß sich mancher Patient mit einer geringeren, weniger wirksamen Dosis begnügen beziehungsweise seinen Zinkbedarf vorwiegend aus der Nahrung decken.

Auf jeden Fall ist beim Umgang mit höheren Dosen unbedingt Vorsicht geboten. Die tägliche Zufuhr von bis zu 150 mg Zink kann den Cholesterinstoffwechsel beeinträchtigen und damit die Entwicklung einer Atherosklerose beschleunigen. (*Environmental Nutrition*, März 1992.)

Nahrungsmittelquellen, Strategien und Fakten

Einen relativ hohen Anteil an Zink besitzen folgende Nahrungsmittel:

Therapie-Empfehlungen

Beziehen Sie Ihr Zink aus den oben genannten und ähnlichen Nahrungsmitteln. Nehmen Sie keine Zusatzpräparate – es sei denn, Ihr Arzt verordnet Sie Ihnen.

Zusätzliche Informationen

Siehe »Ballaststoffe« und »Wundheilung«.

Nahrungsmittel	Menge	Zink
Erdnüsse, geröstet	30 g	0,58 mg
Garbanzobohnen, gekocht	120 ml	1,3 mg
Paranüsse	30 g	1,3 mg
Pekannüsse, geröstet	30 g	1,3 mg
Cashewkerne, geröstet	30 g	1,6 mg
Sesamsamen	30 g	2,03 mg
Schwarze Augenbohnen, gekocht	240 ml	2,2 mg
Steak von verschiedenen Teilstücken	105 g	4,4–5,5 mg
Krebsfleisch	90 g	5 mg
Rinderhackfleisch, mager	105 g	5,2 mg
Rinderkamm, gebraten	105 g	7,8 mg
Weizenkeime, geröstet	60 ml	8 mg
Austern	6 mittelgroße	76 mg (!!)

Kapitel 7
Moderne Ernährungs-
therapie in einem Wort

Auf den vorangehenden Seiten habe ich – so hoffe ich zuversichtlich – viele Ihrer Fragen zu Ernährung, Ergänzungspräparaten und Heilkräutern sowie zu einer Vielfalt von anderen Themen im Zusammenhang mit dem ernährungstherapeutischen Aspekt der Präventivmedizin beantwortet. Eines aber bereitet mir nach wie vor Sorgen: Ich befürchte, daß der eine oder andere unter Ihnen angesichts meiner Vorschläge oder Empfehlungen zur Einnahme bestimmter Präparate oder Kräuterarzneien nun dazu übergeht, alle Beschwerden mit Pflanzenmedizin oder »Hausmitteln« zu kurieren. Und dies wäre ein gefährliches Unterfangen, das die Anwendung einer nachweislich wirksamen konventionellen medikamentösen Therapie oder ärztlicher Maßnahmen verhindern oder verzögern kann.

Dieses Risiko ist um so gravierender, als die meisten Menschen von diesem neuen ernährungstherapeutischen Zweig der Medizin wenig wissen und im Umgang damit keine Erfahrung haben. Aus diesem Grunde zieht sich mein Rat, grundsätzlich zunächst den Arzt zu befragen, ehe man sich daran macht, es mit »alternativer« Medizin in der einen oder anderen Form zu versuchen, wie ein roter Faden durch dieses Buch.

Zumindest sollten Sie Ihren Arzt von Ihren Absichten unterrichten. Als »Leibarzt« kann er als einziger beurteilen, ob eine geplante Therapie oder Vorbeugungsmaßnahme für Sie geeignet ist, keine Risiken birgt und keine Nebenwirkungen oder Wechselwirkungen mit anderen Medikamenten hervorruft. Machen Sie also Ihren Arzt zum unentbehrlichen Partner im Rahmen Ihrer präventivmedizinischen Maßnahmen!

Ungeachtet dieser warnenden Worte bin ich nach wie vor davon überzeugt, daß die nächsten bedeutenden Durchbrüche in der forschenden und praktizierten Medizin auf dem Sektor Ernährung oder damit verwandten Gebieten stattfinden werden. Insbesondere erwarte ich von der Forschung, uns wesentlich eingehender darüber aufzuklären, wie sich ein individuelles Gesundheitsprogramm auf den Umgang mit vielerlei Fragen und Problemen abstimmen läßt. Dazu zählen:

■ Die Entstehung von Krankheiten durch die Einwirkung freier Radikale.

■ Der Einsatz von Antioxidantien zur Vorbeugung oder Behandlung verschiedener Erkrankungen.

■ Die Rolle von Folsäure und Homocystein bei der Vorbeugung und Behandlung von Atherosklerose und koronarer Herzkrankheit.

■ Die Einnahme von Zusatzpräparaten durch Athleten zum *risikofreien* Aufbau von Körper- und Muskelkraft und zur Verbesserung sportlicher Leistungen.

■ Die Verabreichung traditioneller Kräuterarzneien auf der Basis gesicherter wissenschaftlicher Erkenntnisse.

■ Die interessanten Möglichkeiten der pflanzlichen, als Phytöstrogene bezeichneten Hormone für die Behandlung von klimakterischen und vielerlei anderen Beschwerden.

Gewiß ist noch viel Forschungsarbeit vonnöten. Aber immerhin weiß man mittlerweile so viel , daß ich ohne Bedenken den *meisten* Menschen (mit Ausnahme jener, auf die im jeweiligen Eintrag hingewiesen wird) die Zufuhr bestimmter Vitamine und Mineralstoffe in einer Dosierung empfehlen kann, die wesentlich über den RDA-Werten liegt. Zu den wichtigsten Substanzen zählen – kurz zusammengefaßt – folgende Nährstoffe:

■ Vitamin E. (Siehe Kapitel 4 und das Stichwort »Vitamin E«.)

■ Vitamin C. (Siehe Kapitel 4 und das Stichwort »Vitamin C«.)

■ Beta-Carotin. (Siehe Kapitel 4 und das Stichwort »Vitamin A«.)

■ Folsäure. (Siehe Kapitel 2 und 3.)

■ Calcium. (Siehe das Stichwort »Calcium«.)

■ Die Vitamine B_6 und B_{12}. (Siehe die entsprechenden Stichwörter.)

Sie sollten diese Nährstoffe möglichst aus Ihrer täglichen Kost beziehen. So dürfte beispielsweise ein wohldurchdachtes Ernährungsprogramm für die Deckung des Beta-Carotin-Bedarfes ohne weiteres ausreichen. Bei anderen Nährstoffen wiederum, allen voran Vitamin E, geht es nicht ohne die zusätzliche Einnahme eines Präparates.

Natürlich ist diese Kurzübersicht keineswegs vollständig. Bei spezifischen gesundheitlichen Problemen oder in bestimmten Situationen bedarf es unter Umständen der Zufuhr anderer Nährstoffe, die hier nicht angeführt sind. So erhält vielleicht jemand mit unausgewogenem Cholesterinhaushalt den ärztlichen Rat, Niacin (Vitamin B_3) in hoher Dosierung einzunehmen.

Beim Zusammenstellen eines individuellen Ernährungsplanes sollten zumindest die oben genannten Nährstoffe von Anfang an berücksichtigt werden. Sie bilden das Fundament eines modernen ernährungstherapeutischen Gesundheitsprogrammes.

Alles in allem bin ich – was die Aussichten moderner Ernährungstherapien angeht – ziemlich optimistisch. Ganz unverkennbar zeichnet sich in der Medizin ein neuer Trend ab: Langsam aber sicher verlagert sich das Gewicht des strikten Grundsatzes »Krankheit behandeln« zugunsten des Prinzips »Krankheit verhüten«. Und wie bereits zu Anfang erwähnt, ist im Rahmen eines erfolgreichen medizinischen Vorsorgeprogrammes Ernährung der »primus inter pares«.

Anstoß für diese Veränderung in der Gewichtung der Probleme gab nicht zuletzt ein wachsendes Gesundheitsbewußtsein der Menschen. Vor allem die Amerikaner begreifen mittlerweile, daß an dem, was ich seit Jahren »predige«, wirklich etwas »dran« ist: »Es ist billiger und macht wesentlich mehr Spaß, gesund zu bleiben, als die verlorene Gesundheit wiedererlangen zu müssen.«

Danksagung

Um das vorliegende Buch zu einem erfolgreichen Abschluß zu bringen, bedurfte es der Mitarbeit zahlreicher Helfer; viele von ihnen stehen mir schon seit Jahren bei der Verwirklichung meiner Buchprojekte zur Seite.

William Proctor, mein schriftstellerisch versierter Freund, ist mir seit über fünfzehn Jahren ein zuverlässiger Mitarbeiter. Sein Talent, schwierige Inhalte aufzubereiten, Recherchen anzustellen und ein fertiges Manuskript in Form zu bringen, ist beispielhaft und war für den Erfolg meiner letzten sieben Bücher von ausschlaggebender Bedeutung. Und für seine Mitwirkung an unserem achten gemeinsamen Projekt bin ich ihm auch diesmal zu großem Dank verpflichtet.

Seit nahezu dreißig Jahren mein Freund, Agent und redaktioneller Berater, hatte Herbert M. Katz entscheidenden Anteil an der Konzeption und Vorbereitung aller meiner zwölf Bücher. Seine redaktionellen Fähigkeiten, gepaart mit gesundem Geschäftssinn, waren und sind zwei wichtige Faktoren für einen befriedigenden Abschluß und den Erfolg dieser Buchprojekte.

Mein aufrichtiger Dank gilt auch Nancy Katz, Herberts Frau und Teilhaberin, die im Laufe der letzten Jahre für meine Arbeit als Autor zunehmend unentbehrlich wurde. Insbesondere versteht sich Nancy darauf, in aller Welt Verlage zu finden, die sich für meine Bücher interessieren, und damit die verheißungsvolle Botschaft von dem enormen Nutzen der Präventivmedizin auch im Ausland zu verbreiten.

Bruce Nygren, Lektor beim Verlag Thomas Nelson, drückte auch diesmal wieder meinen Bemühungen als Autor seinen Stempel auf. Ohne das sichere Gespür eines Lektors und ohne sein unermüdliches Feilen am Manuskript würde das Endergebnis vermutlich fast immer zu wünschen übriglassen. Bruce nahm sich auch meiner beiden vorangegangenen Bücher *Die neuen Gesund-*

259

macher: Antioxidantien und *It's Better to Believe* an, und ich freue mich bereits heute auf eine erneute Zusammenarbeit mit ihm bei künftigen Projekten.

Desgleichen zu besonderem Dank verpflichtet bin ich Kathryn Miller, einer unserer kompetentesten Ernährungsspezialistinnen an der Cooper-Klinik. Bei der kritischen Beurteilung und Überarbeitung der Beiträge zum Thema Ernährung erwies sie sich wieder einmal als unschätzbare Hilfe. Unterstützt wurde sie in ihrer Arbeit von mehreren Praktikantinnen, unter anderem von Stacy Opitz, Lilly Pappachen und Pam Wilson, die umfangreiche Recherchen durchführten und die einschlägige wissenschaftliche Literatur sichteten.

An der »Heimatfront« bewährte sich wie immer meine langjährige Assistentin Harriet Guthrie. Sie trug die Forschungsunterlagen zusammen und ordnete sie systematisch. Überdies sorgte sie durch kluge Organisation dafür, daß ich trotz eines übervollen Terminkalenders neben meinen Verpflichtungen für Patienten, Cooper-Klinik und Cooper-Institut für Aerobic-Forschung sowie Vortragsveranstaltungen in aller Welt noch genügend Zeit fand, mich mit einem neuen Buch zu befassen.

Vor allem aber bin ich mir des Glückes bewußt, in meiner Frau Millie und meinen beiden Kindern Berkley und Tyler eine verständnisvolle Familie zu haben, die mich in meiner Arbeit bestärkt. Millie ist in allen persönlichen und beruflichen Dingen meine zuverlässigste Ratgeberin. Berkley folgt ihrem eigenen beruflichen Weg und widmet sich ihrer Familie, spornt aber durch ihre Heiterkeit und ihren Optimismus ihren Dad immer wieder an. Und was Tyler angeht, ist es für mich eine besondere Freude, ihn seit kurzem als Mitarbeiter zu haben, der sich in zunehmendem Maße und ungemein engagiert der Sache der Präventivmedizin annimmt.

Leider ist es mir nicht möglich, die Namen all der vielen anderen, in der Cooper-Klinik und im Thomas Nelson Verlag tätigen Personen aufzuzählen, die an der Entstehung dieses Buches mitgewirkt haben. Ihnen allen gilt mein Dank. Ich bin davon überzeugt, daß aus unseren gemeinsamen Bemühungen ein Leitfaden der »Ernährungsmedizin« entstanden ist, der sich für Gesundheit und Wohlbefinden meiner verehrten Leserinnen und Leser und deren Familien und Freunde als hilfreich und förderlich erweisen wird.

Stichwortverzeichnis

Gesundheitsfaktor Bewegung

Helmut Reichardt
Schongymnastik
Das Übungsprogramm für
Beweglichkeit, Leistungs-
fähigkeit und Wohlbefinden
Übungsvorschläge und Trainingsprogramme für eine
funktionelle Gymnastik, die
Gelenke, Bänder und Mus-
keln schont; Linderung von
Alltagsbeschwerden, Vor-
beugung einseitiger Bela-
stungen im Leistungssport.

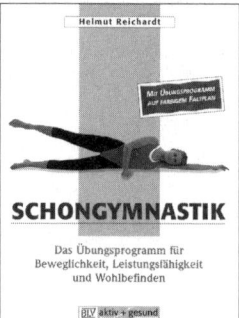

Monika Nienaber
Wassergymnastik
Schonende Übungspro-
gramme für mehr Wohlbe-
finden in jedem Alter
Wassergymnastik als Fit-
neß- und Ausgleichssport
für jedermann, als Thera-
pieform bei verschiedenen
Erkrankungen und als
sportartspezifisches Training.

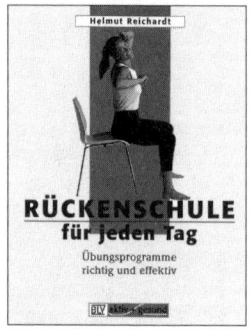

Heike Höfler
Die Nackenschule
Übungsprogramme für
Kopf, Hals und Schultern
Durch gezielte Entspannung
Nackenbeschwerden vor-
beugen: einfache Übungs-
programme zur Kräftigung
von Kopf-, Hals- und Schul-
termuskulatur und zur Lin-
derung bereits bestehender
Beschwerden.

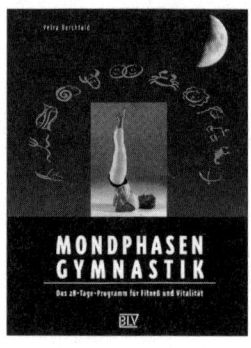

Helmut Reichardt
**Rückenschule
für jeden Tag**
Übungsprogramme richtig
und effektiv
In Beruf und Alltag den Rü-
cken schonen und Verspan-
nungen vorbeugen: Übungs-
programme zur Dehnung,
Kräftigung und Entspannung
der Rückenmuskulatur –
überall mit einfachen Hilfs-
mitteln leicht durchführbar.

Urs Geiger/Caius Schmid
**Muskeltraining mit
dem Thera-Band**
Das Übungsprogramm für
Fitneß und Therapie
Benutzung, Eigenschaften,
therapeutischer und lei-
stungsorientierter Anwen-
dungsbereich, Übungsinten-
sität, Trainingsprogramme
für die Muskulatur der
Arme, des Rumpfes und
der Beine.

Petra Berchtold
**Mondphasen-
Gymnastik**
Das 28-Tage-Programm für
Fitneß und Vitalität
Grundkenntnisse über
Mondrhythmen, Atem- und
Entspannungsübungen,
Gymnastik, Anleitungen zur
Akupressur und zu positivem
Denken – mit speziellen
Trainingsprogrammen nach
dem Stand des Mondes in
den Tierkreiszeichen.

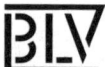